JN116382

感染症の脅威
新型コロナとの死闘
（PART4）

まえがき

新型コロナパンデミックとこれほどの長い年月、付き合うことになるとは思わなかった。2019 年 12 月の中国・武漢市での病因不明の新型肺炎の報告から、世界各国でのロックダウン、日本での緊急事態宣言など、この新型コロナウイルスは、人間の基本的人権である自由に対する挑戦状を叩きつけた。この新型コロナウイルスとの本格的な戦いは、その遺伝子の実体が初めて報告された 2020 年 1 月から開始された。ハンガリー生れのカタリン・カリコ博士とペンシルバニア大学のドリュー・ワイスマン博士らの 30 年以上にわたる基礎研究を土台に、2020 年 12 月には、米国 FDA の緊急使用承認の下で、新規技術に基づく、COVID-19 mRNA ワクチンの集団接種が米国で開始されることになった。ワクチン開発の古典的なスケジュールではあり得ない 1 年以内の開発で、人類を新型コロナパンデミックの恐怖から部分的に解放させることになった。その後、アデノウイルスベクターワクチン、不活化ワクチン、タンパク質ベースのワクチンが使用されるようになってきて、ウイルスとワクチンの激しい死闘となった。新型コロナウイルスは、インフルエンザウイルス同様に絶滅が困難であることも明確になり、世界的には新型コロナウイルスとの共存社会を目指すことに舵を切り直すことになった。2021 年 11 月に南アフリカで検出された SARS-CoV-2 オミクロン株は、全世界に感染拡大し、さらに、そのオミクロン株の亜種を次々と生み出していった。さらに、ミンクやオジロジカなどの動物への感染、そして、動物から人間への逆感染も報告されるようになり、本シリーズの Part 1 で詳述したような、動物も含めた新型コロナウイルス感染との戦いの序章とも思える事態となった。新型コロナウイルスが動物の貯蔵庫の中で温存された場合、その感染対策はさらに重層的な対応が必須となる可能性も秘められることになった。このような中、WHO は、2022 年 5 月 21 日、天然痘に症状が似ているサル痘の症例が、欧米やオーストラリアなどの 12 カ国のメンバー国から報告されたと発表した。WHO は 1980 年に天然痘の撲滅宣言をした。サル痘は、誤称であって、自然宿主は、齧歯類及びその他の小哺乳動物である可能性が最も高い。サル痘ウイルスは、新型コロナウイルスのようなパンデミックになる可能性はほとんどないと思われているが、齧歯類などの宿主動物で継代されてきたサル痘ウイルスが、人間に感染した可能性を考えると、感染症との戦いは今後も最大の課題であることが浮き彫りになった。

PubMed は生命科学や生物医学に関する参考文献や要約を掲載する MEDLINE などへの無料検索エンジンであるが、その Pubmed で検索すると、COVID-19 のキーワードで 25 万件以上、Coronavirus で 18 万件以上、そして、SARS-CoV-2 で 15 万件以上ヒットした。このように、世界の科学者にとっても、この新型コロナパンデミックは、総力戦であったことがうかがわれた。パンデミックの初期、既存の医薬品がCOVID-19に使用できるかどうか、莫大な投資の中で、研究された。それほど、科学界にとっても、パニック状態であった。科学におけるデューデリジェンス（適正評価手続き）とは何かが後に厳しく問われることになるほど、科学界は、右往左往することになった。日本の一般国民も、当然ながら、国の専門家会議及び政府の発表に一喜一憂する事態に追い込まれた。

今回、新型コロナとの死闘シリーズは、本パート４で完結することにしたが、過去 2 年以上にわたって書き綴ってきた内容から、この新型コロナパンデミックも含めて、今後のウイルス感染症パンデミックに対する教訓・指針が得られることを切に期待したい。

2022 年 5 月 24 日

筆者：　吉成　河法吏

目次

第 1 章
はじめに

コロナウイルスは人獣共通感染症ウイルスであるが、今まで、主要な流行として、3 種類のコロナウイルスがあった。2002 年中国で発生した SARS コロナウイルス（SARS-CoV）は 8,000 人以上に感染し、重症急性呼吸器症候群（SARS: severe acute respiratory syndrome）で 800 人以上が死亡した。2012 年の MERS コロナウイルス（MERS-CoV）は 2,400 人以上が感染し、中東呼吸器症候群（MERS：Middle East respiratory syndrome）で 850 人以上が死亡した。そして、2019 年 12 月に中国・武漢市で出現した新型コロナウイルス（SARS-CoV-2）は、パンデミックを引き起こした。

25,000 年前にコロナウイルスの流行が既にあった

米国アリゾナ大学のデイヴィッド・エナード助教授らは、「2 万年前以上、東アジアでコロナウイルスの流行があった痕跡を発見した」との論文を発表した（1001）。

人類の進化の歴史を通じて、正の自然選択圧は、しばしば、物理的にウイルスと相互作用するタンパク質を標的としてきた。人類の進化の何百万年において、選択圧が、その他のクラスの遺伝子で観察される速度の 3 倍の速度で、“ウイルスと相互作用するタンパク質”をコードする遺伝子の変異に至らしめた。この“ウイルスと相互作用するタンパク質”に対する強力な選択圧が人の集団において、過去 5 万年の間、続いてきた。

コロナウイルスは、RNA ウイルスであるが、古代の RNA ウイルスの流行が人類の進化の過程で頻繁に発生していた。しかしながら、より特異的にコロナウイルスと相互作用するヒト遺伝子の進化に、選択圧が実質的に影響を及ぼしたのかどうかはわかっていなかった。

世界の人々の全遺伝情報（ゲノム）を解析し、遺伝子の個人差などを公開し

ている「国際 1000 人ゲノムプロジェクト」データベースを利用して、世界の 26 の地域から 2,304 人分のデータを得た。ヒト宿主のタンパク質のうち、コロナウイルスの感染過程に関与する 420 種類のタンパク質を調べた。これらのうち、332 種類のタンパク質は、SARS-CoV-2 に関連しているものである。

エナードらが進化的解析を行った結果、進化的適合応答を示し、2 万年以上前に出現したと思われる、42 種類の "コロナウイルスと相互作用するヒト宿主タンパク質" のセットを同定した。この "コロナウイルスの感染過程に関与するタンパク質" の生成を顕著に増加させるようなゲノム(遺伝情報)の変異が、中国や日本を含む東アジアの人々のみで起こっていることも明らかとなった。このことから、古代のコロナウイルス(あるいは、酷似のタンパク質を利用しているその他の種類のウイルス)の流行が東アジア人の先祖に進化的な適合応答を起こさせたのかもしれない。エナードらの結果は、東アジアで強力な選択圧の一撃を与えることになった約 900 世代前、即ち、約 25,000 年前のウイルス流行の出現と一致している。この東アジアで約 25,000 年前に始まったと思われる古代のウイルスの流行は、SARS-CoV-2 が属するサルベコウイルス亜属の推定出現時期である 23,000 年前と、驚くべきことに、一致している。このように、ウイルスとの関連が密接であると思われた 42 種類のゲノム上の選択的な変異の継続的な増加は、このように、約 25,000 年前から始まり、約 200 世代(約 5,000 年)前まであった。変異に対する選択圧は、約 1,000 世代から約 500 世代までは高かったが、約 500 世代前から現代まで、選択圧はかなり弱まった。

東アジアが、いくつかの流行を引き起こしたコロナウイルスの地理的な発生源である。

米国カリフォルニア大学サンフランシスコ校のデイビッド・ゴードンらもまた、コロナウイルスとヒト宿主間で相互作用するタンパク質を調べていた(1002)。ゴードンらは、ヒト宿主とウイルスの相互作用するタンパク質に関し、SARS-CoV と MERS-CoV に対して調べていたが、それらのタンパク質は、エナードらが発見した「SARS-CoV-2 と相互作用する」ヒトタンパク質と、かなりの程度オーバーラップしていることがわかった。

これらのことから、コロナウイルスは、相互作用する宿主タンパク質の広範なセットを共有化していて、これは、古代のコロナウイルスにも当てはまるものであることがわかった。そして、東アジアが、過去 25,000 年にわたって、コロナウイルス貯蔵庫としての種に対する地理的な場所であったのかもしれない。

今回の新型コロナパンデミックは、戦時下の如く、危機意識を持って対処しないと、医療崩壊、そして、患者のトリアージまで悪化してしまうことがわかった。

新型コロナウイルスがパンデミックになって全世界に脅威・恐怖を与え始めたころ、米国トランプ大統領（当時）は、1950 年の国防生産法に言及して、戦時体制下の様相を帯びた（Industry Week 2020 年 3 月 18 日）。この場合は、医療器具、特にマスク、そして人工呼吸器がその対象となった。

科学者の良心と感染症の緊急事態

科学雑誌の世界でも、緊急事態の対応がなされていた。

科学者の場合、自分の結果に関する発表を行う舞台は、学会や科学論文誌への掲載等である。論文の場合、その論文が本当に公表の価値があるかどうかを決めるために、何人かの同じ領域の専門家である査読者の判断を待つことになる。そして、その査読者の意見をベースに、その雑誌の発行責任者が最終判断して、論文として公開して、公の目に触れることになる。これが、査読のある雑誌である。

米国サイエンス誌（2021 年 9 月 3 日）に、オランダの生物医学研究者かつジャーナリストであるジョプ・デ・ブリーズ氏が、「未発表の COVID-19 論文が科学者を驚愕させた。しかし、彼は沈黙しなければならなかった」との記事を配信した（1003）。

2020 年 1 月 16 日、仕事から自宅に電車で帰宅する時、ティイス・クイケンは、厄介な発見をした。クイケン氏は、オランダのエラスムス大学メディカルセンターの獣医病理学者である。彼は、「権威ある医学誌の 1 つ、ランセット誌が彼に、その朝、48 時間以内に査読するように依頼した」原稿を読んでいた。

この原稿は、香港大学の研究者によるものであった。深圳から北に

２０２０年１月カレンダー

日	月	火	水	木	金	土
			1	2	3	4
5	6	7	8	9	10	11
12	13	14	15	16	17	18
19	20	21	22	23	24	25
26	27	28	29	30	31	

１月１０日：SARS-CoV-2の遺伝子配列公開
１月２３日：武漢市でのロックダウン開始
１月２４日：論文のオンライン公開

1,000km の武漢市への旅を終えて、香港との境界にある中国・深圳からの家族は、新型コロナウイルス（その当時は、2019-nCoV と呼ばれていた）に感染していた。6 人の旅行者のうち、5 人が感染していた。この誰もが、あの武漢の華南海鮮市場には行っていなかった。この市場は、多くの初期の感染症例が関係した場所であった。彼らが戻った後、7 人目の家族のメンバーが、武漢を訪問していなかったが、同様に感染していた。

研究者の結論は、単純明快であった。今や SARS-CoV-2 として知られているこの新規のウイルスは、人の間で、感染できるものであった。さらに、彼らは、2 つのもっと混乱させる知見も報告した。感染した家族のメンバーの 2 人は、症状がなかった。このことは、この新規の疾患は、誰にも気づかれずに拡散できることを意味した。そして、1 人は、この新規の疾患では最も普通に見られた呼吸器症状が無かったが、下痢があった。“それは本当に私を恐れさせた”と、クイケンは語った。

多くの人は、既に、2019-nCoV は、人の間で、感染拡大するのではないかと疑っていた。2 日前に、WHO は、声明を出し、“本コロナウイルスの限定的なヒト - ヒト感染があったのかもしれない”と述べた。しかしながら、中国政府は、危機を増長させる詳細に関しては遅々として、確認をすることはなかった。その木曜日の夕刻、その証拠がクイケンの目の前にあった。クイケンは思った。世界は知る必要がある。しかし、これを公開したとすると、クイケンに彼の科学的な名声に代償を払わせることになるかもしれない。雑誌の査読者は、未公開の原稿をいかなる場合でも共有化することは許されていなかったからである。

クイケンのジレンマは、ウェルカムトラスト（イギリスに本拠地を持つ医学研究支援等を目的とする公益信託団体）のヘッドのジェレミー・ファーラーとアンジャナ・アフージャの著書「スパイク：ウイルス対人類（その内輪物語）」に最初報告された。

ファーラーは、サイエンス誌に言っているが、このケースは、ウェルカムトラストの“COVID-19 の知見は、より迅速に共有されることを保証するための”取り組みにおいて、重要な役割を果たしたと述べた。ランセット誌及び中国 CDC も含めて多くの雑誌及び研究機構が 2020 年 1 月に公開された声明に署名した。その声明は、とりわけ、“新規に投稿された原稿は、即座に WHO に利用可能とすること”を約束している声明である。

重要な数日間

クイケンは、2003 年に遡るが、危険で、急速に拡大する病原体の流行時において、2～3日という時間軸が本当に重要であるかを学んでいた。その時、彼は、2003 年に新規なコロナウイルスが SARS の原因であると同定したエラスムス大学及び他の研究機関のチーム員であった。クイケンは、ランセット誌の編集者に電話をして、そして、“原稿の著者は彼らの結果を公開することは自由である”と告げられた。そこで、クイケンは彼の査読において著者への“普通ではない”依頼をすることにした。その“彼らのデータをすぐさま公開するように”との依頼は、金曜日の朝、ランセット誌に送信された。そして、ランセット誌の編集者は、クイケンの要求を支持した。編集者は、クイケンに、「研究者が翌日ランセット誌に返答した」と話した。彼らは、彼らの知見を公開したいが、中国政府の許可を得ないで、そうすることはできないとの内容であった。この論文の研究者のリーダーは、外科医で微生物学者の袁国勇（Yuen Kwok-yung）氏であるが、彼は、中国当局とその知見を議論するために招待されていた。

土曜日の午後、クイケンは、最近一緒に仕事していたファーラーにメールして、助言を求めた。ファーラーに、3 つの選択肢があった。1）著者が何らのアクションを起こす月曜日まで待つ、2）自分自身たちで、その情報を公開する、そして、3）クイケンは考えてはいなかったが、WHO に直接その情報を渡すことであった。

クイケンは、3 番目の選択肢を選んだ。土曜日の夕刻、ファーラーは、クイケンに WHO の“健康緊急事態プログラム”の技術的リーダーであるマリア・ヴァン・ケルコフにコンタクトさせた。彼女は、“その知見に興味がある”と、クイケンに電子メールした。そして、クイケンは、彼女に、翌朝に、まだ公開されていなければ、その原稿を送ると約束した。クイケンは、彼の上司であるエラスムス大学のウイルス学者、マリオン・クープマンズに、彼の意図を伝え、そして、彼女は同意した。そして、彼は、ランセット誌の編集者に電子メールし、編集者は、著者はまだ中国政府と話しを続けていて、Yuen は、武漢に帰る途中であることを伝えた。

日曜日の早朝、クイケンは、いやな予感がして、目覚めた。「結果を表している図の 1 枚が著者の許可なしにオンライン上に掲載されたと想像した。それは、まさに、あまりにも無礼極まることであると思った」と言っている。その代わりに、彼は、その記事の詳細なまとめをすぐに書き上げて、WHO のマリア・ヴァン・ケルコフに、7 時 58 分に、送信した。月曜日、中国は、それを公にした。この新規疾患に関する専門家グループを指揮した経験豊かな呼吸器科医、鍾南山(チョン・ナンシャン)が、「広東省の 2 つの症例、ランセット誌の原稿に記載されている最初の 2 人の患者は、後にわかったことであるが、この新規の疾患はヒトの間で感染拡大することができる」と発表した。この発表により、クイケンは、心の底からホットした。

寝耳に水

WHO と接触した彼の決断が中国の声明のスピードアップに繋がったかどうかは全くわからない。WHO のマリア・ヴァン・ケルコフは、「この論文は、非情に重要な情報の 1 つで、メンバー国に対するガイダンスと WHO の定めるところによるアクションに関する議論を含んでいたので、査読者であるクイケンが、内々で、その原稿を私に共有化していただいたことに感謝する」と述べている。

香港研究グループを率いた Yuen 氏は、2020 年 1 月 18 日から 20 日の間に、武漢と北京の中国政府の専門家チームと会って、彼は、ヒトからヒトへの感染伝播に関する他の証拠とともに、彼の結果を議論した。1 月 20 日、ヒトからヒトへの感染を公表し、そして、2020 年 1 月 25 日、武漢のロックダウンが開始された。

クイケンが望むことは、彼の困惑が科学界で議論されることである。「ウェルカムトラストの声明は非常に素晴らしいが、科学論文の原稿の査読者がこのような重要な情報を公衆衛生緊急事態中にどのように取り扱うべきかに関する明確なガイドラインも契約事項もない。自分は、それを規則の外で行ってしまった。いや、その規則の中で、可能であるべきである」とクイケンは結んだ。

COVID-19 感染拡大初期の隠れた拡散

米国ノースウェスタン大学のジェシカ・デイヴィスらは、“SARS-CoV-2 の隠れた感染拡大と最初の COVID-19 の波”と題した論文で、モデルを用いて実際の感染者数を推定して、感染症例報告数と実際の推定感染数の大きな差異を明らかにした（1004）。このデイヴィスらの論文を、フランス・パリ大学・パスツール研究所のサイモン・コシュメらが、簡潔に纏めている（1005）。

1.2020 年 1 月 10 日：中国・武漢で、COVID-19 の 41 症例報告

2.1 月 13 日：タイでの感染者報告

3.1 月 16 日：日本での感染者報告

4.1 月 23 日：中国・武漢市でのロックダウン開始、その後、イタリア（3 月 11 日）、スペイン（3 月 14 日）オーストリア（3 月 16 日）、そして、フランス（3 月 17 日）とロックダウンが続いた。

新型コロナパンデミックはこのように中国から全世界に感染拡大していったが、その初期の感染拡大に関して、デイヴィスらは、グローバル・疫学及び移動度モデル（GLEAM）を用いて、感染がどのように世界中に拡大していったかを解析した。例えば、2020 年 1 月から 3 月の初期に、多くのウイルス流入が、米国と欧州の両方で、“気づかれず（cryptic）に” 起こった。米国では、カリフォルニア州が最初に感染の影響を受けた州で、このモデルでは、1 月 26 日の週に感染が起こった。しかしながら、カリフォルニア州での局地的な感染の証拠は、1 カ月後の 2 月 26 日に報告されている。欧州では、このモデルから、ローカルな感染は、イタリア、英国、ドイツ及びフランスで 1 月末に起こっている。全体的に、デイヴィスらの推定では、2020 年 3 月 8 日までに、米国及び欧州、それぞれで、SARS-CoV-2 感染者 100 人当たり、わずか 1 ～ 3 人が検出されただけである。

新型コロナウイルスの感染戦略の巧妙さと残酷さ

SARS-CoV-2 ウイルスは、ヒト細胞へ感染する時、最初にヒト宿主細胞の ACE2（アンジオテンシン変換酵素 2）受容体に結合することから始まる。2003 年に出現した SARS ウイルスの受容体も同じく ACE2 であった。SARS-CoV-2 のスパイクタンパク質が、宿主の細胞膜上の ACE2 受容体と相互作用することが SARS-CoV-2 の感染戦略の第一歩である。このような細胞は、皮膚、肺、血管、心臓、口、消化管、腎臓そして脳などの体内に広く存在している。従って、感染後の症状も、多様な症状を来たし、さらに、長期 COVID の後遺症

にも発展することになる。その結果、SARS-CoV-2 ウイルスは、血圧調節等に関与している ACE2 との相互作用により、臨床的に多彩で、重篤な影響を与えることになる。SARS ウイルスの場合は、それらの感染症状は急激に現われるので、その感染さえフォローできれば、感染拡大を抑制することができた。しかしながら、SARS-CoV-2 ウイルスの場合は、更なる戦略を持っていた。無症候性感染である。ゼロコロナ政策を進めている中国を襲った SARS-CoV-2 のオミクロン変異株は、第 12 章で詳述しているが、2022 年 4 月 3 日のデータでは、無症候性感染者が感染者全体の 89%、上海では 95%を占めていた。ウイルスは生存戦略として、ステルス戦闘機のような無症候性感染で、気づかれずに、感染拡大をすることに成功した。

SARS-CoV-2 に対するワクチンは、主にそのスパイクタンパク質をワクチンの免疫原としている。従って、免疫原となるスパイクタンパク質がそれらに対する結合・中和抗体産生や T 細胞免疫を誘導しつつ、ACE2 との相互作用の中に巻き込まれる形で、複雑な生体反応を惹起してしまうことが理論的に考えられる。このように、ウイルスの生存戦略は、人間の科学的アプローチ法にも多大なる難問を投げかけ、そして、ワクチンの有効率と副反応の中で、最善の道を見いださざるを得ない状況となった。そして、集団免疫の達成ではなく、新型コロナとの共存との道に進むことに舵を切ることになった。

第２章
日本の感染状況と社会

東京オリンピックは、日本での感染第５波が急激に立ち上がり始めた 2021 年７月 23 日、予定通り開幕された。日本国内での夏期大会は、1964 年の東京五輪以来、57 年ぶりの開催となった。東京五輪・パラリンピック大会組織委員会は、７月 22 日、開閉式会の演出で主導的な役割を担ってきた小林賢太郎氏（48 歳）を解任したと発表した。小林市は、お笑いコンビとして活動していた当時､ホロコースト（ユダヤ人大量虐殺）をやゆする台詞をコントに使っていた。作曲家の小山田圭吾氏（52 歳）が、“学生時代に行った身障者への人の道にもとるいじめ”を引き金に辞任した７月 19 日直後のことであった。このように賛否両論に二分された日本で､東京オリンピックが始まった。全 42 会場のうち、ウイルス感染防止策のため、国立競技場を含む 37 会場が無観客となった。大会には、205 カ国・地域と難民選手団から選手約 11,000 人が参加して、８月８日までの 17 日間であった。７月 23 日の開会式には､天皇陛下のみが出席した。そして、天皇陛下は、「第 32 回近代オリンピアードを記念する、東京大会の開会を宣言します」と、通常の“祝い”の言葉ではなく、“記念する”と述べられ、最後の最後まで、本開催の是非に苦悶されていたことがわかった。

足下では、デルタ株を中心とした感染第５波が急激に押し寄せていた。参院内閣委員会は７月 29 日、閉会中審査を行い、新型コロナウイルス対応を巡る質疑応答がなされた。政府の新型コロナウイルス感染症対策分科会の尾身茂会長は、28 日の新規感染者数が 9,582 人と過去最高になったことに対して、「大変な危機感を感じている。感染がさらに拡大する傾向は間違いない」と指摘した。デルタ株、夏休み、東京五輪などを例示して、「感染を下げる要素はないが、上げる要素はたくさんある」と述べて、危機感をあらわにした。そして、７月 30 日、菅義偉首相は、記者会見にて、「首都圏、関西圏の多くの地域でこれまで経験したことのないスピードで感染が拡大している。病床が逼迫する恐れがある」

表　日本での COVID-19 感染者数及び死亡者数（NHK2022 年 5 月 23 日時点）

	変異株	期間（暫定）	累積感染者数	累積死亡者数	期間中の感染者数	期間中の死亡者数	致死率（%）
第1波	従来株	2020/3/11	634	15	16,661	910	5.5%
		2020/6/10	17,295	925			
第2波	従来株	2020/6/26	18,310	971	70,769	657	0.9%
		2020/10/10	89,079	1,628			
第3波	従来株	2020/11/5	105,118	1,808	370,124	7,368	2.0%
		2021/3/31	475,242	9,176			
第4波	アルファ株優勢	2021/4/14	516,973	9,511	305,056	5,449	1.8%
		2021/7/12	822,029	14,960			
第5波	デルタ株優勢	2021/7/22	857,877	15,108	863,999	3,146	0.36%
		2021/10/29	1,721,876	18,254			
第6波	オミクロン株優勢	2022/1/4	1,736,551	18,397	6,910,399	11,943	0.17%
		2022/5/23	8,646,950	30,340			

（表は筆者作成、数値データ出典：https://www3.nhk.or.jp/news/special/coronavirus/data-widget/）

日本でのCOVID-19感染者数及び死者数（NHKデータ）
（2020年1月16日～2022年5月23日）

国内の感染者数_1日ごとの発表数
国内の死者数_1日ごとの発表数
感染者数
死亡者数
第1波
第2波
第3波
第4波
第5波
第6波

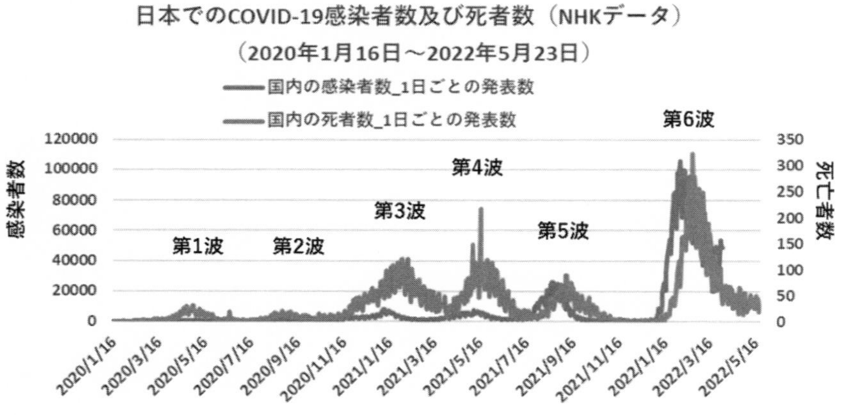

（データ出典：NHK https://www3.nhk.or.jp/news/special/coronavirus/data-widget/）

と述べた。同日、政府は、新型コロナウイルス感染症対策本部で、埼玉、千葉、神奈川、大阪の４府県への緊急事態宣言発令と、北海道など５道府県への「まん延防止等重点措置」の適用を決めた。期間は、８月２日から 31 日まで。これに伴い、東京と沖縄に発令中の緊急事態宣言も８月 31 日まで延長することになった。国立感染症研究所の推計では、８月初めに、デルタ株が関東地方で約

80%、関西地方で約60%に達した。

安倍晋三前首相（66歳）側が主催した「桜を見る会」前夜祭を巡る事件で、東京第一検察審議会は、7月30日、安倍氏を不起訴（嫌疑不十分など）とした東京地検特捜部の処分のうち、公職選挙法違反など一部について、「不起訴不当」と議決したと発表した（読売新聞2021年7月31日）。

2021年8月2日、「新型コロナウイルス感染症の医療提供体制に関する関係閣僚会議」にて、"重症患者や重症化リスクの特に高い方には、確実に入院していただけるよう、必要な病床を確保します。それ以外の方は自宅での療養を基本とし、症状が悪くなればすぐに入院できる体制を整備します"との、方針を打ち出した。全国的に新規感染者数が、デルタ株を中心として急増しているため、医療体制が崩壊ギリギリでの方針転換となった。自宅療養の方針に、国民の急変時への不安はさらに高まっていった。

8月4日、政府は、新型コロナウイルスの感染が広がっている福島、茨城等の8県に、「まん延防止等重点措置」を適用する方針を固め、適用期間は、8月8日から31日までとした。8月6日、東京オリンピックの最中、新型コロナウイルスの新規感染者は、累計で100万人を超えた。その後も、新型コロナウイルスの感染拡大は全国的に止まることなく、国立国際医療研究センターの大曲貴夫国際感染症センター長は、「2週間前から、医療現場の状況は一変した」と明かした（読売新聞2021年8月18日）。デルタ株による第5波は、医療現場を一変させてしまい、医療従事者の疲労度は最高点に達した。感染しても、病院への入院ができず、自宅療養者が急増しているために、苦肉の策として、各地の自治体が、病院のベッド以外で患者に酸素を投与する「酸素ステーション」の設置を急速に進めざるを得ない事態に追い込まれていった。

医療先進国であったはずの日本でも、実質的な医療崩壊に至ってしまった結果、痛ましい事態が生じてしまった。新型コロナウイルスに感染し、千葉県で自宅療養中の妊婦が、"入院調整が行われた"ものの受け入れ先が見つからず、そのまま自宅で出産し、赤ちゃんが亡くなったことがわかった（NHK　2021年9月19日）。

8月24日、デルタ株の影響で実質的な医療崩壊感に至ってしまった中、東京パラリンピックも開催された。パラリンピック開催中の9月3日、自民党総裁選（17 日公示、29 日投開票）に意欲を見せていた菅義偉首相が、突然の総裁選不出馬を表明した。8 月 22 日の横浜市長選では、全面的に支持した小此木八郎・前国家公安委員長が、立憲民主党が推薦した、データサイエンティストで新型コロナに関するデータ解析等で新星のごとく、マスコミに現われていた元横浜市立大学医学部教授の山中竹春氏に大差で敗れたのが最後の大打撃となった。

2021 年 10 月 1 日、菅義偉首相から、緊急事態宣言及びまん延防止等重点措置の解除等についての会見が行われた。ワクチン接種は、全国民の 7 割の方が第 1 回目の接種を終え、6 割の方が 2 回目を終えるところに来ていた。デルタ株に見舞われた第 5 波も、ワクチン接種と感染防止対策等の効果で、急激に収束に向かい始めた。8 月 20 日には、新規感染者数が 2 万 5 千人を超えたが、その後、急速に感染者数は低下し、10 月 23 日では、277 人となった。任期満了に伴う自民党総裁選挙が 9 月 29 日、都内のホテルで議員投票・開票が行われ、岸田文雄氏が第 27 代総裁に選出された。そして、10 月 4 日、自民党の岸田文雄総裁は、衆参両院の本会議で行われた総理大臣指名選挙の結果、第 100 代の総理大臣に選出された（NHK　2021 年 10 月 4 日）。2021 年 10 月 26 日、秋篠宮家の長女眞子さま（30）と小室圭さん（30）が結婚した。眞子さまは皇籍を離脱し、民間人の「小室眞子さん」となった。小室さんの母佳代さんと元婚約者との「金銭トラブル」などで結婚が延期されていた。

令和 3 年（2021 年）9 月 28 日に、感染状況や医療提供体制・公衆衛生体制に対する負荷の状況について分析・評価を行い、全ての都道府県が緊急事態措置区域及びまん延防止等重点措置区域に該当しないとされたため、緊急事態措置及びまん延防止等重点措置を実施すべき期間とされている 9 月 30 日をもってこれらの措置を終了することとした（内閣官房 https://corona.go.jp/emergency/）。緊急事態宣言等も解除され、第 5 波が収束に向かう中、2021 年 10 月 4 日、岸田文雄自民党総裁は、野党側の選挙態勢が確立する前に、先制攻撃をするかの如く、10 月 14 日に衆院を解散し、同 19 日公示、31 日投開票の日程で選挙戦に突入した。新型コロナウイルス感染者数の減少に伴い、東京、埼玉、千葉、神奈川と大阪の 5 都府県は、10 月 25 日、飲食店への営業時間の短縮要請を全面解除した。10 月 29 日、米国 FDA は、米ファイザー社の新型コロナウイルスワクチンについて、12 歳以上としていた緊急使用許可

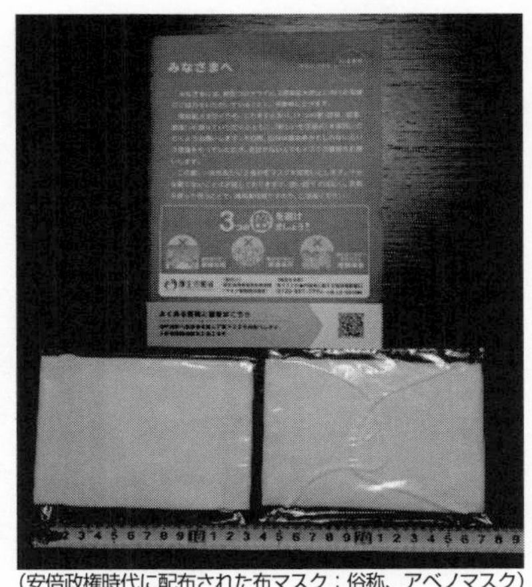

（安倍政権時代に配布された布マスク：俗称、アベノマスク）

対象年齢を広げ、5～11歳も含めると発表した（読売新聞2021年10月30日）。日本の感染症例数の減少とは異なり、海外での感染症例数が増加し始めた。10月31日の衆議院選挙の結果は、大方のマスコミの予測とは異なり、自民党・公明党の与党勢力が、選挙前勢力305議席から293議席とわずかながら人数を減らしたが、自民党は465議席中261議席と単独絶対安定多数を獲得することになった。

俗称“アベノマスク”に関する驚くべき報告がなされた。会計検査院が11月5日に岸田文雄首相に提出した2020年度の決算検査報告で、大量の在庫が残る“アベノマスク”などの布マスクの保管に6億円以上の高額の費用がかかった経緯などが盛り込まれた。布マスクは、政府が調達した計2億9千万枚のうち3割に近い約8,300万枚（115億1千万円相当）が2021年3月末時点で倉庫に保管されていた。2020年8月からの保管費用に計6億96万円かかっていたことが判明した（朝日新聞デジタル2021年11月5日）。サイズは、13cm程度で、実用的な観点からは問題のあるマスクでもあった。

11月13日、藤井聡太三冠が、将棋界の最高棋戦、竜王戦七番勝負で、豊島将之竜王に4連勝し、史上最年少の19歳3カ月で、四冠を達成した。11月18日、米大リーグの今季最優秀選手（MVP）に、投打の「二刀流」で歴史的な活躍を見せたエンゼルスの大谷翔平選手がアリーグで初受賞した。日本人の受賞は、2001年のイチロー以来20年ぶりの2人目となった。

B.1.1.529変異株が、最初、ボツワナで検出されたが、南アフリカに感染拡大し、2021年11月24日、南アフリカからWHOに最初に報告された。WHOは、11月26日、SARS-CoV-2ウイルス進化に関する技術諮問グループ（TAG-VE）の会議を招集して、B.1.1.529変異株をVOC（懸念される変異株）に指定し、“オミクロン”と命名した。ギリシア文字を使って、変異株を命名してきたが、今回の株は、順番的には、8月30日に、ミュー（μ）株を使用したので、ニュー（ν）またはクサイ（ξ）であったが、これらの文字をスキップして、次のオミクロン（o）とした。WHOの説明では、“ニュー”は、英単語の“new”と混同し易いと説明。そして、“xi”は、姓として使われ、WHOのガイドラインは新しい感染症に名前をつけるときに地名や人名を疾患名に含めてはならないとしているため、“クサイ”を避けたとしている。実際、クサイは英語で“xi”と表記されるが、習近平国家主席の“習”の字も、“xi”と記されることから、WHOが中国に配慮し“クサイ”を飛ばしたのではないかといった見方が出ていた（朝日新聞2021年11月28日）。オミクロン株による感染が、欧州で急拡大し、11月28日までに英国、ドイツ、イタリア、オランダなどで確認された。そして、28日にはオーストラリアでもアフリカ南部から到着した2人で確認された。南アフリカから26日にオランダに到着した航空機の乗客約600人のうち61人がコロナ陽性で、そのうち13人がオミクロン株感染と確認された（毎日新聞2021年11月28日）。日本でも、11月30日、厚生労働省は、アフリカ南部のナミビアから入国した同国の男性外交官の検体をゲノム解析した結果、「オミクロン株」が見つかったと発表した。北里大の中山哲夫特任教授（臨床ウイルス学）は「市中にオミクロン株を広げないためには、飛行機の同乗者らの追跡調査をしっかり進めることが大切だ」と強調した（東京新聞2021年12月1日）。大相撲九州場所千秋楽（11月28日）で、横綱照ノ富士は、自身初となる15戦全勝で賜杯を手にした。2場所連続の優勝で、6度目の優勝となった。

国土交通省は、11月29日、日本に到着する国際線の新規予約受け付けを12月末まで停止するよう国内外の航空会社に要請。しかし、年末の帰国を想定しつつも予約はしていなかった海外の日本人駐在員や出張者らからの不満の声が相次ぎ、3日後の12月2日に要請を撤回した（東京新聞2021年12月5日）。12月3日、厚生労働省は、米ファイザー社と米モデルナ社製の新型コロナウイルスワクチン接種後、若い男性で通常より高い頻度で報告されている心筋炎や心膜炎の症状について、通常の注意喚起から「重大な副反応」に警戒度を引き上げ、医師らに報告を義務付けることを決めた（東京新聞2021年12月5日）。

米中対立が先鋭化する中、2021年12月6日、米国のジェン・サキ大統領補佐官は記者会見で、来年2月から開催される北京冬期五輪・パラリンピックに政府関係者らを派遣しないとの五輪外交ボイコットの発表を行った。中国政府のウイグル族など少数民族に対する人権弾圧・侵害を考慮しての判断であった。12月8日午後、実業家の前沢友作さんらが搭乗したロシアのソユーズロケットがバイコール基地から打ち上げられ、予定の軌道に入った。国際宇宙ステーションに、約12日間、日本の民間人として始めて滞在することになった。12月21日、東京電力は、「多核種除去設備等処理水の取扱いに関する実施計画変更」認可申請を原子力規制委員会に行った。福島第一原子力発電所の敷地内にたまり続ける「処理水」について、海底トンネルによる海洋放出計画である（東京電力ホームページ）。

海外渡航歴がなく、感染経路が不明のオミクロン株による日本国内での市中感染は、12月22日大阪府で始めて判明。海外渡航歴のない30代両親と未就学児の3人が感染していた（朝日新聞アピタル2021年12月24日）。また、沖縄県では米軍基地で多数の感染者が出始めた。12月24日、岸田内閣は、北京冬期五輪・パラリンピックへの政府代表団の派遣見送りを表明し、人権問題への懸念で「外交的ボイコット」に踏み切る米国などと歩調を合わせた（読売新聞2021年12月25日）。英国、カナダ、豪州が、米国の「外交的ボイコット」に同調していた中での判断であった。

2022年1月4日、岸田首相は、年頭の記者会見で、オミクロン株対策について、徹底的な感染拡大の封じ込めから、ある程度の感染者増加を見込み、医療崩壊などを防ぐことに軸足を移す方針を表明した。オミクロン株対策で感染者全員を入院させる運用を見直し、感染が急拡大する地域では、重症度に応じて宿泊・自宅療養に切り替える。また、ファイザー社の経口治療薬「パクスロビド」に関しては、「2月中のできるだけ早くの実用化を目指す」と語った。そして、1月4日、国内の新規感染者数は1,151人となり、新規感染者数が1,000人を超えるのは2021年10月6日以来、約3カ月ぶりであった（読売新聞2022年1月5日）。米国CDCのデータで、感染から発症までの潜伏期間がオミクロン株では約3日間で、デルタ株の4日間を上回る感染力である。厚生労働省は、1月24日、新型コロナ感染者の自宅療養者の人が10万3,346人に上ったと発表した。デルタ株が流行した2021年夏の第5波の際には自宅療養者が最大で 13 万人強いた（日本経済新聞 2022 年 1 月 21 日）。必然的に、家庭内感染や再感染が相次いで起こった。同 24 日、岸田首相は、広島、山口、沖縄、東京等に適用されている、まん延防止等重点措置を北海道、大阪など 18 道府県にも、27 日から適用する方針を発表し、全国で 34 都道府県がその措置の対象となった。追加接種（第 3 回目のワクチン接種）が 2021 年 12 月 1 日から医療従事者、高齢者施設等の入所者等、そして、65 歳以上の高齢者に対して開始され、1 月 28 日から、自衛隊の東京大規模接種会場での 3 回目のワクチン接種の予約も開始された。東京都は、医療逼迫同様に、保健所の業務逼迫に伴い、1 月 27 日、新型コロナ感染者で、重症化リスクの低い自宅療養者の健康観察を感染者本人に委ねる体制に移行すると発表した。政府は、1 月 28 日、オミクロン株対策として、感染者の濃厚接触者に求めている自宅などの待機期間を現行の 10 日間から 7 日間に短縮することを決めた。医療従事者らに関しては、抗原検査で陰性の場合、待機期間の 5 日目の解除を認めた。米国のメルク社が開発した、軽症・中等症用の飲み薬「モルヌピラビル」の 5 万人分が 1 月 28 日に納入されることになり、今回の新型コロナパンデミックのゲームチェンジャーの 1 つになることが期待された。さらに、中等症・重症を対象としていた米国ギリアド・サイエンシズ社の点滴薬「レムデシビル」を軽症者にも使えるよう、医師向けの「診療の手引き」を改定した（読売新聞 2022 年 1 月 29 日）。また、1 月 31 日、米国ファイザー社が開発した新型コロナウイルス感染症の経口治療薬「パクスロビド」計 200 万人分の供給に関して、最終合意したと、後藤厚生労働相は閣議後会見で明らかにした。

2 月 1 日、作家で元東京都知事の石原慎太郎氏が 89 歳で死去した。ワクチン接種に関しては、モデルナ社ワクチンがファイザー・ビオンテック社ワクチンよりも副反応の程度・発生率が高いことから敬遠されていることなどから、接種率は、伸び悩んだ。2 月 2 日、理化学研究所などのチームは、スーパーコンピュータ「富岳」によるオミクロン株のリスクの計算結果を発表した。マスク着用でも、50 センチメートル以内で会話すると、感染の確率が高まることが報告され、オミクロン株の感染力の強さが科学的に裏付けられた。2 月 3 日、政府は、まん延防止等重点措置を和歌山県にも適用し、適用対象が 35 都道府県に拡大されることになり、国内の新型コロナ感染者数は、300 万人を超えた。2 月 5 日には、

各種疾患の症状チェック

症状	COVID-19	かぜ	アレルギー	インフルエンザ
咳	通常（空咳）	通常	時々	通常
筋肉痛	通常	時々	無し	通常
倦怠感	通常	時々	時々	通常
くしゃみ	まれ	時々	通常	
鼻、目、口または内耳のかゆみ	無し		通常	
喉の痛み	通常	通常	まれ	通常
ピンクアイ（結膜炎）	時々		時々	
鼻水・鼻づまり	通常	通常		通常
発熱	通常	時々	無し	通常（常にではない）
下痢	時々	無し	無し	時々（＊3）
吐き気または嘔吐	時々	無し	無し	時々（＊3）
息切れまたは呼吸困難	通常（＊1）			まれ
味覚または嗅覚喪失	通常（＊1）	時々（＊2）	時々	

（＊1）初期一しばしば、鼻水・鼻づまりなし

（＊2）特に、鼻づまりとともに

（＊3）子供ではより多い

(データ出典：NHK　https://www3.nhk.or.jp/news/special/coronavirus/data-widget/#mokuji0)

各種疾患の症状の比較（米国フォーチュン誌）

症状	デルタ株	オミクロン株	インフルエンザ	かぜ
咳	通常（空咳）	まれ	通常（空咳）	通常（軽度）
鼻水	通常	通常	時々	通常
くしゃみ	無し	通常	無し	通常
喉の痛み	通常	通常	時々	通常
息切れ	通常	無し	無し	無し
発熱	通常	まれ	通常	短期発熱のみ
寝汗	無し	時々	無し	無し
悪寒	通常	まれ	通常	無し
頭痛	通常	通常	通常	まれ
嗅覚喪失	よく見られる	まれ	無し	無し
倦怠感	通常	通常	通常	時々
症状期間	4-5日	2-3日	2日（1～4日）	2-3日

(出典：米国フォーチュン誌　2022年1月13日
https://fortune.com/2022/01/12/omicron-delta-cold-and-flu-symptoms-chart/)

国内での感染者数が初めて10万人を超えた。

2月10日、厚生労働省は、新型コロナウイルスワクチンの5～11歳への接種を、無料で受けられる「臨時接種」に位置づけることを正式に決めた。2月15日、国内の新型コロナウイルス感染者は、400万人を超えた。しかしながら、「検査を受けられず、把握できていない感染者が一定数いる可能性はある」と東京都医師会の猪口正孝副会長が語ったように、統計上の数値も曖昧さを含むものとなりつつあった。

花粉シーズンが2月上旬からスタートし、新型コロナウイルス、インフルエンザ、普通感冒、そして、花粉症アレルギーの鑑別診断が求められる事態となった。米国メイヨー・クリニックのホームページ及び米国フォーチュン誌に、各疾患の症状の差異が表に纏められている。COVID-19とアレルギーの大きな違いは、「発熱」、「喉の痛み」そして、「筋肉痛」である。また、フォーチュン誌での表によれば、オミクロン株とインフルエンザやかぜとの症状の違いがわかる。

まん延防止等重点措置は、2月20日までに、沖縄県など5県で解除、北海道など16道府県は、3月16日まで延長、和歌山県は3月6日まで延長、東京など14都県は、3月6日までの期限で適用中となった（2022年2月19

日時点)。3月4日、政府はまん延防止等重点措置を適用している31都道府県のうち、東京や大阪など18都道府県の期限を3月21日まで延長し、残る13県は、期限の3月6日で、同措置を解除する方針とし、そして実行された。世界的に、ワクチンパスやマスク着用などの新型コロナウイルス対策が徐々に解除されていく中、日本でも、3月21日期限の18都道府県のまん延防止等重点措置も、同日で解除されることになり、コロナとの共生社会への転換点となった。まん延防止等重点措置が続く中、3月16日、福島県沖を震源とするM7.4の地震が発生。福島・宮城で、震度6強を記録し、宮城県内で東北新幹線が脱線した。3月18日、日本での新型コロナウイルス感染者数が累計600万人を超え、死亡者数は26,955人となった(NHKデータ)。2022年3月27日(現地時間)、第94回米アカデミー賞の国際長編映画賞を、濱口竜介監督(43歳)の「ドライブ・マイ・カー」が受賞した。

米国サイエンス誌(2022年4月1日号)に、米国NIH・ヒトゲノム研究所のセルゲイ・ナークらは、ヒトゲノムを完全な形で解析したことを発表した。解読困難で残されていた8%の部分も含めたヒトゲノム30.55億塩基対配列の完全解析結果である。因みに、新型コロナウイルスのRNA遺伝子は、3万塩基である。4月10日、プロ野球・ロッテマリーンズの佐々木朗希投手が、オリックス・バファローズ戦で、28年ぶり16人目となる完全試合を達成した。20歳5カ月の最年少記録、そして、1試合19三振のタイ記録であった。4月11日、厚生労働省は、米国に滞在歴があり、3月26日に成田空港の検疫で陽性と確認された30歳代女性が、オミクロン株の新系統である「XE」に感染したと発表した。XEは、オミクロン株のBA.1とBA.2の遺伝子が交ざっている。XEは感染力がBA.2より10%高いとされている。

このように、日本においても、第7波の到来があるのかどうかの瀬戸際に追い詰められた。

第３章
パンデミック下の海外

WHO のデータでは、2022 年４月 14 日時点で、世界の５億人以上が新型コロナウイルスに感染し、600 万人以上の死亡があった。1 千万人毎の SARS-CoV-2 感染致死率は、最初の 4.9%（1 千万人）から 0.36%（5.2 億人）となり、インフルエンザでの致死率の 0.1%に近づいてきた。但し、オミクロン株出現後は、無症候性感染や軽症感染も多くなり、感染者数の統計が不確かなものとなったため、致死率は、インフルエンザと同程度に近い可能性もある。

2021 年８月３日、中国・武漢市で、1 年３カ月ぶりに、新型コロナウイルスに男女７人が感染した。中国では、江蘇省南京市の国際空港の機内清掃員がインド由来のデルタ株に感染し、その後、各地に広がった。４日時点で、全 31 の省・管轄市・自治区のうち 17 で市中感染が確認された。

８月５日、米国モデルナ社は、2021 年４～６月期決算で、売上高が約 43 億ドル（約 4,700 億円）と、前期同期の 65 倍になったと発表した。最終利益は約 27 億ドル（約 3,000 億円）で、前年同期の赤字から黒字に転換した。また、新型コロナウイルスワクチンの 2021 年の販売額が 200 億ドル（約 2.2 兆円）になるとの見通しも発表した。米国ファイザー社も 2021 年の新型コロナウイルスワクチンの売り上げ見通しを約 335 億ドル（約 3.7 兆円）とした（読売新聞 2021 年８月６日）。

世界の SARS-CoV-2 感染者数及び死亡者数

年月日（CET）	感染者数	1億人毎の間隔日数	死亡者数（累積）
2020/1/4	1	最初の報告症例	
2020/12/18	アルファ株：2020/09、英国で初めて検体記録、2020/12/18 VOC指定		
2020/12/18	ベータ株：2020/05、南アフリカで初めて検体記録、2020/12/18 VOC指定		
2021/1/11	ガンマ株：2020/11、ブラジルで初めて検体記録、2021/1/11 VOC指定		
2021/1/28	1億人	390	2,167,151
2021/5/11	デルタ株：2020/10、インド初めて検体記録、2021/5/11 VOC指定		
2021/8/5	2.0億人	189	4,257,019
2021/11/26	オミクロン株：2021/11、複数の国で初めて検体記録、2021/11/26 VOC指定		
2022/1/8	3.0億人	156	5,476,529
2022/2/10	4.0億人	33	5,770,988
2022/4/14	5.0億人	63	6,190,349

＊CET：中央ヨーロッパ時間
(データ出典：WHO ホームページ https://covid19.who.int/)

米コロンビアの保健当局者は 2021 年９月２日、コロンビアで 2021 年１月

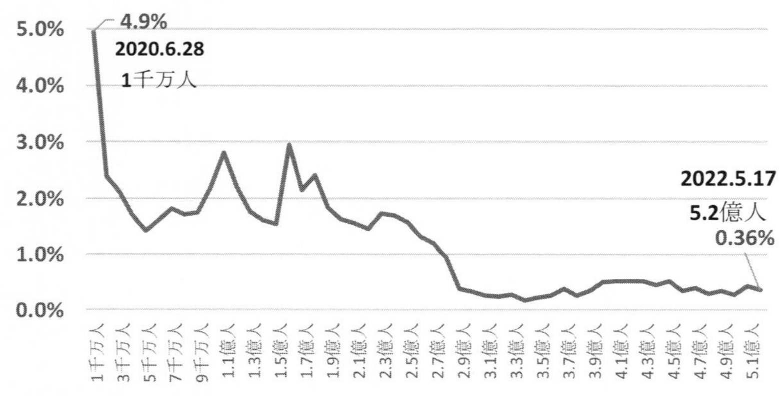

（データ出典：WHO ホームページ https://covid19.who.int/）

に最初に発見された新型コロナウイルスの変異株「ミュー株」が現在、国内感染の主流になっているとの認識を示した（時事メディカル 2021 年 9 月 3 日）。同当局者は、「ミュー株は、既に 43 カ国以上で存在し、強い感染力を示している」と述べた。コロンビアでは、ミュー株が 39%を占めた。ミュー株は、WHO が 8 月 31 日に、「注目すべき変異株（VOI）」に指定した。9 月 1 日に日本では 2 人が初めて確認され、韓国でも 3 件の海外流入事例が見つかった（中央日報 2021 年 9 月 6 日）。

2021 年 12 月 9 日、英国のジョンソン首相は、オミクロン株の感染拡大を受け、イングランドで、マスク着用の義務化の対象を広げるなど、コロナ対策の強化を発表した。12 月 20 日、米国疾病対策センター（CDC）は、最近 1 週間の感染者のうち、7 割超がオミクロン株によるものであったと発表した。12 月 22 日、英国では 1 日当たりの新規感染者が 10 万 6,122 人にのぼり、2020 年春にパンデミックが始まって以来始めて 10 万人を上回った。12 月 23 日、フランスの保健当局は新型コロナウイルスの 1 日当たりの新規感染者が過去最多の 9 万 1,608 人だったと発表。オミクロン株の感染拡大によると思われた。これまでの過去最多は、2020 年 11 月の約 8 万 7,000 人であった（読売新聞 2021 年 12 月 24 日）。

中国・西安市で、12 月 9 日頃から新型コロナウイルスの感染が拡大し始め、

23日までに、230例以上の市中感染が確認され、住民約1,300万人に不要不急の外出を控えるように求め、全住民に対するPCR検査などの対策を打ち、事実上のロックダウンに入った。

12月23日、イタリアでは、1日当たりの新規感染者数が4万4,595人にのぼり、過去最高を記録した。昨年11月のピークの4万902人を上回った。屋外でのマスク着用を再び義務化した。スペインでも、23日、新規感染者数は、過去最高の約7万3,000人にのぼった。

米国のバイデン大統領は1月2日、ウクライナのゼレンスキー大統領と電話会談を行い、「ロシアがウクライナに侵攻すれば、同盟国とともに断固たる措置を取る」と述べ、ウクライナへの支持を改めて表明した。1月3日、米国コンサルタント会社「ユーラシア・グループ」は、2022年の世界の「10大リスク」に関する年次報告で、1位に、中国が新型コロナの感染封じ込めを目指す「ゼロコロナ政策」に失敗し、世界経済や各国の政情が不安定化する危険を挙げた。1月23日、中国武漢市で新型コロナ対策としてのロックダウンから2年が経過したが、習近平政権は、ゼロコロナ政策を継続した。陝西省西安市（人口約1,300万人）では、2021年12月23日、新型コロナ感染拡大防止のため、ロックダウンが事実上始まり、2022年1月24日に1カ月ぶりに解除された。2021年9月以降、市中感染者は2,000人余りであった（時事ドットコム2022年1月24日）。英国外務省は1月22日、ロシアがウクライナで親露派指導部の樹立を画策し、侵攻と占領を検討していると発表した。

デンマークは、2022年始めに、COVID-19感染者数が記録的な数値となったが、制限を厳しくする代りに、逆に解除した。デンマークは、ほとんど全てのCOVID-19制限の解除に関して、EU内では最初の、そして、世界の中では最初の国の1つであった。室内でのマスク着用も必要なくなった。2月1日、人口580万人のデンマークで新規感染者数が約5万人の記録をしたが、規則は変わった。

2022年2月4日、中国が成功に国家の威信を懸ける第24回冬期オリンピック北京大会が開幕した。91の国・地域から約2,900人の選手が参加。新型コロナウイルスの感染拡大を抑え込むため、徹底した対策が実施される厳戒下の五輪になる。新疆ウイグル自治区の人権問題を理由に米国などが「外交的ボイコット」に踏み切り、多くの課題を抱えながら、17 日間にわたる異例の祭典が始まった（毎日新聞 2022 年 2 月 4 日)。2 月 8 日、ジョンズ·ホプキンス大学のデータで、世界の COVID-19 感染者数が、4 億人を突破した。2 月 21 日、英国のジョンソン首相は、新型コロナウイルス関連の規制をイングランドでほぼ全面的に撤廃する方針を表明した。感染者の自主隔離義務が廃止となった。

2 月 24 日、ロシア軍は、ウクライナの軍事施設に対する攻撃を始めたと発表し、ロシアによる軍事侵攻が始まった（NHK WEB　2022 年 2 月 25 日)。3 月 1 日、ロシア軍は、首都キーウ郊外や東部ハルキウの市街地で攻撃を一段と強めた。国際パラリンピック委員会は、3 月 3 日、緊急の理事会を開き、4 日開幕する北京冬期パラリンピックへのロシアとベラルーシ選手の参加を認めないことを決めた。3 月 23 日午後 6 時（ウクライナ時間午前 11 時）から、ウクライナのゼレンスキー大統領が、日本の国会でオンライン演説をした。ゼレンスキー氏は、それ以前に、アメリカ、イギリス、ドイツ、カナダ、イタリアなどの議会でオンライン形式の演説をしてきた。北朝鮮は 3 月 24 日、キム・ジョンウン（金正恩）総書記の立ち会いのもと、新型の ICBM ＝大陸間弾道ミサイル「火星 17 型」の発射実験に成功したと 25日発表した（NHK　2022年3月25日)。ゼロコロナ政策の中国で、3 月 14 日、深圳、東莞両市で、事実上のロックダウンに入った。長春市でも、11 日から事実上のロックダウンに入っている。上海市（人口約 2,500 万人）でも、ロックダウンに入り、東部地区で、3 月 28 日から 4 月 1 日、西部地区で 4 月 1 日から 5 日の予定であったが、感染拡大が続き、4 月 10 日の新規市中感染者数は 26,087 人と 10 日連続で最大となるなど、ロックダウンは延長されることになった。

ロシア軍がウクライナで多数の民間人を殺害した疑惑について、米国のバイデン大統領は 4 月 12 日、記者団に対し、「ジェノサイド（集団殺害）だ」と初めて明言した（読売新聞 2022 年 4 月 14 日）

ウクライナでの戦時下における医師

ウクライナのリヴィウにある西ウクライナ専門子供メディカルセンターの小児腫瘍ディレクターのローマン・キズマ氏は、ロシアがウクライナに 2022 年 2 月 24 日に、侵攻してからほとんどの時間を、骨髄移植を受けたばかりの子供の

560km 以上も離れた激戦地からの移送、従来よりも３倍も多い子供のがん患者のケア、そして、欧州中への何百人もの重症子供患者の退避計画に費やした。これら全てのことは、医療トレーニングで経験したことのない課題であった。「ウクライナの医師はすべて、陸軍士官または予備兵で、自分たちは、そのように準備できている」と、キズマ氏は述べた（3001）。

　このようにロシアのウクライナ侵攻は、ウクライナをさらに悲劇的な戦場にと、新型コロナパンデミック下で、否応なく変えてしまった。安倍晋三元首相は、今回のウクライナ侵攻の最高責任者であるロシアのウラジーミル・プーチン大統領と 27 回も会談を重ねたと自分の外交手腕を自負してきた。さらに、2016 年の森友学園問題の関係者であった安倍晋三元首相と財務省の佐川宣寿元理財局長の時に、近畿財務局の赤木俊夫氏（当時 54 歳）は、森友学園に関する決裁文書の改ざんに関与させられ自殺した。恐らく、安倍晋三元首相は、この二人の顔を見るたびに、忸怩たる良心の呵責を感じているのもしれない。

第4章

SARS-CoV-2 変異株

4.1 コロナウイルス

SARS-CoV-2 はベータコロナウイルスに属する RNA ウイルス（約 30,000 ベース）である。また、普通感冒ウイルスとして、HCoV-229E、HCoV-NL63、HCoV-HKU1 及び HCoV-OC43 の 4 種類が知られている。SARS-CoV-2 ウイルスが、進化の過程で、最終的に、普通感冒ウイルスである HCoV-229E のようなウイルスと同じ挙動を示すのかどうかが今後の注目点となった。

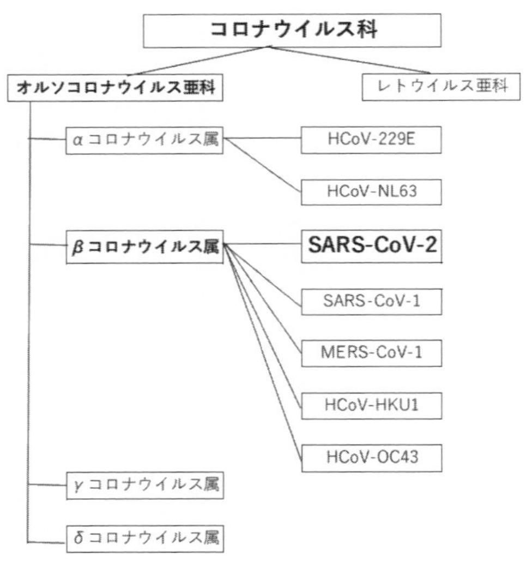

4.2 SARS-CoV-2 変異株

懸念される変異株（VOC）として、オミクロン株が、新しく追加された。

スイス・ベルン大学のエンマ・ホッドクロフト氏は、SARS-CoV-2 の変異株に関して、変異箇所及び系統樹等の情報を随時、アップデートして、ホームページに掲載している（https://covariants.org/variants）。Nextstrain の定義による各種変異株の系統樹関係及び各種 VOC 株におけるスパイクタンパク質における変異株を纏めた。スパイクタンパク質における変異に関して、オミクロン株で、その他の VOC に比べて、多数の変異があることがわかる。

WHO：SARS-CoV-2変異株（2022年5月18日時点）

現在流行しているVOC

WHO命名	パンゴ系列	GISAID系列	Nextstrain系列	最初の記録検体	命名日
デルタ株	B.1.617.2	G/478K.V1	21A, 21I, 21J	インド 2020年10月	VOI: 4-Apr-2021
					VOC: 11-May-2021
オミクロン株	B.1.1.529	GR/484A	21K、21L、21M、22A、22B、22C	複数の国 2021年11月	VUM: 24-Nov-2021
					VOC: 26-Nov-2021

以前流行していたVOC

WHO命名	パンゴ系列	GISAID系列	Nextstrain系列	最初の記録検体	命名日
アルファ株	B.1.1.7	GRY	20I (V1)	英国 2020年9月	VOC: 18-Dec-2020
					以前の VOC: 09-Mar-2022
ベータ株	B.1.351	GH/501Y.V2	20H (V2)	南アフリカ 2020年5月	VOC: 18-Dec-2020
					以前の VOC: 09-Mar-2022
ガンマ株	P.1	GR/501Y.V3	20J (V3)	ブラジル 2020年11月	VOC: 11-Jan-2021
					以前のVOC: 09-Mar-2022

VOC、懸念される変異株；VOI、注目すべき変異株；VUM、監視下の変異株

（出典：WHO ホームページ　https://www.who.int/en/activities/tracking-SARS-CoV-2-variants/ より）

NextStrain定義によるSARS-CoV-2系列の系統樹

（2022年5月20日時点）

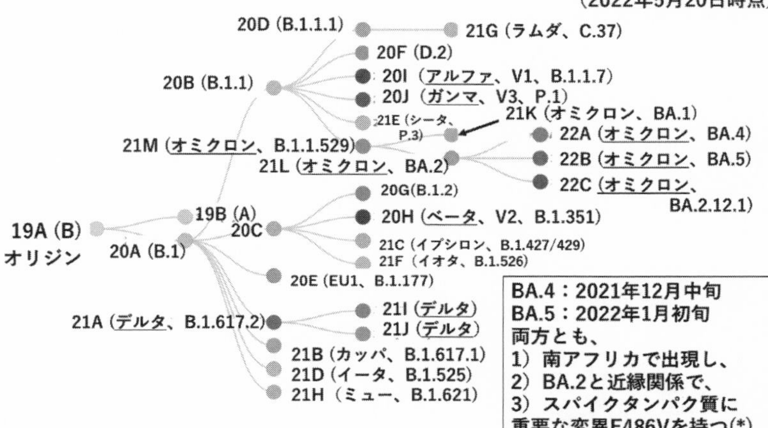

（出典：NextSrain ホームページ　https://nextstrain.org/ncov/open/global/6m
Emma Hodcroft ホームページ　2022/05/12 時点　https://covariants.org/
（*）挿入説明文：Nature 10 May 2022 doi: https://doi.org/10.1038/d41586-022-01240-x より）

各種変異株（VOC：懸念される変異株）のスパイクタンパク質中の変異

変異株	21K **(Omicron)** BA.1		変異株	20I (Alpha, V1) S.501Y.V1	変異株	20H (Beta, V2) S.501Y.V2	変異株	20J (Gamma, V3) S.501Y.V3	変異株	21A **(Delta)** 21A/S:478K
1	S:A67V	NTD	1	S:H69-	1	S:D80A	1	S:L18F	1	S:T19R
2	S:H69-		2	S:V70-	2	S:D215G	2	S:T20N	2	S:E156-
3	S:V70-		3	S:Y144-	3	S:L241-	3	S:P26S	3	S:F157-
4	S:T95I		4	S:N501Y	4	S:L242-	4	S:D138Y	4	S:R158G
5	S:G142-		5	S:A570D	5	S:A243-	5	S:R190S	5	S:L452R
6	S:V143-		6	S:D614G	6	S:K417N	6	S:K417T	6	S:T478K
7	S:Y144-		7	S:P681H	7	S:E484K	7	S:E484K	7	S:D614G
8	S:Y145D		8	S:T716I	8	S:N501Y	8	S:N501Y	8	S:P681R
9	S:N211-		9	S:S982A	9	S:D614G	9	S:D614G	9	S:D950N
10	S:L212I		10	S:D1118H	10	S:A701V	10	S:H655Y		
11	S:G339D	RBD					11	S:T1027I		
12	S:S371L						12	S:V1176F		
13	S:S373P									
14	S:S375F									
15	S:K417N									
16	S:N440K									
17	S:G446S									
18	S:S477N									
19	S:T478K									
20	S:E484A									
21	S:Q493R									
22	S:G496S									
23	S:Q498R									
24	S:N501Y									
25	S:Y505H									
26	S:T547K									
27	S:D614G									
28	S:H655Y	フリン								
29	S:N679K									
30	S:P681H									
31	S:N764K									
32	S:D796Y									
33	S:N856K									
34	S:Q954H									
35	S:N969K									
36	S:L981F									

＊NTD（アミノ末端ドメイン）：AA 12－306
＊RBD（受容体結合ドメイン）：AA 318－514
＊フリン切断部位及び近傍：AA 655－701

出典：https://covariants.org/variants　2022.4.12
出典：https://nextstrain.org/ncov/gisaid/global

4.2.1　デルタ株

第 4 番目の VOC であるデルタ株（B.1.617.2）は、2020 年 12 月にインドで同定され、インドの 2021 年 4 月の COVID-19 感染の致死的な第 2 波の原因となった。米国では、2021 年 3 月に初めて検出された。デルタ株は、最初 VOI（注目すべき変異株）と考えられたが、その後、世界中で急速に感染拡大して、2021 年 5 月、WHO により、VOC（懸念される変異株）に分類された。B.1.617.2 変異株は、スパイクタンパク質に 10 個の変異を持っている（4211）。

4.2.2　オミクロン株

第 5 番目の VOC であるオミクロン株（B.1.1.529）は、2021 年 11 月 23 日に、南アフリカで同定された。オミクロン株は、スパイクタンパク質に 30 以上の変異を持っていて、南アフリカでの感染症例数の急激な上昇のため、すぐに、VOC と認識された。最初のモデリングから、オミクロン株は、デルタ株よりも、ウイルス感染力が 13 倍増加し、感染伝播力は 2.8 倍と示唆された（4211）。オミクロン株のスパイクタンパク質の K417N（ベータ株にも存在）は、E484K 変異と一緒に、ワクチンのブレイクスルー感染に関与することが予測された。

WHO の SARS-CoV-2 ウイルス進化に関する技術諮問グループ（TAG-VE）は、オミクロン変異株に関して、その亜種 BA.1 と BA.2 も含めて、2022 年 2 月 21 日、議論した（4221）。感染力、重症度、再感染、診断、治療薬及びワクチン効果のデータに基づき、TAG-VE は、“BA.2 亜種は、VOC と考え続けるべきで、そして、それは、オミクロン株として分類されるべきである”との考えを強めた。そして、本グループは、“BA.2 は、公衆衛生当局により、オミクロン変異株の明確な亜種として監視されるべきである”と強調した。オミクロン変異株の、最も頻度の高い亜種として、3 種類、BA.1、BA.1.1（ネクストストレイン系列 21K）と BA.2（ネクストストレイン系列 21L）がある。世界的には、最近、BA.2 の割合が BA.1 と比較して、増加してきているが、全ての変異株の世界的な感染症例は、減少傾向にあると報告されている。BA.2 は、BA.1 よりも感染力は優っている。その感染力の差異は、例えば、BA.1 とデルタ株の間の差異に比べれば、はるかに小さいように見える。

ハムスター実験での BA.2 の重症化

上述した決定を下すに当たって、TAG-VE は、東京大学医科学研究所の佐藤佳らの査読前の論文の予備的なデータも見ている。佐藤らは、SARS-CoV-2 に対する免疫のないハムスターを用いた動物実験で、BA.2 が BA.1 よりも、ハムスターにより重度の疾患を引き起こすことを報告した（4222)。佐藤らは、ハムスターやマウスの動物実験で、BA.2 が BA.1 よりも重度の疾患を引き起こし、そして、細胞間の高い融合能をもつことなどから、BA.2 は、BA.1 と異なる WHO のギリシア文字による命名を持つべきであることを提案した。BA.2 は、初期の SARS-CoV-2 パンデミック株とは、約 50 の異なる変異を持ち、それらのうち、約 30 箇所が BA.1 と変異を共有している。従って、BA.2 は、BA.1 と別の名前をもつべきである。BA.1 は、BA.2 と共有していない追加的な変異を持っていて、この 2 つの株の間では、約 40 の変異の差異がある（4223)。

リアルワールドでの BA.2 の重症化リスク

しかしながら、南アフリカ、英国及びデンマークは、ワクチン接種または自然感染からの免疫が高い国であるが、それらの国々のリアルワールドでのデータでは、BA.2 と BA.1 との間で、臨床的重症度に差異はないことが報告されていることも考慮した。

南アフリカでは、2021 年 12 月 1 日と 2022 年 1 月下旬の間で、95,000 人以上の人が感染したが、2022 年 2 月 19 日の査読前の論文では、BA.1 と診断された人と BA.2 と診断された人の間で、入院リスクの増加は無かった。入院した 3,000 人以上の人々で、重症化リスクに関しても、BA.2 が BA.1 よりも、より高いリスクは観察されなかった。この論文の筆頭著者であるニコル・ウォルター氏は、“南アフリカの人口の大部分が、初期に COVID-19 に罹患して、免疫を獲得しているので、人口の大部分が感染していない国でのデータも見る必要がある”と述べている。

このようなデータは、デンマークの公衆衛生当局から、2022 年 2 月 22 日、査読前の論文で、発表された。その論文の中で、SSI（国立血清研究所）が、

BA.2 が優勢であった 2021 年 11 月末から 2021 年 2 月 11 日まで、再感染の解析を行なった。BA.1 感染後すぐには、BA.2 の再感染を受ける人はまれであった。そのような再感染があった場合、症状は軽度で、入院や重症化には至らなかった。再感染者の 89%がワクチン未接種者で、そして、38 歳以下であった。最初と 2 回目の感染の症状は無視できるほどの差異であった。

BA.2 割合の増加

COVID-19 症例数は世界的に減少傾向にあるとしても、BA.2 の割合は増加し続けている。2020 年 2 月初旬で、世界の配列決定された感染症例の 21%を占めた。デンマーク、インドなどで優勢株となり、南アフリカでは、配列決定された症例で、2022 年 2 月 4 日と 11 日の間で、27%から 86%へとなった。米国では、1 月下旬と 2 月 5 日の間で、割合は、3 倍となり、3.6%となった。佐藤佳らの疫学的データでは、“BA.2 は、BA.1 よりも、40%感染力が高い”と示唆された。

モデルシステムとリアルワールドの齟齬

英国インペリアル・カレッジ・ロンドンのウイルス学者のトーマス・ピーコック氏は、東京大学の佐藤佳らの論文に言及して、「BA.2 のハムスターにおける重症度の増加の発見は、最近の BA.2 の“リアルワールド”での疫学的知見と一致していない。モデルシステムは、それらが現実を反映する場合のみ有用である」と、ツィートした（4223）。

1）オミクロン株の 4 つの謎

2022 年 2 月 24 日の英国ネーチャー誌に、オミクロン株の謎に関して、アンバー・ダンス氏が現状を纏めている（4224）。

1．感染力

オミクロン株は非常に感染力が高く、その亜種 BA.2 は、BA.1 よりもさらに高いが、他の変異株に比べると、重症化を引き起こさないように思える。オミクロン株は、どのようにして、これらを制御しているのか？

感染の観点から見ると、オミクロン株は、鼻でより高い濃度のウイルス粒子を産生しているので、感染者は、呼気のたびに、より多くのコロナウイルスを吐き出している。しかしながら、この点に関するデータは、入り交じったものである。

この仮説を裏付ける結果は、香港大学のウイルス学者、マイケル・チャンらによるヒトの肺と気管支組織の研究からもたらされた。この研究データでは、オミクロン株は、今までの全ての変異株よりも、上気道で、より急速に増殖することが示された。さらに、英国インペリアル・カレッジ・ロンドンのウイルス学者、ウェンディ・バークレイらの研究では、オミクロン株は、鼻の細胞培養でデルタ株よりも、より早く増殖することが観察された。しかしながら、感染暴露歴のない免疫学的にナイーブなハムスターを用いた実験では、従来のSARS-CoV-2 株感染に比べて、オミクロン株感染では、"肺でのウイルス粒子がより少なく（ウイルス RNA 量が 1,000 倍少ない)、そして、感染性のないウイルス粒子であった"ことが報告された。ヒトにおける、その他の研究では、オミクロン株は、上気道で、デルタ株よりも、同程度かまたはより低いレベルの感染性ウイルスを産生していることが示されている。

SARS-CoV-2 の以前の株においては、そのスパイクタンパク質が、細胞内の受容体である ACE2 に結合し、そして、細胞内の酵素である TMPRSS2 がそのスパイクタンパク質を切断し、SARS-CoV-2 ウイルスの侵入が成立する。オミクロン株の場合は、ほとんど、この TMPRSS2 経路を使わずに、細胞が、オミクロン株を全体として飲み込み、エンドソームと呼ばれる細胞内小器官に着地する。鼻の多くの細胞は、ACE2 を作るが、TMPRSS2 を作らない。従って、オミクロン株は、吸入されるや否や、上気道に足がかりを得ることになり、TMPRSS2 がもっと広範に発現されている肺やその他の器官に行き着かない。このことが、"どうして、オミクロン株が人と人の間でいとも容易に感染する"ことができて、そして、"如何にかくも迅速に感染を成立させるのか"の説明となるかもしれない。

2. 重症度が低いのはなぜか？

オミクロン株に対する入院及び死亡率は、従来の変異株に対するそれらと比較して、"オミクロン株は、より弱い変異株である"ことを示唆しているように思える。しかしながら、多くの人々は、COVID-19 ワクチン接種または自然感染で、ある程度の免疫を持っているので、この重症度の低下が既に獲得された免疫からどの程度由来するのか、そして、ウイルスそれ自身の固有の性質からどの程度由来するのかを紐解くのは、挑戦的な課題である。

米国ケース・ウェスタン・リザーブ大学の科学者が、ワクチン接種対象者ではない５歳以下の子供の初めての COVID-19 症例を調べることにより、それらの因子をコントロールしようとした。オミクロン株感染は、救急外来、入院または集中治療室、及び人工呼吸器の必要性の観点から解析すると、デルタ株の症例よりも、重症度はより低かった。

別の研究で、南アフリカの研究者は、オミクロン株波の間と、それよりも前の波の間、感染した成人の入院及び死亡リスクの解析を行なった。既感染、ワクチン接種及びその他の要因で調整した後、オミクロン株の重症化リスクの減少の 25%は、ウイルスそれ自身に固有な何かによると推定された。

どうして、オミクロン株の病原性が弱まったのか？

チャンらの研究で、“オミクロン株は、上気道でうまく増殖するけれども、肺組織での増殖力が低下している”ことが示された。そして、齧歯類での研究でも、肺における炎症及びダメージが少ないことが見いだされた。ヒトでは、“オミクロン株が肺に住みつき、または損傷を与えることが比較的難しいこと”が、「危険な肺炎及び呼吸困難」症例をより少なくさせ、そして、うっとうしい鼻風邪がより多く見られる結果となっているように思える。

“オミクロン株の重症度軽減”の根底にあるかもしれない別の側面は、個々の肺細胞を融合させて、“合胞体”とよばれるより大きな塊となる能力がないことである。今までの変異株はこの合胞体を形成した。そして、これらの凝集体が、実際、重症化して死亡した人の肺に存在していたので、ある科学者は、“この凝集体が症状の一因となるかまたはウイルスが拡散するのを手助けする”と考えている。しかしながら、融合は、TMPRSS2 に依存するので、オミクロン株感染の場合は、同レベルの合胞体形成に至らないように思える。

３．オミクロン株に対する完全な免疫応答は何か？

病原体に対する重要な防御能の１つに、インターフェロンがある。インターフェロンは、細胞が病原体を検出したとき、産生する分子である。インターフェロンは、感染細胞に自分自身の防御能を、例えば、ウイルスをエンドソームに捕捉することにより、強化するように伝える。インターフェロンは、また、感染していない細胞に警告信号を発して、それらの未感染細胞の防御能を同じように働かせる役目もしている。

以前の変異株は、多くのインターフェロンの効果を避けるか、不能にすることができた。ある研究では、オミクロン株の場合、この有利な点のいくつかを喪失していることを示唆している一方、他の実験では、インターフェロンの効果に抵抗するように、より良く準備されているとの報告もある。

T 細胞で認識されるウイルスタンパク質は、今までの SARS-CoV-2 変異株に比べて、オミクロン株では、それほど、変化していなかったように思える。病原体に対して、T 細胞は、抗体よりも、遅い応答であるけれども、それらが動き出せば、効果的である。この T 細胞が、ブレイクスルー感染を、重症化するのを止める手助けをする。従って、あまり変異しなくて、強力な T 細胞活性化因子として作用する SARS-CoV-2 の部分は、現在及び今後の変異株に対して、長期間の免疫を誘導する新規の製剤設計の手助けとなり得る。

4．今後

今までのオミクロン株に関するデータは、オミクロン株が、感染の初期には感染力が強いことを意味しているが、この変異株の、その他の細胞またはその他の人に感染する能力と共に、ウイルス量は、“上気道を超えて、拡散しようとする時”、または、“インターフェロンに出くわした時“、急激に低下するかもしれない。

米国フレッド・ハッチンソンがん研究センターの進化ウイルス学者のジェシー・ブルーム氏は、“オミクロン株の後におこるであろう 2 つの可能性”を考えている。1 つの可能性は、オミクロン株が進化し続けて、BA.1 または BA.2 よりも悪い、ある種の“オミクロンプラス株”となることである。もう 1 つの可能性は、“全く関係のない新規な変異株”の出現である。

2）オミクロン株 BA.2 と XE ウイルス

英国では、2022 年 3 月 27 日までの 1 週間で BA.2 の占有率が 93.9%に、米国では、2022 年 4 月 2 日までの 1 週間で 72.2%だと推定された。日本でも国立感染症研究所の推定では、2022 年 3 月半ばの時点で 30%程度、5 月の第 1 週で、93%、そして、6 月の第 1 週には 100%を占めるとみられる（NHK ニュース 2022 年 4 月 11 日）。このような中、アメリカから入国した 30 代の女性が、2022 年 3 月 26 日に成田空港に到着したあと検疫所での検査陽性となり、国立感染症研究所で検体の遺伝子を解析した結果「XE」と確認された。デルタクロン株は、デルタ株とオミクロン株が組み合わさってできた変異株であったが、XE 株波、オミクロン株の BA.1 亜種と BA.2 亜種が組み合わさってできた変異株である。XE の感染力は、12.6%高いと推定されている（NHK 2022 年 4 月 11 日）。

3）オミクロン株 BA.4 及び BA.5

米国フォーブス誌（2022 年 4 月 20 日）に掲載されたウイリアム・ハーゼルタイン氏の記事によれば、オミクロン株のメンバーに新たに、BA.2.12.1、BA.4、BA.5 が加わることになった（4225）。BA.4 及び BA.5 は、BA.2 の子孫であるが、南アフリカで急速に増えている。この記事配信時点では、感染症例全数は低く安定的であるが、それらの割合が増えている。BA.2 スパイクタンパク質は、武漢株に比べて 28 のアミノ酸変異がある。BA.4 と BA.5 は、BA.2 と比較して、4 箇所の修飾を持っているが、同一のスパイクタンパク質である。また、BA.4 と BA.5 は、野生株に後戻りした 2 箇所の変異（NSP4 L438 と Orf6 D61）も持ち、NSP4 は、二重膜粒子の形成及び複製に係わり、Orf6 は、生得的免疫応答を阻害して、ウイルス複製を阻止する種々の信号、タンパク質及び酵素を下方制御する。従って、この後戻りの変異は、ウイルスの生存に優位に作用することになると思われる。

4）オミクロン株の家庭内感染力（デンマーク）

家庭内での SARS-CoV-2 オミクロン株の感染伝播に関する報告が、デンマーク・コペンハーゲン大学のフレデリック・プレスナー・リンセらから、2021 年 12 月 27 日、査読前の論文でなされた（4226）。

2021 年 7 月以来、デンマークでは、デルタ株が優勢であり、8 月から 11 月には 100%となった。オミクロン株のデンマークでの最初の検出は、2021 年 11 月 22 日である。本研究は、2021 年 12 月 9 日から始めて、最終検査結果の取得日は 12 月 21 日であった。対象家庭は、2 人から 6 人の家庭とした。ワクチン接種の内訳は、1）未接種者、2）完全接種者、そして、3）ブースターワクチン接種者とした。2021 年 12 月 22 日時点で、ファイザー・ビオンテック社のワクチン、コミナティ接種者が 85%、モデルナ社のスパイクバックスが 14%、ジョンソン・エンド・ジョンソンのアデノウイルスベクターワクチンが 1%、そして、アストラゼネカ社ワクチン ChAdOx1 nCoV-19 は約 0%であった。

本研究では、オミクロン株で感染した家庭をデルタ株で感染した家庭と比較した結果、

1）ワクチン未接種家庭では、二次発病率（感染力）は、1.17 倍高く、

2）完全ワクチン接種家庭では、2.61 倍高く、

3）ブースター接種者では、3.66 倍高かった。

これらの結果から、オミクロン株の感染拡大は、免疫逃避による可能性が明らかとなった。

ワクチン接種率が非常に高い国々で推定されたオミクロン株の倍化時間、1.8 日（英国）、1.6 日（デンマーク）、2.4 日（スコットランド）、そして、2.0 日（米国）と一致した結果でもある。オミクロン株の感染伝播は、COVID-19 既感染者同様に、COVID-19 ワクチン完全接種者でも高かった。本研究から、ワクチン有効率は、発症に対しては、約 40%、重症化に対しては、80%に低下したが、ブースター接種に対する効果は、それぞれ、86%と 96%である。

WHO の責任者は「新型コロナウイルスの変異ウイルス、オミクロン株の症状について、鼻やのど、いわゆる上気道の炎症を引き起こしやすいものの、ほかの変異ウイルスと比べて肺まで達して重症化するリスクは低い」という見解を示した（NHK　2022 年 1 月 5 日）。

4.2.3　デルタクロン株は存在するのか？

2022 年 1 月 7 日、キプロス大学のウイルス学者、レオンディオス・コストゥリキス氏は , 地元のテレビで、彼の研究グループがデルタ株とオミクロン株の両方の要素を持ったいくつかの SARS-CoV-2 ゲノムを同定したと発表した（4231）。彼らは、“デルタクロン”と命名し、遺伝子配列のデータベースであ

る GISAID に、52 種類の遺伝子配列をアップロードした。科学界からの反応はすぐにおこり、多くの専門家は、ウイルス間の遺伝子組換えではなく、実験室での汚染から、恐らく由来したものであると述べた。これに対して、コストゥリキス氏は、彼の元々の仮説の側面が誤解され、この紛らわしい名前にも係わらず、彼は、一度も、その配列が 2 つのウイルスのハイブリッドであるとは言ったことはないと述べた。それにも係わらず、それらの配列のアップロード後 72 時間で、コストゥリキス氏は、データベースから削除した。

その後、“デルタクロン”と呼ばれるハイブリッド COVID-19 変異株が、多く同定され、実際、米国、フランス、オランダ、そして、デンマークでも検出されている。デルタ株は、2021 年多くの国で優勢となったが、2021 年末にはオミクロン株へと変わって行った。

フランスの地中海感染症大学病院研究所（IHU）のフィリップ・コルソンらは、査読前ではあるが、“南フランスの 3 症例クラスターの“デルタクロン”の培養及び同定”との表題の論文を公開した（4232）。

異なる変異株の共感染がいくつか報告されていて、そして、コロナウイルス間で普通の遺伝子組換えが、“一つのゲノムの中で、異なる変異株の特徴的な両方の変異が検出されている”ことから、報告され、または、疑われている。コルソンらは、“デルタクロン”組替え体を持った 3 例の感染症例を報告した。このハイブリッドゲノムは、この 2 つの系列の特徴的な変異を持っている。このゲノムは、デルタ系列のバックボーンの中のオミクロン変異株のほぼ完全長のスパイクタンパク質遺伝子（コドン 156 – 179）で構成されている。欧州で 2022 年 1 月以来に検体採取された 15 人の他の患者からの報告と同様な結果であった。重要な点として、この組換え体を単離して培養することができ、そして、そのゲノムの遺伝子配列解析したことである。この組換えスパイクタンパク質の構造的解析から、このハイブリッドタンパク質は、宿主細胞膜へのウイルス結合を最適化していることが示唆された。

第５章 新型コロナウイルスの性質

5.1 長期 COVID

5.1.1　長期 COVID 全般

急性 COVID-19 は、通常、発症から３週間から４週間後まで続くが、３週間後には、増殖可能な SARS-CoV-2 は単離されなくなる。長期 COVID の一義的な定義はないが、米国コロンビア大学のアニ・ナルバンディアンらは、ポスト - 急性 COVID-19 を、発症から４週間を超えて、継続的な症状及び／または遅延型もしくは長期の合併症として定義した（51101）。

ミシガン州の 38 病院の観察コホート研究は、60 日目に生きて退院した 1,250 人の COVID-19 患者を対象にした。この研究期間で、患者の 6.7％が死亡し、15.1％が再入院した。電話調査を完了した 488 人の患者のうち、32.6％の患者が持続的な症状を報告して、その中には、18.9％の新規または悪化した症状の者が含まれる。階段を上るときの呼吸困難が 22.9％、最も多く報告された症状で、咳が 15.4％、そして、持続的な味覚・臭覚喪失が 15.4％であった。同様な報告は欧州からもあった。

英国 Nature Biotechnology 誌（2021 年７月 13 日配信）に、長期 COVID に関する記事が掲載された（51102）。米国 CDC によれば、SARS-CoV-2 感染を受けた 10％から 30％の間の人で、長期の健康問題を経験する。それらの人のほとんどは、決して入院もしていないし、重症でもなかった。長期 COVID として知られるこれらの継続的な疾患は、軽度または種々の能力を奪い、そして、実質的には体の臓器システムに影響を与えることになる（図）。影響を受けた人は、極度の倦怠感、体の痛み及び苦痛を報告している。多くの人は、味覚または嗅覚を失い、そして、頭がぼうっとして集中できなくなる“ブレインフォグ”は、広範に見られる問題である。

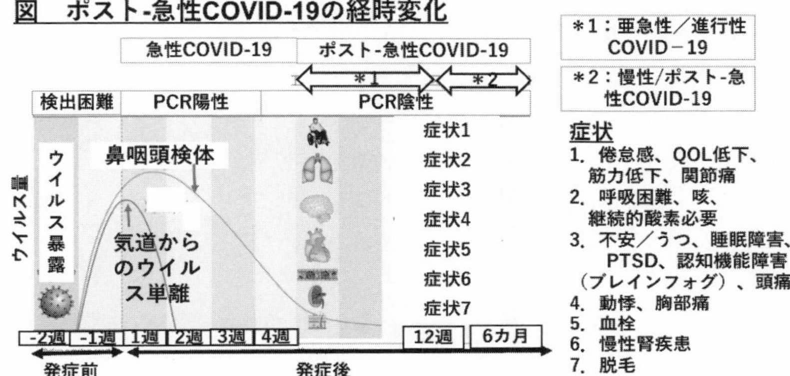

図　ポスト-急性COVID-19の経時変化

急性COVID-19は、通常、発症から4週後まで続くが、その後、増殖可能なSARS-CoV-2は単離されない。ポスト-急性COVID-19は、発症から4週間を超えて、継続的な症状及び／または遅延型もしくは長期の合併症として定義される。ポスト－急性COVID-19で観察される一般的な症状は上記の通り。

（出典：Nat Med ホームページ　2021 March 21 https://doi.org/10.1038/s41591-021-01283-z）

長期 COVID はそれほどでもない？

ミシガン州の病院を退院した 488 人の COVID-19 患者の 3 分の 1 は、息切れやその他の症状を報告していて、多くの人にとって、2 カ月経過してもまだ悪化している。2021 年 4 月、Oxford 大学の研究チームは、「全部で 26 万人以上の匿名の電子的健康記録から、米国で COVID-19 の治療を受けた患者 3 人に 1 人は、6 カ月以内に、神経学的または精神的な異常を持っていると診断されている」と報告した。不安とうつが、その診断のほとんどの説明となっているが、脳卒中及び認知症の症例もまた、対照に比べて、COVID-19 患者では、有意により高かった。ほぼ 1 万人の COVID-19 患者を含む 45 の研究のメタ解析で、73％の人が、診断から少なくとも 60 日後にまたは回復から 30 日後に、少なくとも 1 つの持続的な症状を持っていたことがわかった。

誰がこのようなだらだらと続く症状を起こしやすいのか？最初、COVID-19 で入院したかまたは重症化した人は、最も高いリスクに直面し、そして、女性は男性よりも、そのような症状を起こしやすい。より高齢な人もまた、より長期的な症状を来たし易いが、長期 COVID は、より若い人でもしばしば出現している。長期 COVID のメカニズムに関して、多くの科学者は、その他の感染症で見られるものとは異なるとの見方ではなく、ポスト - ウイルス感染症候群として見ている。2002 年から 2003 年の最初の SARS 流行の生存者は、発症してから何カ月もまたは何年も続いた肺、心臓及び神経学的問題を持っていた。同様に、インフルエンザの場合、1918 年のスペイン風邪パンデミックでは、長期間続いた筋肉疲労、震え、うつ及び神経合併症の文献であふれた。そして、ウイルスの引き金もまた、筋痛性脳脊髄炎 / 慢性疲労症候群に関係し、それは、長期 COVID 同様な極度の倦怠感、筋肉痛のような症状を示した。

POTS（postural orthostatic tachycardia syndrome：体位性頻脈症候群、ポッツと読む）

長期 COVID 患者は、心拍、血圧、消化及びその他の不随意プロセスの自律神経的調節の障害である自律神経障害をもっているというデータが多く見られる。その結果として、POTS として知られる症状に至り、立位での心拍数が 1 分あたり 100 回を超えるまでになる。米国カリフォルニア大学サンディエゴ校の循環器医師、パム・タウブ氏は、「長期 COVID 患者の多くが、POTS を呈していることに驚いた。そして、多くの人に、動悸、息切れ及び胸部痛などの関連した症状が、初期の状態よりもさらに悪化している」と述べている。しかしながら、SARS-CoV-2 感染が POTS やその他の持続的な症状にどのように係わっているのかは、明らかではない。ウイルスは、その受容体である ACE2 に結合して、炎症性及び凝固系経路を破壊する。マウントサイナイ病院の病理学者、クレール・ブライスらは、COVID-19 で死亡した患者の剖検で、炎症性サイトカインの上昇を、全身にわたる重要な臓器システムに影響を与える凝固不全同様に、観察している。血管損傷が、一般的な炎症性応答と同じように、血管壁に対する直接的な障害から生じていて、「血液凝固は、さらに、血管病変を悪化させるであろう。そして、剖検した脳で、凝固及び酸素不足の証拠を観察しており、“この種の障害は、COVID-19 生存者が報告している記憶障害及びもやもや感の根底にあるのではないか”」と、ブライス氏は考えている。

ブレインフォグの異常さ

SARS-CoV-2 ウイルス自身が、脳の中に侵入できるのかどうかは、未だ結論できないが、ウイルス暴露したマウスでは、脳に高ウイルス量が検出されている。カナダのサイトダイン社のスコット・ケリー氏は、「SARS-CoV-2 ウイルスは、嗅覚神経を伝って脳に侵入できるだろう」との説を出している。米国イエール大学の免疫学者、岩崎明子氏も、この考えに同意していて、確かに、COVID-19 で死亡した３人の剖検も含め、そのうち１人は、前頭葉の神経に明らかな感染があることを確認している。さらに、岩崎氏らの研究も含めて、それ以外の研究でも、SARS-CoV-2 は、培養系において脳オルガノイド（脳様器官）で感染できることを確認している。この考え方に疑義を呈する科学者もいる。米国 NINDS（アメリカ国立神経疾患・脳卒中研究所）のアビンドラ・ナス氏は、「COVID-19 生存者の中で、漏出し易い血管が、毒性のある血液成分の脳への侵入を許し、永続的または長期の症状となるのもしれない」と述べている。

剖検のデータから、長期 COVID の継続的な認知機能の低下を導き出すのは、「死亡した患者は、私たちが知ろうとしている集団の代表ではないから、問題がある」と、マウントサイナイ病院の精神科医、アレクサンダー・チャーニー氏は述べている。脳の破壊された血管は、致死的な COVID-19 に特異的ではあるが、「ここで、私たちが議論しているのは、多くの症例で、外来で診断された人なのである」とも、述べている。

くすぶり続ける炎症

アイルランドのユニバーシティ・カレッジ・コークのリアム・オマホニーらは、IL-6、TNF-α及びＣ反応性タンパク質（CRP）のような炎症性マーカーの上昇を、パンデミックの第１波の時に入院した後、６カ月から９カ月後に、24 人の患者の血漿検体で観察した。COVID-19 患者の一部は、最初は、軽症であった。オマホニー氏は、ウイルスが、宿主の代謝と免疫に緊密に関連している微生物叢を破壊するからと考えている。その他の可能性としては、組織の損傷が、高レベルで存在している局所的に作用するサイトカインを誘導して、全身性循環へと漏れ出すからとの可能性である。IL-17 及び IL-4 を含む適合免疫のマーカーが長期 COVID で上昇していることも見いだしている。これらのサイトカインは、通常は、感染後、組織防御及び修復を調整しているが、長期 COVID 症状に寄与している可能性もある。

別の考え方は、炎症が、組織にくすぶり続けている低レベルの感染から生じているとの考えである。COVID-19 患者の感染後 4 カ月時点で、鼻腔検体の PCR 検査では SARS-CoV-2 陰性であるが、腸生検では、まだ、SARS-CoV-2 抗原が検出できたとの知見がある。本研究には関与していないが、岩崎明子氏によれば、くすぶり続ける感染の証拠は、長期 COVID 患者の一部では、ワクチン接種後に気分が良くなっているとの事例報告もある。フェイスブックの調査では、長期 COVID の 962 人の回答者の約 40%が、ワクチン接種後に、症状が完全または部分的に改善していると報告している。他方、残りの 60%は、変化がないか、または、悪化したと報告した。但し、この改善はプラセボ効果によるものであると考えている科学者もいる。

内部に向かって

初期の軽症患者でも感染後 7 カ月後もたくさんの自己抗体が存在することがわかった。さらに、自己抗体は、症状が無くなった人よりも、まだ症状が残っている回復期の人で、より頻繁に検出された。

自己抗体のソースは、研究中であるが、ある科学者は、分子模倣（ウイルス抗原が自己抗原と類似性を共有していること）あるいは自己抗体産生 B 細胞の一般的な活性化ではないかと考えている。岩崎明子氏やアーロン・リング氏らの共同研究によれば、急性重症 COVID-19 患者の血液で見つかった自己抗体は、1 型インターフェロンを含めた、免疫調節剤を標的にしていた。このサイトカインは、体がウイルス感染に対抗するために使うサイトカインであると、岩崎氏は述べている。「ウイルスは、私たち自身の免疫システムの武力解除を行い、そして、反撃できないようにしている。そして、これらのインターフェロン特異的な自己抗体を持っている患者もまた最も重症化した患者で、ICU 治療が必要な人である。重症化した患者は、感染後、非常に長期の結末をもつ可能性が高い」と述べている。

5.1.2　長期 COVID と心血管疾患

SARS-CoV-2 は、ACE2（アンジオテンシン変換酵素 2）受容体に結合して細胞に侵入する。心筋細胞は、ACE2 を発現しているので、心臓が SARS-CoV-2 の標的臓器となる。COVID-19 における心筋の障害は、“心筋細胞に対する直接的障害;ウイルスが心筋に侵入して、だらだらと続くダメージを与える”と“急性感染に見られる全身性炎症及び過凝固状態からの二次的な効果；サイトカインと呼ばれる炎症性物質レベルが増加して、心臓の障害に至ることなど”により引き起こされているかもしれない。そして、心臓や血管の内側を裏打ちしている血管内皮細胞の炎症も考えられる。長期 COVID は、感染の急性期の後の持続的な症状または合併症を持った患者で記述されている。

SARS-CoV-2 感染は、心筋炎、心膜炎及び心不整脈による入院または死亡リスクの実質的な増加と関連している。SARS-CoV-2 感染のメカニズムとして、ACE2 が下方制御されるので、ACE2 の防御的抗炎症性役割が低下し、ウイルスの長期的後遺症として、心筋障害や線維症を促進することになる。

米国オレゴン健康科学大学（OHSU）の心臓専門医で生物統計学者のラリサ・テレシュチェンコらは、回顧的二重コホート研究にて COVID-19 後の心血管イベントリスクに関する結果を、査読前の論文で報告した(51201)。テレシュチェンコ氏は、ポスト COVID の時代では、“COVID が心血管アウトカムに対する最も高いリスク要因になるかもしれない。喫煙や肥満のようなリスクよりも、さらに高くなるであろう”と述べている（51202)。

上記の研究は、研究対象者が少ないが、他方、非常に大規模な研究結果が、米国 VA セントルイス・ヘルスケアシステムのヤン・シエらから報告された(51203)。SARS-CoV-2 感染の、“一連の事前に指定された起こりうる心血管アウトカム”の“リスク及び 1 年間の負担”が推定された。

シエらは、アメリカ合衆国退役軍人省の医療データベースを用いて、COVID-19 感染後少なくとも 30 日間生き延びた退役軍人 153,760 人のコホートと 2 つの対照グループを構築した。2 つの対照グループは、SARS-CoV-2 感染の無い 5,637,647 人と COVID-19 パンデミック前の 2017 年の 5,859,411 人である。但し、本研究の退役軍人の集団は、より高齢（平均で 60 歳代前半)、白人（71%～ 76%)、及び、男性（約 90%）に偏っている。

その結果、

1）心血管合併症は、COVID-19 の急性期で報告されてきているが、今回の結果から、長期 COVID での心血管疾患リスクは、COVID-19 の急性期をはるかに超えていることが明らかとなった。

2）COVID-19 は、高齢者でも若者でも、糖尿病者でも非糖尿病者でも、肥満者でも非肥満者でも、そして、喫煙者でも非喫煙者でも、心血管リスクを増加させることが分かった。このように、心血管リスクは、年齢、人種、性別及びその他の心疾患リスク要因（肥満、高血圧、糖尿病、慢性的腎疾患及び高脂血症など）にかかわらず、明らかとなった。

3）COVID-19 は、心臓まひ、不整脈、脳卒中、一過性脳虚血発作、心不全、炎症性心疾患、心停止、肺塞栓症、そして深部静脈血栓症を含む研究対象の 20 種類の全ての心血管疾患のリスクを増加させた。

4）例えば、COVID-19 に罹患した退役軍人は、SARS-CoV-2 検査陰性の対照グループの人に比べて、12 カ月後の心不全のリスクは 72%高かった。

以上のように、SARS-CoV-2 感染 1 年後の心血管アウトカムの評価から、ウイルスの影響はしばしば持続的であることがわかった。そして 20 種類の評価した心血管疾患のリスクは、1 年前に COVID-19 に罹患した米国退役軍人で、罹患しない人に比べて、実質的に増加したことが明らかとなった。

これらの結果に対して、スクリップス研究所の心臓専門医、エリック・トポール氏は、“この結果は、自分が想像した以上に悪い結果であったので、驚いた。もし誰かが COVID はインフルエンザ様なものあると思っていたならば、この結果は、そうではないことを示す最も強力なデータの 1 つであるべきだ」と、述べた。

5.2 子供と COVID

今まで、子供は、SARS-CoV-2 ウイルスに対して、自然免疫で、大人よりも旨く対処していると思われたが、デルタ変異株の出現で、新たな未知の課題を突きつけた。子供と COVID に関し、英国ネーチャー誌（2021 年 9 月 7 日配信）に、ライターのスムリティ・マラパティ氏が、纏めている（5201）。

米国 CDC のデータによれば、2020 年 3 月から 2021 年 8 月下旬までの COVID-19 による 18 歳以下の子供の入院数は、全部で 3,649 人、全体の 2% 以下であった。

子供が COVID-19 に対して上手に対処できている理由が、自然免疫応答にあるのかどうかの研究が開始されている。デルタ株の出現で、この解答は緊急事項となった。米国も含めてその他の国でも、デルタ株の高い感染伝播性と多くの成人がワクチンで防御されているために、子供の感染と入院の割合が大きくなってきた。

子供は大人よりもどうして SARS-CoV-2 の制御がより良いのか？

米国小児学会によれば、2021 年 8 月下旬まで、米国での全ての COVID-19

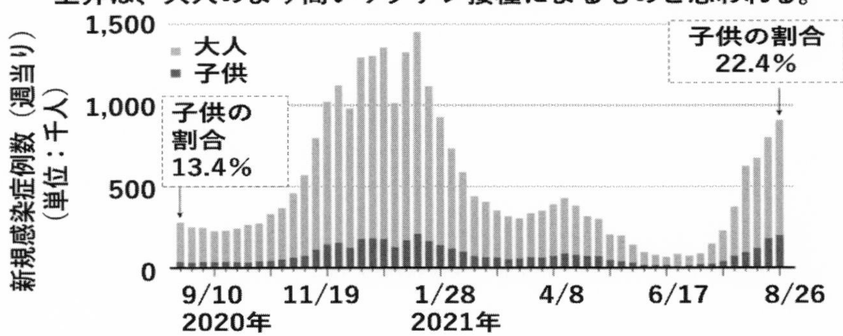

（出典：Nature ホームページ　07 September 2021　doi: https://doi.org/10.1038/d41586-021-02423-8）

症例の約 15%が、21 歳以下の若者であり、480 万人以上に当たる。そして、インドでの調査では、自然感染またはワクチン接種により産生された、SARS-CoV-2 に対する抗体は、6 歳～ 17 歳の子供の半数以上、そして、全ての集団の 3 分の 2 で検出された。このように、子供の感染症例が増加している。

ACE2 受容体との関係

ウイルスがヒト細胞に侵入するときに結合する ACE2 受容体の量が子供では少ないと報告した研究者もいたが、相反するデータも報告されてきた。また、上気道におけるウイルス量を測定した場合、子供と成人での明確な差異はなかったとの報告もあった。

2021 年 6 月 3 日の査読前の論文において、米国マサチューセッツ総合病院の小児呼吸器科医、ラエル・ヨンカー氏は、110 人の子供の解析から、幼児からティーンエージャーまで、特に感染直後には、高いウイルス量を持っていることを報告している。

交差反応性抗体・中和抗体レベル

また、他のコロナウイルスに感染し、その結果得られた免疫が、SARS-CoV-2 に対する交差免疫性を与えるとの報告もあるが、この交差反応性抗体は、子供同様に、成人でも見られる。アルバート・アインシュタイン医科大学の小児感染症医師、ベッツィー・ヘロルド氏は、24 歳から 65 歳の 65 人を対象にし解析した結果、より若い患者（より軽度の症状）は、より高齢のコホートに比べて、「抗体のレベルは同様であったが、適合免疫応答に関連する特異的抗体及び細胞のレベルが減少している」ことを発見した。特に、子供は、中和抗体のレベルがより低かった。これとは対照的に、本研究での子供は、免疫システムに病原体侵入の警報を出す信号伝達タンパク質である IFN- γや IL-17 のレベルがより高かった。これらのタンパク質は、恐らく、気道を裏打ちしている細胞で産生され、そして、自然免疫の成立に関与している。ヘロルド氏は、「子供が頑強な獲得免疫応答がより少ないのは、彼らの自然免疫がウイルス除去に対して、より効率的に作用するからであろう。そして、成人での過剰な適合免疫応答は、COVID-19 の合併症の一部を引き起こしているのかもしれない」と考えている。

最初のレスポンダー細胞

「子供で重要な役割を果たしている免疫細胞は、自然リンパ球である。それらの細胞が、最初に組織の損傷を検出して、自然及び獲得免疫応答を調節する手助けをする信号伝達タンパク質を分泌する」と、マサチューセッツ総合病院のヨンカー氏は述べている。COVID-19 に罹患しなかった人の血液中の自然リンパ球数は、年齢とともに減少し、そして、男性においてより低値であった。このことが、より高齢の男性において重症化のリスクを高めていると思われる。重症化した成人と有症状の子供もまたこれらの細胞のレベルが減少していた。

SARS-CoV-2 に最近感染した子供は、成人に比べて、活性化好中球のレベルがより高かった。この好中球は、未知の侵入体に対して応答する最前線にいる細胞で、ウイルスが増殖する前に、ウイルス粒子を飲み込んでしまう働きをする。これらの好中球は年齢とともにその機能が衰える。

鼻の内側に存在している内皮細胞もまた、迅速な応答を調節している。子供では、これらの細胞は、病原体に通常見られる分子を識別できる受容体を豊富に持っている。特に、SARS-CoV-2を認識する受容体であるMDA5をコードしている遺伝子の発現が、子供では、成人と比較して、有意に増加している。ウイルス侵入者に気づくや否や、これらの細胞はすぐにインターフェロン産生を始動させる。

5.3　SARS-CoV-2再感染時の重症化リスク（カタール）

カタールのワイル・コーネル・メディカシン・カタールのライス・J・アブ・ラッダッドらは、SARS-CoV-2再感染時の重症度を初回感染時の重症度と比較した(5301)。

2020年2月28日と2021年4月28日の間のPCRで確定されたSARS-CoV-2感染者の353,326人の集団を用いて解析を実施した。初回感染は、最初のPCR陽性スワブとして定義し、再感染は、初回感染から少なくとも90日後に採取した最初のPCR陽性スワブとして定義した。その結果、1304人が再感染者と同定され、そのうち、413人（31.7%）がB.1.351株、57人（4.4%）がB.1.1.7株、213人（16.3%）が野生株、そして、621人（47.6%）が不明の株が原因となっていた。全体的には、再感染時のオッズ比は、初回感染時の0.10倍(95% CI、0.03～0.25)であった。従って、再感染は、初回感染よりも、入院または死亡に至るオッズ比は、90%低くなった。再感染は、まれであり、そして、一般的に軽度で、恐らく、初回感染後に抗原刺激された免疫システムによるためと思

表　SARS-CoV-2初回感染と再感染時の重症度の比較（カタール）

重症度	再感染	初回感染	オッズ比(95%CI)
重症	4/1300	158/6095	0.12 (0.03～0.31)
危篤	0/1300	28/6095	0.00 (0.00～0.64)
死亡	0/1300	7/6095	0.00 (0.00～2.57)
上記のいずれか	4/1300	193/6095	0.10 (0.03～0.25)

(出典：NEJM ホームページ November 24, 2021 DOI: 10.1056/NEJMc2108120)

われる。

5.4 無症候性感染者の割合

中国北京大学の Qiuyue Ma らは、“無症候感染者が、COVID-19 と確定診断された人の中で、世界的にどの程度いるのか”を、体系的レビューとメタ解析により、明らかにした（5401）。

今回の SARS-CoV-2 の感染では、SARS 感染と異なり、無症候性感染者の割合が多いのが特徴であり、そして、そのための感染拡大が感染防止対策のボトルネックの 1 つでもある。

2021 年 2 月 4 日時点で、PubMed、EMBASE 及び ScienceDirect のデータから関連論文を収集した。95 件の研究は、SARS-CoV-2 検査を受けた 29,776,306 人をカバーしている。

1) 検査した人の中での無症候性感染者の%は、0.25%（95% CI、0.23%～ 0.27%）であった。特に、老人ホームの利用者またはスタッフの%は、4.52%（95% CI、4.15%～ 4.89%）、航空機またはクルーズ船の利用者の%が 2.02%（95% CI、1.66%～ 2.38%）、そして、妊娠女性の%が 2.34%（95% CI；1.89%～ 2.78%）と高かった。

2)COVID-19 確定診断された人の中での無症候性感染者の%は、40.50%（95% CI；33.50%～ 47.50%）であった。妊娠女性の%は、54.11%（95% CI、39.16%～ 69.05%）、航空機またはクルーズ船の利用者の%は、52.91%（95% CI、36.08%～ 69.73%）、そして老人ホームの利用者またはスタッフの%は、47.53%（95% CI、36.36%～ 58.70%）と高かった。

5.5（米国）5 歳から 11 歳児童の各種呼吸器系ウイルス感染による入院比較

2021 年 10 月、米国 FDA は、入院コストを下げるために、5 歳から 11 歳の子供に対する BNT162b2 ワクチン（ファイザー・ビオンテック社）の緊急使用承認を行った。この時点までに、この年齢層で、180 万人が SARS-CoV-2 感染と診断され、143 人が死亡、そして、8 千人以上が入院した。これらの入院の重症度に関して、SARS-CoV-2 に似ている呼吸器系ウイルスであるインフルエンザウイルスとRSウイルス（RSV）と比較して、どの程度であるか知られていなかった。本研究では、SARS-CoV-2感染及びMIS-C［COVID-19に続発する多系統炎症性症候群（MIS-C)］と診断された5歳から11歳児の、2021年1月から3月までの入院を、同年齢層のインフルエンザとRSVで感染した子供の入院と比較した（5501)。

結果として、

1）COVID-19とMIS-Cを一緒にすると、10万人当たりの入院数は、10.8人であったが、2017年のインフルエンザとRSVでの入院は、それぞれ、17.0人と6.2人であった。

2）全てのウイルスで入院児童の死亡は稀であった。

3）MIS-Cの場合は、心血管系、血液系、腎不全、及び呼吸器系の合併症の率が一番高く、それぞれ、29.8%、55.4%、21.9%及び47.2%であった。

4）RSVの児童では、呼吸器系合併症の率が最も高く、75.8%であった。他方、MIS-C無しのCOVID-19児童では、神経系合併症の率が最も高く、9.6%であった。

5）インフルエンザの児童では、筋骨格系合併症の率が最も高く、9.5%であった。

6）表には示していないが、子供の入院日数に関して、COVID-19感染とMIS-Cを一緒にすると、インフルエンザとほぼ同数となった（4384日 vs 4202日；P=0.65)。入院率は、前者で10万人あたり10.8人、後者で17.0人であったけれども、ほぼ同数であった。

本研究から、COVID-19入院率とMIS-C入院率はほぼ同じで、MIS-Cは、今まで考えられてきたような、まれなCOVID-19後遺症ではないことが示唆された。その他の長期COVID-19合併症もまた5歳から11歳の児童に関する懸念事項かもしれない。

表　米国11州での５歳から11歳児童の呼吸器系ウイルス感染による入院比較

変数	2021年 1月～3月		2017年 1月～3月	
	MIS-C	MIS-C無しのSARS-CoV-2	インフルエンザ	RSV
全数	379	343	1,134	413
10万人当たりの入院数	5.7	5.1	17.0	6.2
年齢、中央値（歳）	8	5	7	6
合併症				
心血管系	**0.298**	0.032	0.020	0.029
呼吸器系	0.282	0.210	0.306	**0.758**
神経系	0.050	**0.096**	0.063	0.063
血液系	**0.554**	0.134	0.099	0.126
腎不全	0.219	0.067	0.036	0.034
消化管系	0.472	0.312	0.364	0.252
筋骨格系	0.097	＊	0.095	＊
入院期間、コスト等				
入院期間、中央値（日）	5	3	2	3
病院コスト（ドル）	**23,585**	10,399	5,200	9,080
入院費（ドル）	78,208	34,946	17,696	29,166
＊患者数が11人未満と少なすぎるため、データ無し				

（出典：一部抜粋、JAMA February 21, 2022 doi:10.1001/jamapediatrics.2021.6566）

5.6（南アフリカ・ハウテン）集団免疫とオミクロン株のCOVID-19重症度

SARS-CoV-2のB.1.1.529（オミクロン）変異株は、南アフリカ・ハウテンで、世界で初めて、2021年11月25日、同定された。オミクロン変異株が優勢となった南アフリカでの第４波の前のハウテンの人のSARS-CoV-2 IgG陽性率を調べて、集団免疫レベルとオミクロン株によるCOVID-19の重症度との関係性を調べた。南アフリカのウィットウォーターズランド大学のシャビール・マディらが、その結果を報告した（5601）。血清疫学的調査は、2021年10月22日から12月9日までの間、実施した。乾燥血液スポット検体を用いて、SARS-CoV-2のスパイクタンパク質と核カプシドタンパク質に対するIgG検

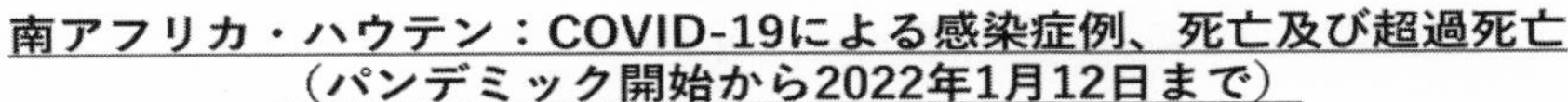

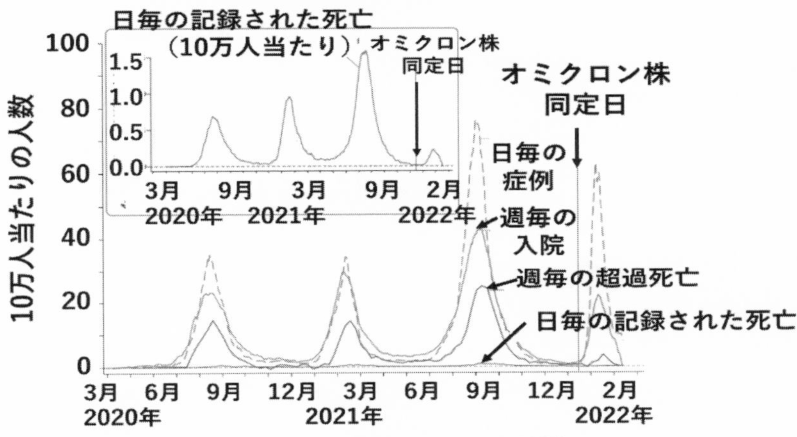

（出典：NEJM ホームページ　February 23, 2022 DOI: 10.1056/NEJMoa2119658）

査を行なった。

ハウテンでの COVID-19 疫学的動向として、感染症例、入院、記録された死亡、及び超過死亡の評価を、パンデミック開始から 2022 年 1 月 12 日までの期間で、実施した。

ハウテンで、オミクロン株が優勢となった COVID-19 の再来は、12 歳以上の人のワクチン接種率が 36.0%の時に、起こった。それにもかかわらず、本調査結果から、ハウテン州全体で、オミクロン株優勢の波の前で、SARS-CoV-2 血清陽転率が 73.1%であった。この高い血清陽転率は、主に SARS-CoV-2 の既感染で誘導されたものであった。

そして、このような背景の中で、南アフリカでのオミクロン優勢の第 4 波時は、以前の 3 回の波と比較して、感染症例が、入院及び死亡と劇的にデカップリング（分離）していたこが明らかとなった。このデカップリングの生物学的ベースは、既感染及びワクチン接種で誘導された集団での広範な細胞介在性免疫であるかもしれない。少なくとも、50 歳以上の成人の 61.2%がワクチンの少なくとも 1 回の接種を受けていた。この年齢層は、第 3 波時には、ハウテン州での COVID-19 による死亡の 81.0%を占めていた。他の研究から、細胞介在性免疫は、変異が少ないとき、中和抗体介在性免疫よりも、細胞介在性免疫が、もっと持続的であるように思える。特に、スパイクタンパク質に影響を与える、オミクロン株のような変異においては、細胞介在性免疫がより持続的であるように思える。さらに、自然感染は、半減期が 125 日から 255 日の長寿命の CD8 陽性 T 細胞（キラー T 細胞）を含めて、強固なメモリー T 細胞を誘導する。

著者のマディらは、自然感染及びワクチン接種で誘導された細胞介在性免疫の進化が、オミクロン株で見られた高い感染発生率と重症患者の発生率のデカップリングとなったと考えている。この考え方は、別の研究結果からもサポートされている。“ワクチン接種または自然感染で誘導される T 細胞応答の大部分は、オミクロン株との交差反応性を示し、その結果、重症化を予防する”との報告である。別の考え方は、オミクロン株に対する中和抗体活性の低下が起こるにもかかわらず、“抗体介在性細胞貪食能、補体捕捉、及びナチュラルキラー細胞活性化”を誘導する非中和抗体の Fc 介在性エフェクター機能によるメカニズムである。さらに、オミクロン株は、重症化を引き起こす能力が少ないからかもしれないことである。

ワクチン有効率に関して、BNT162b2 ワクチンのブースター接種後 2 週間で、中和抗体力価が、BNT162b2 ワクチンの 2 回接種よりも、はるかに高い力価となり、その結果、オミクロン株の抗体回避を部分的に低下させているのかもしれない。

COVID-19 ワクチン接種に関係なく、主に、自然感染による細胞介在性免疫が、“感染症例数と重症疾患数とのデカップリングを引き起こした”との仮説は、今後の検討課題である。

5.7 動物・ペット

5.7.1 オジロジカへの感染

米国北東部のオジロジカの 3 分の 1 が、SARS-CoV-2 に対する抗体を持っていた。ウイルスに感染した証拠である。2021 年 7 月 29 日、査読前の論文ではあるが、米国農務省・野生動物研究センターのジェフリー・チャンドラーらから、その詳細が報告された（5711）。

SARS-CoV-2 のスパイクタンパク質に対する宿主受容体 ACE2 が発現して

いる動物は、SARS-CoV-2 に感染する可能性がある。オジロジカも SARS-CoV-2 に対する高い親和性を有する ACE2 受容体を持っていて、米国での地理的な分布は、北米のほとんどに広がっている。オジロジカの SARS-CoV-2 感染実験では、オジロジカは、無症候性の感染をして、鼻腔分泌物及び糞便にウイルスを放出し、そして、ウイルスを接触させた対照オジロジカに感染伝播させることができる。さらに、SARS-CoV-2 中和抗体は、ウイルス接種 7 日までに、検出され、そして、接種後 21 日目まで、一様に観察されている。

オジロジカが、ミンクに次いで、野生動物でパンデミックコロナウイルスに罹患した 2 番目の動物となった。ミンク農場での SARS-CoV-2 アウトブレイクの場合は、感染した人からミンクへの直接的なウイルスの感染伝播が、現在までに同定された唯一の明確な感染伝播経路である。本研究の場合、シカの捕獲作業、フィールド研究、保存活動、野生動物ツーリズム、野生動物のリハビリ、サプリメントの餌付けや狩りなどを含む多様な活動が、オジロジカをヒトと接触させた可能性がある。

5.7.2 霊長類へのワクチン接種

パンデミックの開始時から、霊長類学者は、捕獲または野生の霊長類に関して心配してきた。チンパンジー、ゴリラ、オランウータンそして、ピグミーチンパンジーは、SARS-CoV-2 ウイルスが感染する際に結合する ACE2 受容体の型を共有していたからである。さらに、過去に、ヒト呼吸器感染が、霊長類を破壊したことがあった。米国サイエンス誌（2021 年 8 月 13 日配信）に、米国のチンパンジー保護区で、霊長類に COVID-19 ワクチンの接種が始まったことを伝えた（5721）。

動物保護の非営利団体であるエコヘルス・アライアンスの科学研究副社長のジョン･エプスタイン氏は、「霊長類は、COVID-19 に感染する」と述べている。これに応じて、世界中の動物園、保護区、及び国立公園は、COVID-19 に対して、霊長類を保護する対策を強化し、マスク、手袋、そしてその他の PPE（個人防護具）の使用を増やし、そして、さらに、動物へのアクセスを制限した。それでも、2021 年 1 月サンディエゴ動物園サファリパークの 8 匹のゴリラがそのウイルスに罹患した時、懸念はさらに深まった。それらのゴリラは、咳と鼻づまりだけで生き残ったが、このことにより、動物にワクチン接種使用とした最初の動物園となった。2021 年 2 月、9 匹のオランウータンとピグミーチンパンジーにワクチン接種を行った。元々はファイザー社の動物部門であった米国の会社、Zoetis 社が供給した実験的な非ヒト用 COVID-19 ワクチンが、動物に接種された。Novavax 社が作った人に対するワクチンのように、この Zoetis 社ワクチンは、SARS-CoV-2 のスパイクタンパク質を遺伝子工学的な改変体で、ウイルスに対する免疫応答を誘導する。サンディエゴ動物園は、2021 年初頭、霊長類は、ワクチン接種後、重度の副反応は示さなかったと報告した。頭痛程度の軽度の症状のみであった。それ以来、10 以上の動物園で、カワウソ、霊長類、熊及びその他の動物へのワクチン接種が開始された。

5.7.3 ブタはどうしてコロナウイルスで病気にならないのか？

「遺伝子操作したブタの心臓を男性に移植、世界初アメリカ」との記事が 2022 年 1 月 11 日に掲載された（BBC）。移植出術を受けたのは、ボルチモアのデイヴィド・ベネット氏（57 歳）。メリーランド大学の声明で、執刀したバートリー・グリフィス外科医は「臓器不足の危機解消に世界が一歩近づく」ことになると期待を示した。ブタとヒトの心臓は大きさ・構造も似ている。この心臓移植手術を受けたベネット氏は、1988 年に男性を 7 回にわたり刺した罪で有罪になっていた。傷害事件の被害者は、半身不随となり、車椅子生活となり、2005 年に脳卒中になった後、2007 年に 40 歳で亡くなった（BBC　2022 年 1 月 17 日）。また、移植を受けた男性は、約 2 カ月後に死亡した。

SARS-CoV-2 は、ヒトを含めて、種々の種に感染する。イヌ、ネコ、ミンク、フェレット、ハムスター、トラ、そしてシカなどである。しかしながら、ヒトに非常に近縁のブタは、SARS-CoV-2 に対する感受性は低いように思える。このヒトとブタの SARS-CoV-2 に対する感染性の違いに関する研究結果が、米国アイオワ州立大学・獣医学部のラウル・ネリーらから、2021 年 12 月 10 日、公開された（5731）。

ブタは、今までの研究で、SARS-CoV-2 感染に対する感受性が無いかまたは感染があっても軽度で自然治癒的であるように思えた。

ネリーらは、培養細胞系の実験で、ヒトの初代呼吸上皮細胞（HREC）とブタの初代呼吸上皮細胞（PREC）を用いて、SARS-CoV-2 に対する感染性の比較検討を行った。SARS-CoV-2 の受容体である ACE2 に関して、HREC は、PREC に比べて、より高い発現をしているにもかかわらず、SARS-CoV-2 は、用量依存的に、PREC と HREC の両方に感染して、増殖した。細胞変性効果は、HREC よりも、PREC で顕著に観察され、形態学的にアポトーシス（プログラム化細胞死）のサインを示した。そして、"カスパーゼ３／７の活性化を通して生じることがわかった、この早期の昂進したアポトーシス"のため、「HREC に比べて、PREC では SARS-CoV-2 増殖が抑制される」とのメカニズムが明らかとなった。因みに、カスパーゼの連続的な活性化は、アポトーシスの実行期に中心的な役割を果たしている。

ヒト ACE2 とブタ ACE2 のタンパク質配列相同性は、81％である。SARS-CoV-2 に感染した PREC は、細胞の縮小、アポトーシス小胞、クロマチン凝縮、DNA 断片化などのアポトーシスと特徴が観察されたが、感染 HREC の細胞では、ほとんどの相棒は、培養プレートに付着していて、核の形態に目立った差異もなく、生存しているように見えた。

本研究から、ブタ初代呼吸上皮細胞の場合、SARS-CoV-2 に感染しても、カスパーゼ３／７の活性化を通して、早期にアポトーシスが起こるので、SARS-CoV-2 増殖を抑制していると思われた。PREC で観察された早期のアポトーシス死は、宿主に対して有利であるが、ヒト初代呼吸上皮細胞で遅く観察された細胞死は、ウイルスに有利に働いたのかもしれない。ブタの場合、感染初期にアポトーシスの引き金を引き、組織のダメージを最小化して、ウイルス増殖を抑制し、その結果、重症化を抑えている。ヒトの場合、コロナ感染により同様にアポトーシスに至ることはできるが、本研究から、ブタに比べて、ヒトの場合は、はるかに頻度が低かった。ブタ細胞では、ヒト細胞よりも、約 100 倍アポトーシスに至るように思えた。ヒト細胞は、アポトーシスではなく、ネクローシス（壊死）を通して死んでいるように思え、このネクローシスの過程で、細胞の内容物が周囲の空間に放出され、アポトーシスでは引き起こされない強力な免疫応答を引き起こしてしまうことになる。

結論として、ブタは、ヒト及びネコ、ミンクやシカのようなその他の動物よりも、SARS-CoV-2 感染に抵抗性があることがわかった。これらのブタでの SARS-

CoV-2 感染抵抗性の知見から、COVID-19 治療薬開発の新たな戦略が生み出されると思われる。

ブタの心臓移植を受けたベネット氏は、移植後 2 ヶ月後に死亡した。MIT テクノロジーレビュー誌（2022 年 5 月 4 日配信）によれば、ベネット氏の心臓は、ブタサイトメガロウイルスに感染していた。執刀したグリフィス医師は、“このウイルスが恐らく死亡の主役であったか”または“これら全てのことの原因となった主役であるかもしれない”と述べた。臓器を提供するように飼育された特別のブタは、ウイルスフリーであると想定されているので、実験は、凡ミスで感染したように思える。このブタを飼育して遺伝子加工したバイオテック企業のレビビコール社は、コメントを拒否して、そのウイルスに関する公式的な声明を出さなかった。

第6章
起源に関して

6.1 実験室からのリーク説

COVID-19 パンデミックの 2020 年当初、新型コロナウイルスは、実験室から漏れ出したとの“リーク”説が、特に米国政府から、出された。米国トランプ大統領（当時）が武漢の研究所から発生したとして、“中国ウイルス”と厳しく糾弾してきたが、証拠もなく、ほとんどの科学者も、トランプ大統領のことを深刻には考えなかった。米国サイエンス誌（2021 年 9 月 2 日配信）に、スタッフライターのジョン･コーエン氏が､「どうして、多くの科学者が“SARS-CoV-2 が実験室からのリークで生じたのではない”と言ってきたのか」と題する記事を掲載した（6101）。

実際、パンデミックの初期、ランセット誌に、著名な研究者のグループが、研究室からの流出説は、“陰謀論”であるとして、はねのけた。2021 年 1 月に実施された WHO の合同ミッションの報告書でも、実験室のアクシデントは、“可能性が極めて低い”とした。

しかしながら、2021 年春、考え方が変わり始めた。WHO のテドロス事務局長は、この合同ミッションの結論に、率直に反対し、そして、米国ジョー・バイデン大統領は、実験室流出説の再評価をするように、情報コミュニティに命令を下した。しかしながら、米国国家情報長官オフィスから、2021 年 8 月 24 日に、その再評価の結果がバイデン大統領に報告されたが、確固たる結論には至らず、ウイルスは自然起源であるとの説に添うものとなった。中国からの起源解明に関する協力はほとんど得られなかった。

このような行き詰まり状態にも関わらず、多くの科学者は、現存する証拠があり、例えば、初期の疫学的パターン、SARS-CoV-2 遺伝子の構成、そして、武漢での動物市場に関する最新論文などがある。これらの証拠から、SARS-

CoV-2 ウイルスは、多くの新興病原体と同様に、動物から人間へ、自然の人獣共通感染として、感染したと考えることが、はるかに可能性が高いと述べている。米国アリゾナ大学の進化生物学者のマイケル・ウォロベイは、HIV や 1918 年のインフルエンザの起源に関する画期的な仕事をした科学者である。彼は、実験室流失説は可能性が低いとしているが、2021 年 5 月のサイエンス誌に、実験室流出説に関する更なる完全な調査を求めた 18 人の科学者の 1 人でもある。

核心部分

武漢ウイルス研究所（WIV）の 1 人またはそれ以上の研究所の作業員が、アクシデントで、たまたま感染して、そのウイルスをその他のヒトに感染させた可能性である。実験室の事故というのは聞いたことがないわけではなかった。SARS-CoV の流行は、2003 年 7 月に収束したが、その後で、6 度も、研究者が感染した事故があった。

SARS-CoV-2 の研究者感染は、武漢だけで生じたと考える必要もない。ブロード研究所の遺伝子治療研究者、アリナ・チャンは、先述の請願書の署名者の 1 人であるが、WIV の研究者の 2018 年の論文を引用しながら、説明した。コロナウイルスに感染したコウモリのホームである洞窟の近くの都市から 1,000km も離れた 218 人の血液を採取して分析した結果、6 人が、“SARS に関連したコウモリのコロナウイルスに以前に感染したこと”を示唆する抗体を持っていた。武漢の研究者は、何度もその地域を訪問していたので、SARS 関連ウイルスの人に適合したウイルスをすでに持っていた人から、簡単に、何かを拾い上げた可能性はあると、チャンは述べている。石正麗（Shi Zhengli）は、WIV での指導的コロナウイルス科学者であるが、彼女は、「SARS-CoV-2 が出現した時期周辺で、病気になった人はいない。そして、ラボの全てのスタッフと学生に対する SARS-CoV-2 試験でも陰性であった」と述べている。

米国テュレーン大学のウイルス学者、ロバート・ガリーは、「武漢のラボの作業者がコウモリから SARS-CoV-2 を得て、武漢市に持ち帰り、そして、世界的なパンデミックに至らしめたと考えることはあり得ない。コウモリの洞窟の近くに住んでいる人に関する WIV の研究によれば、関連のコウモリコロナウイルスの感染伝播は日常的に起こっている。何故、ウイルスが最初、20 ～ 30 人のラボの作業員に感染したのか。野生動物と接触した人は何億人もいるのに」と述べている。

シンガポールのデューク・シンガポール国立大学の分子ウイルス学者、リンファ・ワンは、コウモリのコロナウイルスに関する共同研究を WIV と精力的に行ってきた科学者であるが、実験室流出説を却下する、より単純な理由があると述べている。コロナウイルスは、増殖が難しいことで有名である。“アクシデントは、生きた細胞を培養できて初めて、起こるものである”と、ワンは言っている。石正麗は、“彼女の研究室では、コロナウイルス検査陽性の 2,000 件以上のコウモリの糞検体と肛門及び口腔スワブ検体を持っているが、過去 15 年間で、わずか 3 種類のウイルスを単離そして増殖させることができただけである。そして、何れも、SARS-CoV-2 との緊密な類似性はなかった”と、述べた。

中国雲南省の銅鉱山での患者

中国雲南省墨江（Mojiang）の銅鉱山でコウモリの糞を掃除した後、2012 年、重症呼吸器疾患を引き起こした 6 人の男性がいた。そのうち、3 人が死亡した。実験室流出説の支持者は、「直接的な証拠は含まれていない 2013 年の修士論文で、コロナウイルスに感染していること」を示唆した。その鉱夫らが病気になったとき、石正麗らは、鉱山のコウモリの検体採取を依頼された。彼女らは、9 つの新規 SARS 関連ウイルスを発見した。これらの 1 つが、RaTG13 と命名され、遺伝子的に、SARS-CoV-2 との 96.2%の相同性があった。全体の類似性としては、最も近縁のものであった。石正麗は、鉱夫の血液を検査したが、コロナウイルスまたはそれらに対する抗体の証拠を見つけだすことはできなかった。

研究室流出説に関する最も巧妙なシナリオ

機能獲得研究の科学的価値に関する議論は、過去 10 年の間、されてきた。この研究は、意図的に、病原体を加工して、人などに対して、自然物よりも、より悪性度の高い、またはより感染伝播性の高い病原体を創製する研究である。

石正麗は、過去にキメラウイルスを作って、コウモリから単離したコロナウイルスの増殖困難性を解決した。“彼女の研究室で培養できるコウモリのコロナウイルスの 1 つの遺伝子的なバックボーン”と“新規に発見されたコロナウイルスからの表面タンパク質であるスパイクタンパク質をコードする遺伝子”を用いて、WIVは、キメラを創製した。科学者は、この研究が機能獲得実験にあたるのかどうかに関しては、賛成していないし、石正麗も、“そのハイブリッドウイルスは、オリジナル株よりも、より危険であるとは思っていないので、機能獲得実験ではないと述べている。

2021年8月19日の米国セル誌で、著者のガリーやウォロベイらは、「SARS-CoV-2と遺伝子的に最も近縁なコウモリのコロナウイルスRaTG13の間に、著しい進化的なギャップが存在している」と述べている。RaTG13は、SARS-CoV-2と比較して、1,150塩基ほど（約4%）の違いがあり、何十年もまえに、分枝したことを示唆している。その著者の1人のガリーは、「誰といえども、SARS-CoV-2のように本当に巧妙な何かをデザインして、ウイルス病原性に至らしめるような、いかなる考え方をもっていない」と述べている。

WHOの合同ミッション報告書

新型コロナパンデミックに関して、最初の公式発表は、2019年12月31日、武漢市衛生健康委員会からなされた。武漢の華南海鮮市場にリンクした、説明のできない肺炎症例のクラスターの報告をした。上述のセル誌の著者の1人である、米国スクリップス研究所の進化生物学者、クリステン・アンダーセンは、本報告書を読んだ後、華南市場が重要な役割を果たしたことをさらに確信した。デューク·シンガポール国立大学のワンは、「本報告書で、武漢市場の床、壁、その他の表面から検体を採取して、華南市場から単離された2つのウイルスを培養することができた。このことは、その海鮮市場がウイルスで一杯であったことを示している。自分のキャリアの中で、環境検体からコロナウイルスを単離することができたことは一度もなかった」と述べた。

毛皮農場は起源に関与するのか？

中国の毛皮産業は、世界で最大であるが、SARS-CoV-2に対する潜在的な宿主となる動物を有している。

中国の西華師範大学の趙敏周（Zhou Zhao-Min）らによって2021年6月に発表された驚くべき研究では、華南市場と3箇所の武漢市場で、2017年5

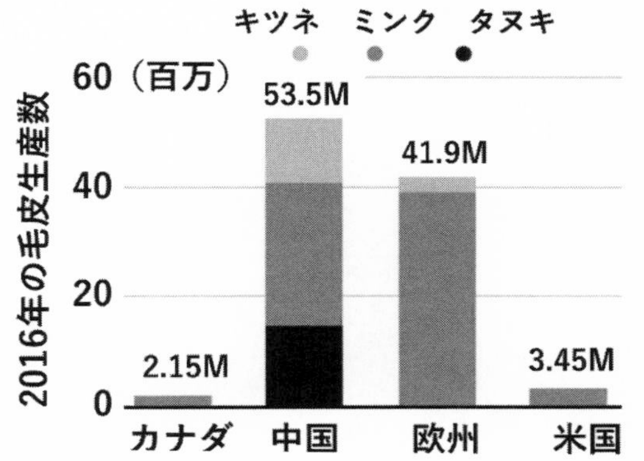

(出典：GRAPHIC) K. FRANKLIN/SCIENCE; (DATA) YUAN-CHIH LUNG & SOPHIE LIN/ ACT ASIA, CHINA'S FUR TRADE AND ITS POSITION IN THE GLOBAL FUR INDUSTRY, JULY 2019　及び Science 誌ホームペー 2 Sep 2021 doi: 10.1126/science.acx9018)

月から2019年11月の間に、17の店舗で、38種類の動物約5,000匹が、ほとんどが生きた動物として、販売されていた。

生きた動物は、食肉処理された動物からの肉よりも、呼吸系ウイルスをより容易に感染させることができる。そして、それらの動物は、"ヒトへのSARS-CoVを感染させる主要な種である"ハクビシン及び"自然にSARS-CoVを持たせ、そして、実験的にSARS-CoV-2に感染する"タヌキを含んでいた。そして、毛皮のために飼われているミンクは、多くの国で、人からのSARS-CoV-2感染を引き起こしていたが、それらも、大量に飼育されていた。

WHOの合同ミッションの国際的メンバーがどうして中国側のメンバーと、その生きた市場動物に関して話さなかったのかは不明である。その報告書は、ウォロベイの考え方を、実験室流出説から離れさせる役割を果たしたと述べた。「"初期のCOVID-19症例は、市場に関係した"という事実と"市場がまさに中間宿主と思われるようなものを売っていた"という事実。これら全てのことが、恐らく、自分たちに何かを言おうとしている」と述べた。ウォロベイは、最初のSARS-CoV-2が人から動物にジャンプした後で、そのウイルスは行ったり来たりして、そして、新しい宿主に確実に適合したのではないかと思っている。このことが市場で起こっていて、何週間も気づかれずにいた。なぜなら、この流行は、何人かのヒトが、SARS-CoV-2感染で比較的稀なことであるが、重症化に至った時に表面化したと思われるからである。あるいは、最初、遠く離れた村で、ウイルスがヒトに感染したのかもしれない。“もしこのことが、小さな町で起こっていたならば、それは、決して拡大しなかっただろうと思われるが、動物商がそのウイルスを人口 1100 万人の武漢市に持ち込んだのかもしれない”と、米国ハーバード大学の進化生物学者、ウイリアム・ハナゲは言っている。

これからどうすれば良いのか？

米国フレッド・ハンチンソンがん研究センターの進化生物学者、ジェシー・ブルームは、「COVID-19 の最も初期の人の症例に関する詳細をより知りたい。そして、WIV は、2019 年 9 月インターネット上から、ハッキングのために消されたと主張している、データベース上の消去されたコウモリコロナウイルスの遺伝子配列の共有化をすべきである」と述べている。

中国の協力がないとしても、前進させることができる方法がある。研究者が隣国で、コウモリのコロナウイルスを発見している。これらのことが、SARS-CoV-2 の先祖からパンデミックウイルスへと変化した進化的経路を示唆しているのかもしれない。または、東南アジアでのセンザンコウの研究からさらなる糸口が掴めるかもしれない。センザンコウは、コウモリ以外に現時点で、SARS-CoV-2 の近縁種を持っていることが知られた動物であるからである。

2019 年 12 月の流行前に遡り、中国以外での症例を調べることもできる。1 つの可能性は、2019 年 10 月に開催されたミリタリーワールドゲームズに参加した 100 カ国以上のアスリート 9000 人を含めて、その流行の前何カ月間に武漢市に居た訪問者または住人の血液を検査することであると、デューク・シンガポール国立大学のワンは述べている。

中国南部または東南アジアにおけるコロナウイルスの先祖

2013 年に雲南省で石正麗らにより発見されたコウモリのコロナウイルス RaTG13 は、現時点で発見されているどのウイルスよりも、SARS-CoV-2 に近縁のウイルスである。同じ鉱山で、石正麗らは、2015 年、RaTG13 の親戚に当たる 8 種類を発見した。2021 年 8 月 19 日に発表された米国セル誌で、シドニー大学の進化生物学者、エドワード･ホルムズと山東第一医科大学のシー･

図　SARS-CoV-2類似のコロナウイルスは、中国及び隣国のコウモリ及びセンザンコウで検出されている

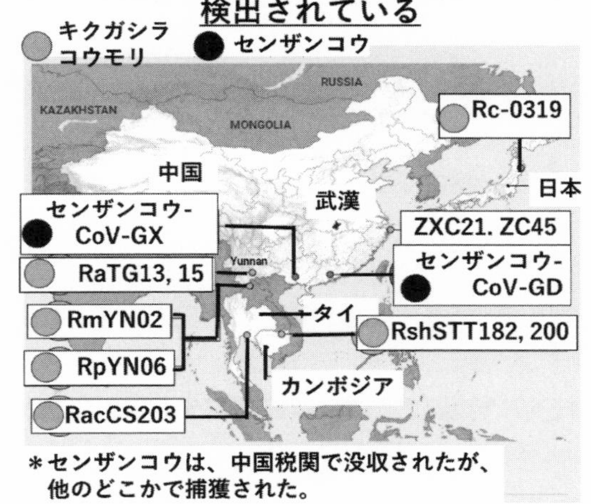

(出典：Science ホームページ 2 Sep 2021 doi: 10.1126/science.acx9018)

ウェイフェンは、いくつかの遺伝子で SARS-CoV-2 により近い 2 種類のウイルスを記述した。彼らは、雲南省のどこかで、その 2 種類をコウモリで見つけた。

研究者が雲南省に戻るのには理由がある。石正麗らの 2019 年の総説で、「コウモリのコロナウイルスは、10 箇所以上の中国の省で発見されてきたが、雲南省からのものだけが、ヒト細胞上の ACE2 受容体に結合できたからである。ACE2 受容体は、SARS-CoV-2 と SARS-CoV の両方が感染の確立に依存するものである。石正麗らは、「雲南省のある地域がスピルオーバーのホットスポットである」と言っている。中国以外でも、コロナウイルスの起源を求めて、探している。カンボジアでは、2010 年の検体から 2 種類の SARS-CoV-2 関連配列を発見している。また、他のグループは、タイや日本でも SARS-CoV-2 に類似のコウモリのウイルスを発見している。

親戚との遭遇

研究者は、中国及び隣国でコウモリとセンザンコウで SARS-CoV-2 に類似のコロナウイルスの一群を見いだしている。一番近縁の RaTG13 は、雲南省の洞窟に住むコウモリで見つかった。また、センザンコウの役割に関しても興味深いものがある。センザンコウは、アリを食べる哺乳動物であるが、中国では伝統的な漢方薬として重宝がられている。その結果、センザンコウは、密輸され、危機に瀕している。中国税関で没収されたセンザンコウは、SARS-CoV-2 と

92.4%の相同性を示すウイルスを持っている。そして、それらのウイルス表面タンパク質は、受容体結合ドメイン（RBD）を持っていて、ヒトのACE2受容体に強く結合するが、そのセンザンコウのウイルスは、関連するコウモリのコロナウイルスよりも、SARS-CoV-2のRBDに、より厳密に一致している。

「コウモリのコロナウイルスがセンザンコウに拡散して、ヒトACE2受容体によりよく適合するような変異を獲得して、そして、パンデミックウイルスの祖先へと変異したかもしれない。そして、広範な範囲の種、タヌキやミンクから、ブタ、ウシ、そしてネコに至るまで、SARS-CoV-2に感染し、それらが、ヒトに感染を引き起こす宿主となっていたのかもしれない」と、香港大学の分子ウイルス学者、トミー・ラムは述べている。

6.2 ラオスの鍾乳洞のコウモリで発見されたSARS-CoV-2の近縁種

ラオスの鍾乳洞に生息しているコウモリから3種類のコロナウイルスが発見されたことは、“新型コロナウイルスは遺伝子工学的に作成されたものはない”との証拠に実質的な重みを加えることになった。米国サイエンス誌（2021年9月29日）の記事に、その発見の詳細が記載されている（6201）。

パスツール研究所のサラ・テマムらは、「SARS-CoV-2様受容体結合ドメイン（RBD）を持ったコロナウイルスが、インドネシア半島のコウモリから単離され、そのウイルスは、ヒト細胞にACE2を介して侵入することができる」ことを、査読前の論文で発表した（6202）。 このコロナウイルスは、コウモリの肛囲スワブ（bat anal swab）から発見されたので、その頭文字を使って、BANALと名付けた。進化的には、BANALは、SARS-CoV-2と数十年前に分かれ、パンデミックには至らなかったが、“SARS-CoV-2の系図を拡張させ、そして、それがどうようにして出現したのか”との新たなる論点となった。本研究は、ラオスの4箇所で、645匹のコウモリを採取した。ラオス・ビエンチャン県のフアン郡のカルスト台地で、キクガシラコウモリ属の3種類（BANAL-52、-103と-236）の異なるウイルス種を発見し、SARS-CoV-2との遺伝子配列の相同性は、最大で96.8%であった。今まで報告されている中国雲南省で見つかったコウモリ由来のRaTG13ウイルスのSARS-CoV-2との遺伝子配列の相同性が96.2%であった。新規単離株とRaTG13の間には、相

サルベコウイルスの地理的分布と組換え解析

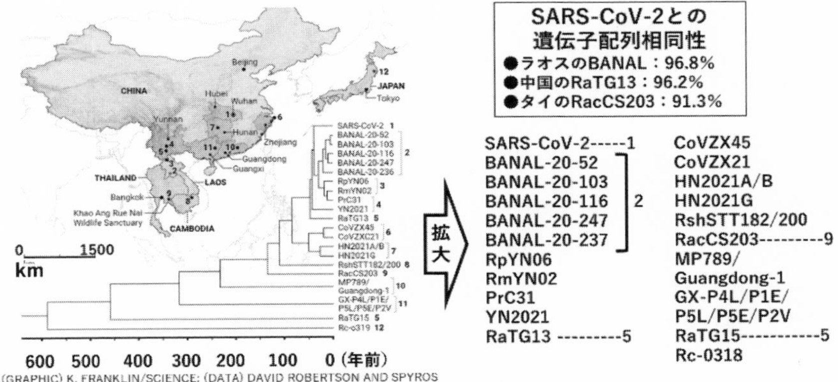

(GRAPHIC) K. FRANKLIN/SCIENCE; (DATA) DAVID ROBERTSON AND SPYROS LYTRAS/MRC-UNIVERSITY OF GLASGOW CENTRE FOR VIRUS RESEARCH; S. LYTRAS ET AL., GENOME BIOLOGY AND EVOLUTION, 14, 2 (2022)

(出典：Science ホームページ 2022 Apr 14 DOI: 10.1126/science.abq4269)

同性は同程度であるが、明らかなる違いが存在する。

SARS-CoV-2 は、そのウイルス表面のスパイクタンパク質を利用して、ヒト細胞上の ACE2 受容体を介して侵入する。そのスパイクタンパク質上の RBD と呼ばれる小さな部分がこの結合に重要な機能を果たしている。RaTG13 の RBD に比べて、BANAL 単離株の RBD は、SARS-CoV-2 上の RBD に配列的にはるかに近縁のものである。さらに、細胞培養で増殖させた 1 つの単離株 BANAL-236 の結晶構造解析から、その構造は、SARS-CoV-2 の RBD と同一であることが示された。試験管内試験では、BANAL-236 は、容易にヒト ACE2 受容体をもつ細胞に感染する。そうして、BANAL 単離株は、SARS-CoV-2 に関連したコウモリのコロナウイルスのリストに加わることになった。そのリストには、本シリーズ Part 3 でも記載したカンボジア、タイ、及び日本で発見されたコロナウイルスがある。これらのコロナウイルスは、すべてキクガシラコウモリ（馬蹄形のコウモリ）であり、それほど、遠くには移動せずに、しばしば、ねぐらを一緒にするその他の種に感染する。このため、コロナウイルスが、東南アジア諸国及び中国周辺で飛び回ることになる。

説明できない問題点

SARS-CoV-2 の全ての近縁種同様に、BANAL 単離株も、フリン切断部位として知られる SARS-CoV-2 の“目印である成分”を欠失している。フリンは、ヒトのタンパク質切断酵素で、ウイルスのスパイクタンパク質（S）を切断して、その断片サブユニット、S1 と S2 にする酵素であるが、その結果、ウイルスの感染性及び悪性度を著しく高めることになる。フリン切断部位は、系図において、SARS-CoV-2 からかなり遠く離れたコウモリのコロナウイルスで発見されているが、コロナウイルスにおいて、フリン切断部位が動物を病気にさせるのに必要ではない。

BANAL-236 及びその他の SARS-CoV-2 近縁種でフリン切断部位が欠失しているので、このパンデミックウイルス SARS-CoV-2 の先祖は、どのようにして、そして、いつ、そのフリン切断部位を拾い上げることができたのかとの疑問が湧き出てくる。シンガポールのデューク・NUS 医科大学のコウモリのコロナウイルス研究者、リンファ・ワン氏は、「フリン切断部位を持っているもっと遠縁のコロナウイルスと遺伝子を交換して、フリン切断部位を獲得したのかもしれない。組替えは、コウモリにおいては、高頻度で起こるので」と述べている。また、その他の科学者は、「組換えは、“コウモリのコロナウイルス”と、イヌ、齧歯類そしてネコも含めて、フリン切断部位を持った“異なるコロナウイルス”とが共感染したその他の動物種で起こっている可能性が高い」と主張している。シドニー大学の進化生物学者、エドワード・ホルムズ氏は、「コウモリからヒトへ直接感染したとは思えない。なぜなら、このことはほとんど起こらないからである」と述べている。本研究のチームリーダーであるパスツール研究所のウイルス学者、マルク・エロワ氏は、「ヒトに軽度の風邪症状を引き起こす 4 種のその他のコロナウイルスがいるが、いくつかは、フリン切断部位を有している」と述べている。

勿論、フリン切断部位は、組換えなしでも生じることは可能である。「この型のウイルスは、特に既存免疫を持っていないヒトの場合、非常に早く増殖して、そして、フリン切断部位を生成することができるたくさんの変異を蓄積する。これらの変異を獲得している間に、ウイルスは、1 人のヒトから他のヒトへと静かにまん延することができるであろう。そのために、パンデミックが 2020 年の始めに起こった場所である中国・武漢へと、ある田舎の場所から、検出されることなく、移動する時間を与えることができた可能性がある」とエロワ氏は述べている。

ラオスからの魅力的な収穫は、“隣国、中国でSARS-CoV-2の親戚を、同じように、但し、さらに広大な探索が実施されたが、何も得られなかった”との報告がさらに不思議なものとさせた。この研究結果は、2021年9月20日に、中国科学院と北京ユニオン医科大学の呉志强（Wu Zhiqiang）らにより、発表された（6203）。中国で、2016年から2021年の間、703箇所で、13,604匹のコウモリを調べたが、SARS-CoV-2関連ウイルスは見つからなかった。

シドニー大学のホルムズ氏は、本研究に関しては、非常に懐疑的である。なぜなら、ホルムズ氏や他のグループは、“その研究がサンプル採取した場所のいくつかで、RaTG13も含めて、SARS-CoV-2関連ウイルス発見の報告をしている”からである。ホルムズ氏は、「入念に検査しようとしているウイルスの起源に関する何かについて、私たちが見ることが許されているのかどうか定かではない」と述べている。

6.3 SARS様ウイルスのヒトへの感染は毎年発生か？

米国エコヘルス・アライアンスのセシリア・サンチェスとピーター・ダザック及びシンガポールのデューク・シンガポール国立大学のリンファ・ワンらは、査読前の論文で、「平均40万人の人が毎年SARS関連コロナウイルスに、検出可能な流行には至らないスピルオーバーで、感染していると推定される」との報告をした（6301）。

過去20年間で、世界的に感染拡大した新規のコロナウイルスは、2002年のSARSと2019年に出現したSARS-CoV-2の2つである。しかしながら、これは、コウモリから出現する関連ウイルスによる、検出できていない感染の氷山の一角に過ぎないのかもしれない（6302）。

ピーター・ダザックらは、SARS-CoV及びSARS-CoV-2が属するグループであるSARS関連コロナウイルスを宿している23種類のコウモリの居住場所の詳細な地図を作成した。それから、そのコウモリの居住地図を人が住んでいる場所に重ね合わせて、潜在的な感染ホットスポット地図を作り上げた。この解析から、5 億人に近い人々が、スピルオーバーが起こりうるこの地域に住んでいることがわかった。この地域には、インド北部、ネパール、ミャンマー、そして、ほとんどの東南アジアが含まれる。感染リスクの最も高い地域は中国南部、ベトナム、カンボジア及びインドネシアである。ダザック氏は、「これは、地球上で次に SARS- または COVID-19 様ウイルスが最も出現し易い場所に関する決定的な解析結果である。そして、この地図により、“ハイリスクコミュニティの行動を変化させ”、そして、“より早く新規の流行を検出するためのサーベイランスの標的にすること”により、スピルオーバーの可能性を減少させるためのガイドとなるであろう」と述べている。

「毎年、40 万もの感染が起こっているのは非常に大きな数値のように聞こえるが、何億匹のコウモリと約 5 億人が住んでいる地域では、その数は、それほど大きな数ではない」と、本研究の一員ではないが、カナダのサスカチュワン大学のウイルス学者、アンジェラ・ラスムッセン氏は述べている。

しかしながら、このモデルに対して、米国国立アレルギー・感染症研究所でコロナウイルスの研究をしているウイルス学者、ビンセント・ムンスター氏は、「信頼区間が、毎年、1 ～ 3500 万件の隠れた感染があることを示していて、さらに、抗体に関するデータは、わずか 2，3 千人を含むだけである。さらに、抗体を検査するために使用されたアッセイは、簡単に、偽陽性の結果に繋がる」と述べ、その解析に疑義を呈している。

「たくさんのウイルスは、たぶん、一人の人から他の人に感染伝播することはできないと思われるが、誤診断された、または、診断されていないウイルスにより引き起こされた病気があったことは、ほとんど疑いの余地がない。例えば、ミャンマーの田舎の農夫が単に咳をしたからと言って病院に行くとは思えない」とダザック氏は、述べている。

6.4 コウモリのコロナウイルス実験の報告無し

危険なウイルス実験に冠して、米国政府が財政援助した中国での研究が、新たな局面に入った（6401）。米国政府は、COVID-19 パンデミックの火種となったウイルスを創製する手助けをしたことを、再度、否定したが、米国 NIH は、議会の共和党に送付した手紙（2021 年 10 月 20 日付け）を開示した（6402）。その手紙の中で、“中国武漢ウイルス研究所（WIV）で 2018 年と 2019 年に米国ベースの非営利団体を通して資金援助した実験は、マウスでより感染力の高くなったコロナウイルスを創製した”との“予期せぬ結果”をもたらしたことを明らかにした。

「その団体、エコヘルス・アライアンスは、この結果を当局に迅速に報告しなかった」と、NIH は述べている。その補助金申請に関する新たに公開された進捗報告は、エコヘルスと WIV が中東呼吸器症候群（MERS）を引き起こすウイルスを変化させる実験を実施したことを示しており、新たな疑念を生じさせた。

MERS ウイルス実験の詳細

米国サイエンス誌（2021 年 10 月 27 日）に、スタッフライターのジョスリン・カイザー氏は、MERS ウイルス実験が危険であるかどうかを纏めている（6403）。

エコヘルスと WIV の研究者は、中国南部のいくつかの州で HKU4 と名付けられた新規のコウモリのコロナウイルスを採取し、それらが、MERS ウイルスに近縁であることを見いだした。そして、それらがパンデミックリスクを有するのかどうかを調べるために、それらが、その他の種に感染伝播して、病気を引き起こす能力に関する研究をしたかった。

研究者は、野生で採取されたコロナウイルスの遺伝子配列を決定することはできるが、それらは、培養系では、めったに、増殖できない。従って、MERS-CoV とのキメラウイルスを作成して、培養系で増殖できるようにすることであった。

“種々の HKU4 株からの RBD の遺伝子コードを単離して、それを、MERS ウイルスのバックボーンにスワップした”と、2018 年 6 月から 2019 年 5 月の進捗報告書に記載されている。これらのキメラウイルスは、ヒト組織に感染して、MERS-CoV が侵入時に使う受容体である DPP4 受容体をもった細胞で首尾良く増殖できることがわかった。“この結果が示唆することは、コウモリ HKU4r-CoV は、ヒトにおいて種間感染のリスクがある”と、報告書で述べている。

6.5 SARS-CoV-2 出現の震源地は、華南海鮮卸市場である

2019 年 12 月 31 日、中国政府は、武漢における病因不明の重症肺炎のアウトブレイクを WHO に通知した。2020 年 1 月 2 日までに肺炎で入院した最初の 41 人のうち、27 人（66%）は、疫学的に武漢華南海鮮卸市場にリンクしていた。2019 年 12 月 18 日と 29 日の間の武漢病院における病因不明の肺炎症例の初期の診断は、“この海鮮市場が、説明できない多数の肺炎症例に共有するリスク要因であると同定される前”、兆候と症状で診断されていたので、確認バイアスが無かった。実際、最初に診断された 7 人のうち 4 人が、その海鮮市場で働いていたと気づいたのは、湖北省中西医結合医院の医師と管理者であった。そして、彼らは、12 月 29 日、その海鮮市場の潜在的な重要性を公衆衛生当局にすぐさま通知した。SARS-CoV-2 の起源を調査する WHO と中国との共同研究から、最も初期に COVID-19 症例とわかった人の大部分は、その市場にリンクしていることが確認された。2019 年 12 月に発症し入院した COVID-19 症例の 55 人は、華南市場にリンクしていて、この市場への暴露歴がある 168 人のうちの 33%であった。

COVID-19 パンデミックの初期のステージにおいて、中国の衛生当局と科学当局は、華南市場で売られた動物が説明できない肺炎症例の有力源であろうと考えた。この疑惑により、2020 年 1 月 1 日、中国当局は、華南市場を閉鎖して、消毒する決定を下した。

米国アリゾナ大学の進化生物学者のマイケル・ウォロビーと米国スクリップス研究所のクリスチャン・アンデルセンらは、“SARS-CoV-2 出現の震源地は、武漢華南海鮮卸市場であった” との表題のプレプリントを公開した（6501）。

疫学的、ゲノム遺伝子、商業的、写真、地理的場所、社会的移動及びサーベイデータの一連のソースデータを用いて、武漢での COVID-19 流行が華南市場で始まったとの仮説の検証を行なった。結論として、“華南海鮮卸市場は、実際に、COVID-19 出現の震源地であった”。

1）2019 年 12 月の COVID-19 症例は、地理的に華南海鮮卸市場の近く、または、その中心に分布していた。

2）さらに、疫学的にその市場にリンクしている症例のうち、圧倒的な大多数は、

特異的に、その市場の西側にリンクしていた。その場所には、多くの生きた動物を扱う業者がいた。

3）生きた動物と人 COVID-19 症例の間の空間的リンクを検証するために、環境検体を調べた結果、陽性検体は、生きた哺乳動物の売買が最も多くなされていた本華南市場の小さなエリア内に集中している動物に明確に関連していたことがわかった。

4）本市場の業者は、アジアのタヌキ、ムジナ、及びアカギツネを含めた SARS-CoV-2 に感受性のある生きた動物を、2019 年 11 月と 12 月に売っていた。

5）SARS-CoV-2 の初期の 2 つの系列が、本華南市場との明確な関連性を示した。

6）これらの知見を全体的に考えると、“2019 年の末ごろに、華南海鮮卸市場で、人獣共通感染性の SARS-CoV-2 の出現に対して、感受性のある生きた哺乳動物を介した明確な経路があった”との議論の余地の無い証拠が提供されたことになる。

7）コウモリの SARS 関連コロナウイルスの、一過的な感染動物を介したこのスピルオーバーが、最初の SARS ウイルスである SARS-CoV-1 の市場ベースの起源と酷似していて、そして、生きた動物売買に関連した種間の更なる感染の高い可能性を明確に示している。

同じく、ウォロビーとアンデルセンと米国カリフォルニア大学サンディエゴ校のジョナサン・ペッカーらのグループは、別のプレプリントで、SARS-CoV-2 出現に係わる 2 つの SARS-CoV-2 系列（系列 A と系列 B）の解析結果も公開した（6502）。

2020 年 2 月以前には、SARS-CoV-2 のゲノム多様性は、わずか、明確な 2 つの系列であったことが報告された。遺伝子的に、SARS-CoV-2 の系列 A と系列 B は、お互いあまりにも異なっているので、“ヒトで急激に、その他の系列に進化することはできなかった”と結論付けた。従って、コロナウイルスは、非ヒト動物で進化したに違いなく、そして、2 つの系列は、別々に、ヒトに感染拡大したと思われた。系列 B は、2020 年 1 月、はるかにより多く流行していた事実も踏まえて、系列 B は、系列 A の前に、ヒトに感染していたと思われる。

SARS や MERS 流行病のように、コロナウイルスのその他のアウトブレイクが野生動物からの繰り返しの感染で起こった。アンデルセンの推測では、タヌキが農場で感染して、2019 年 11 月か 12 月に武漢のマーケットで売られ、そして、ウイルスがそれらを扱っていた人か買主に飛び移ったのかもしれない。

これらの 2 つの系列は、少なくとも、2 つの別々の種間の交差感染の結果であったことが示された。最初の人獣共通感染の感染伝播は、系列 B ウイルスを含んで、2019 年の 11 月後半から 12 月初め、そして、2019 年 11 月初めより早くはない時期に、起こったように思える。他方、系列 A の導入は、最初のイベントの何週間以内に起こっているように思えた。これらの知見から、SARS-CoV-2 が最初にヒトに移った時と COVID-19 の最初の症例が報告された時の間のウインドウ期間は狭いことがわかった。従って、2002 年と 2003 年の SARS-CoV と同じように、SARS-CoV-2 の出現は、複数の人獣共通感染イベントから生じたように思える。本知見から、SARS-CoV-2 が 2019 年 11 月よりも前に人に蔓延していたか、あるいは、2019 年 12 月前に世界的に拡大したかは、全くありそうにない。

系列 B は、パンデミックを通じて、最も普通に存在し、そして、最も早く採取された武漢株ゲノム（2019 年 12 月 24 日検体採取）及び武漢参照株（2019 年 12 月 26 日検体採取）を含めて、華南海鮮卸市場に直接的に関連している人からの全ての配列解析されたゲノムを含んでいる。華南市場で採取された全ての環境検体の配列もまた系列 B である。最も初期の系列 A ウイルスは、2019 年 12 月 30 日と 2020 年 1 月 5 日に採取され、それらの株は、系列 B と比べて、2 つのヌクレオチド置換（C8782T と T28144C）の差異がある。注目すべきことは、系列 A のこれらの 2 つのポジションのヌクレオチドは、キクガシラコウモリの関連ウイルスと同一である。最も初期の系列 A ゲノムは、華南市場と直接的な疫学的関連は無いが、重要なことは、この系列 A は、華南市場の近くに住んでいたかまたは最近滞在した人から採取された。

中間宿主からの多数の SARS-CoV-2 の導入は、系列 A と B の別々の起源に繋がり、そして SARS-CoV-2 の MRCA(最も近い共通祖先）は、人よりもむしろ動物の貯蔵庫に存在していたことが示唆されている。

本研究から、パンデミックは、2019 年 11 月以降に、少なくとも 2 つの別々の人獣共通感染から始まり、系列Ａウイルスが、系列Ｂウイルスの導入後に、人に移った可能性が最も高い。但し、米国スタンフォード大学の微生物学者、デイビッド･レルマン氏は､「このプレプリントは､決定的ではない。そして､彼らは､“人が､華南市場でのアウトブレイクの前に､診断されなかったが､感染していた”可能性を除外している」と述べている（6503)。

第7章
検査・診断方法

7.1 SARS-CoV-2 の迅速診断検査

米国ワシントン大学のポール・ドレイン氏が、SARS-CoV-2 の迅速診断検査（RDT: rapid diagnostic testing）について纏めている（7101）。

急性 SARS-CoV-2 感染の病態生理、COVID-19 の臨床的経過及び宿主の免疫応答が診断検査戦略の基礎となっている（図）。デルタ株（B.1.617.2）は、オリジナルの D614G 株よりも感染力が高く、急速な感染拡大を引き起こしたが、感染と疾患の病態生理は同様である。オミクロン株は、第 6 番目の“懸念される変異株（VOC）”であるが、この株は、感染性がもっと高いが、今までの変異株よりも悪性度は低い。COVID-19 の症状は、ウイルス暴露後、2 日から 14 日に現われ、感染後発症までの平均日数は、5 から 6 日である。

ワクチン接種と未接種の成人の間で、ウイルス量及びその排除は同様であるかもしれない。ブースター接種を受けない成人は、受けた成人に比べて、COVID-19 関連の入院リスクがより高い。

急性 SARS-CoV-2 感染に対する診断検査は、NAAT（核酸増幅検査）または抗原ベースの検査で実施され、両者とも、迅速診断検査（RDT）として利用できる。NAAT は、ウイルス遺伝子標的（N、S 及び E 遺伝子、そして、ORF1ab を含む）の検出を行い、RT-PCR（逆転写酵素 - ポリメラーゼ連鎖反応）が、世界中で最も広く使われている診断用 NAAT である。抗原ベースの検査は、免疫アッセイとも呼ばれるが、SARS-CoV-2 に特異的な核カプシドタンパク質（N）、スパイクタンパク質（S）及び受容体結合ドメイン（RBD）などの表面タンパク質のドメインを検出する。SARS-CoV-2 に対する宿主の IgG または IgM 抗体は、急性感染の診断には使用されるべきではない。

NAAT は、非常に感度が高く、そして、正確であるけれども、その検査は、

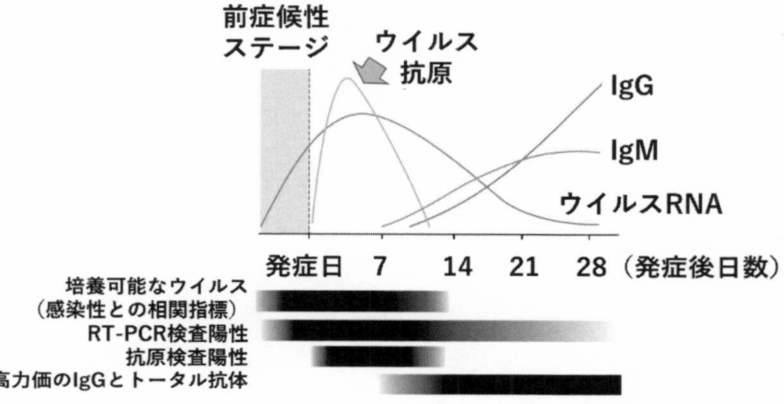

（出典：NEJM January 20, 2022 DOI: 10.1056/NEJMcp2117115）

感染後何週間も何カ月間も陽性となり得る。ウイルス培養の研究から、SARS-CoV-2 ウイルスは、発症後 10 日から 14 日まででも、増殖できることがわかっているが、感度が高い NAAT は、その後でも、残存ウイルス RNA を検出してしまう可能性がある。逆に、抗原ベースのアッセイは発症後 5 日から 12 日まで陽性の状態が続く。抗原ベースの検査は、ウイルス量が多い人の検出には優れていて、疾患の重症度及び死亡との相関性がある。このように、抗原ベースの検査は、分子検査の NAAT よりも、増殖可能な SARS-CoV-2 との相関があり、感染性の可能性の情報を得られる可能性がある。

SARS-CoV-2 に暴露した人で、検査は、一般的には、暴露後最初の 48 時間は、ウイルス量が検査するための十分な量に達していないために、利用できない。検査の最も適したウインドウ期間は、一般的に、暴露後 5 日から 7 日と考えられている。これは、症状とウイルス量の平均的なピークにあたる。

従って、単回検査戦略では、無症候性で、ウイルス暴露した人は、暴露後、5 日～ 7 日で、迅速診断検査を行う（但し、欧州 CDC は、暴露後、2 日から 7 日としている）。2 回検査戦略では、無症候性感染者スクリーニング用の米国 FDA 承認のほとんどの RDT は、2 回目の検査は、検査陰性の後 2 日目に実施すべきである。すべての有症候性感染者は発症時に検査すべきで、検査結果が陰性の場合は、繰返しの検査を、もし臨床的な疑いが高く残っているか、または、症状が悪化した場合は、再考すべきである。

但し、オミクロン株の場合は、今までのSARS-CoV-2とは異なる挙動をしている。国立感染症研究所の暫定報告（2022年1月13日）によれば、実地疫学調査を用いたオミクロン株症例の潜伏期間（暴露から発症までの期間）の中央値は、2.9日（95% CI、2.6～3.2）で、99%の症例で、暴露から6.7日以内に発症していた（7102）。HER-SYSデータでは、アルファ株症例の潜伏期間の中央値は、3.4日（95% CI、3.3～3.6）で、オミクロン株症例は2.9日（95% CI、2.5～3.2）であった。感染暴露から95%、99%が発症するまでの日数は、アルファ株症例ではそれぞれ8.7日、11.9日、オミクロン株症例ではそれぞれ7.1日、9.7日であった。検査戦略の修正が必要と思われる結果となった。

抗原検査に関しては、厚生労働省の「新型コロナウイルス感染症（COVID-19）診療の手引き第7．2版（2022年5月9日発行））にも、検査方法と検体に関する概説がある。

・抗原検査（定性法、定量法）は、SARS-CoV-2のタンパク質を検出する検査法である。
・抗原定性検査は有症状者（発症から9日以内）の確定診断として用いることができる。
・抗原定量検査は抗原量を測定でき特異度も高い。無症状者に対する唾液を用いた検査にも使用できる。

各種検査の特徴

新型コロナウイルス感染症にかかる各種検査

検査の対象者		核酸検出検査			抗原検査（定量）			抗原検査（定性）		
		鼻咽喉	鼻腔	唾液	鼻咽喉	鼻腔	唾液	鼻咽喉	鼻腔	唾液
有症状者（症状消退者を含む）	発症から9日目以内	○	○	○	○	○	○	○	○	○
	発症から10日目以降	○	○	―	○	○	―	△	△	―
無症状者		○	○	○	○	―	○	―	―	―

＊詳細は「国立感染症研究所ほか、新型コロナウイルス感染症（COVID-19）病原体検査の指針・第5.1版」を参照

7.2　SARS-CoV-2 に対する免疫能力としての抗体検査

SARS-CoV-2 に対する免疫能の指標としての抗体検査に関して、米国 JAMA 誌（2021 年 10 月 21 日）に、ジェニファー・アバッシイ氏が解説している（7201）。

SARS-CoV-2 感染防御の指標は知られていない。

1）どの特異的抗体が SARS-CoV-2 再感染を防御しているのか？

2）その抗体のどの程度のレベルが必要なのか？

3）そして、それらの抗体は、どの程度の期間、信頼できる防御能を与えるのか？

単純化しすぎた血清学

FDA の緊急使用許可（EUA）を受けた SARS-CoV-2 血清学検査は、高い感度及び特異度を持っているが、その正確度は、抗体検出に対してである。これらの抗体に基づくウイルスに対する防御能を予測する能力は、証明されていない。さらに、FDA は、「一部の検査は、免疫システムがウイルスの自然感染後にのみ産生されると思われる抗体を検出している」と注意喚起している。アッセイにより、感染歴のない人がワクチン誘導免疫をもっているにもかかわらず、抗体検査が陰性となることがある。従って、FDA は、2021 年 5 月 19 日付の文書で、“現在承認されている SARS-CoV-2 抗体検査の結果は、個人の免疫レベルまたはいかなるときでも COVID-19 の防御を評価するために使用されるべきではない。特に、COVID-19 のワクチン接種を受けた後で、使用されるべきではない”と述べている。

防御的抗体とそれらの閾値は、まだ、完全に解明されていない。米国 NIH のワクチン研究センターのニコール・ドリア - ローズ氏は、“SARS-CoV-2 のスパイクタンパク質に結合する抗体、特に、中和抗体は、防御能と相関している”と述べている。例えば、より高い抗体力価は、２つの第３相臨床試験で防御能の増加と関連している。“モデルナ社の mRNA-1273 ワクチンとアストラゼネカ社 ChAdOx1 nCoV-19 ワクチンの研究結果である。“但し、単純な相関関係ではなく、ある特定の人が防御されていると言える明確な力価はない”と、ドリア - ローズ氏は述べている。

米国メイヨークリックの感染症血清学研究室長のエリツァ・ティール氏は、イスラエルのブレイクスルー感染の研究に関して言及している。イスラエルの医療従事者完全ワクチン接種者 1,497 人のうち、39 人が、ファイザー･ビオンテック社 BNT162b2 ワクチンの 2 回接種後に、感染した。その感染者の中和抗体レベルは、未感染者の同僚に比べて、より低かった。抗体レベルは、感染防御に関連しているけれども、抗体レベルの閾値の特定化はできなかった。この感染症例のいずれも、重症ではなかったが、抗体は明らかに SARS-CoV-2 ウイルス感染に対して絶対に確実なものではなかった。ティール氏は、「個々人は中和抗体をもつことができるが、それでも、感染がおこる。抗体レベルがより高く、特に中和抗体レベルがより高ければ、より良い。しかしながら、どの程度高ければ十分な量であるのかはわからない」と述べている。

ティール氏によれば、「感染防御の指標及びその閾値が決定されたならば、“破傷風、ジフテリア及びはしかを含む、その他のワクチンに対する抗体検査で行われてきたように”、その検査は標準化され、そして、校正されなければならない」と述べている。2021 年 10 月時点では、オーソ･クリニカル･ダイアグノスティックス社の SARS-CoV-2 抗体検査のみが、WHO の標準品との校正がされているだけである。

全ての抗体は、結合するが、その一部の抗体のみが中和活性を持っている。承認された臨床検査のほとんどが、それらの抗体の区別はできない。ある研究では、結合及び中和抗体のレベルの間で、相関関係があることを示しているけれども、それらは、未だ、不完全な対応関係である。ドリア・ローズ氏は、「中和抗体の測定は、複雑な検査が必要で、診断薬使用までには至っていない」と注記している。

ワクチン接種の意義

米国フィラデルフィア子供病院のワクチン教育センター長のポール・オフィット氏は、“個々人の患者が防御されているかどうかの評価のために血液検査を利用することへ強く反論している。即ち、血中抗体は、SARS-CoV-2 免疫の完全な像を与えていないからである。オフィット氏は、「重症化予防に関連している免疫学的成分は免疫学的メモリー B 細胞である。これらの細胞は、抗体は作らないが、それらは、以前にスパイクタンパク質に遭遇したかどうかを記憶している」と述べている。

ティール氏は、「ウイルスに対する循環血中抗体は、自然感染またはワクチン接種後 2、3 カ月で、ピークに達し、そして、減少し始める。しかしながら、免疫システムの防御能は、もっと長く持続する。単に抗体レベルの減少を見ているだけなので、免疫が消失したことを意味しているのではない。今や、多くの研究から、メモリー T 細胞及びメモリー B 細胞は、少なくとも 6 ～ 8 カ月間、持続して、そして、進化及び成熟し続ける。そして、この情報は抗体検査では見つからないのである」と述べている。オフィット氏の説明では、「ウイルスの再感染により、メモリー B 細胞が活性化され、抗体分泌細胞に分化する。この過程は、3 日から 5 日かかるので、SARS-CoV-2 感染を止めるのではなく、重症化を抑える手助けをしている。これは、成功の物語である。なぜなら、ワクチン接種の目標は、重症化から守ることである」と述べている。

これまでは、そうであった。mRNA ワクチンが誘導した感染及び有症状感染に対する防御能は、米国で、確かに低下しているけれども、ワクチン接種により、重症化、入院、及び死亡は予防され続けている。

オフィット氏は、「抗体が減少するにつれて、無症候性またはより軽度の感染に対する感受性は、増加している」と言っている。米国の研究では、BNT162b2 ワクチンは、6 カ月後、デルタ株（B.1.617.2、インド型）での入院に対して 93%の有効性を示したが、全体的なデルタ変異株感染に対する有効性は完全接種後の最初の月の 93%から 4 カ月後には 53%に低下した。この研究の著者らは、「この減少は、ワクチン防御からの変異株逃避よりもむしろ、主に免疫消失のためである」と述べている。オフィット氏は、「感染の一部は、ブレイクスルー感染になるであろう。血中に強固なまたは高いレベルの中和抗体をもつことができるかもしれないが、このことが、“ウイルスが鼻に付着し、増殖し始めることを予防する”ことではない。これは、無症候性感染なのである」とも述べている。

ティール氏は、“最初の段階で SARS-CoV-2 感染を避けるための助言は、いくつかの対策の組み合わせをすること”であると述べている。即ち、今までも言われているように、1）ワクチン接種、2）頻繁な手指消毒、3）マスクの着用、そして、4）室内、特に高い感染症例が見られるエリアでの密を避けることである”

と述べている。

7.3　長期 COVID 患者の SARS-CoV-2 ウイルスのイヌによる検出

「新型コロナとの死闘 Part 2」でも、COVID 急性期初期のフェーズで、SARS-CoV-2 ウイルスを検知できるイヌに関して、詳述したが、今回、フランスのアルフォール国立獣医学校のドミニク・グランジャンらは、長期 COVID 患者の腋窩汗検体を用いて、訓練したイヌがその検体を嗅ぎ分け、“長期 COVID 患者のスクリーニング” が可能であることを、査読前の論文で、報告した(7301)。

イヌは、訓練することにより、ヒトでは検出できない、特定の揮発性有機物（VOC）であるいつくかの物質を同定することができる。SARS-CoV-2 感染で誘導された VOC の存在に関して、訓練されたイヌが長期 COVID 患者の汗の中で、検出できるどうかの検討を行った。長期 COVID 患者 45 人（平均年齢 45 歳［6 歳～ 71 歳］、女性 73.3%、そして、長期症状期間、平均 15.2 カ月［5 カ月～ 22 カ月］）が検査を受けた。イヌは、長期 COVID を識別して、検出率は 51.1%（23 ／ 45）、対照検体では、0%（1 ／ 188）であった。長期 COVID 患者の主症状は、強い倦怠感、集中・注意力困難、短期記憶喪失、筋肉痛／関節痛、心肺症状（呼吸困難、咳、胸部痛、動悸）、消化管症状（下痢、腹部痛など）、耳鼻咽喉科疾患（嗅覚低下、嗅覚錯誤、耳鳴り、鼻づまり、舌炎、発生障害、副鼻腔炎）である。

イヌは、ヒトよりも数百倍高い嗅覚能力を持っている。恐らく、40 倍以上の嗅覚細胞がある嗅覚上皮のはるかに大きなゾーンとヒトには存在しないヤコブソン鋤鼻（じょび）器官を持っているためと思われる。

COVID-19 の急性期フェーズに関して、ブラジルの港湾都市レシフェでの実施された研究では、COVID 様患者 100 人から、イヌ検出用の腋窩汗検体と qPCR 用のための鼻咽喉／中咽頭スワブ検体を採取した。あらかじめ訓練された 2 匹のイヌは、汗検体を、qPCR 検査偽陰性を含めて、97.4%陽性と検出し、陽性予測値は 100%で、陰性予測値は 98.2%であった。レバノンでの研究では、COVID-19 患者 256 人（PCR 陽性）と PCR 陰性かつ無症状者 203 人の汗検体を用いて検討した。イヌによる検出は、感度が 100%、特異度が 98.6%

であった。

　また、最近の研究では、訓練されたイヌは、SARS-CoV-2 感染をその他のウイルス感染から識別できることも報告されていて、平均の特異性は 90%以上であった。

　結論として、この研究結果から、少なくとも、長期 COVID 患者の一部では、持続的な SARS-CoV-2 ウイルスの存在の確率が高く、従って、活動期の増殖ウイルスがいるのもしれないことがわかった。

第8章
治療薬・ワクチン

8.1　治療薬（全般）

8.1.1　科学におけるデュー・デリジェンス（適正評価手続き）とは？

COVID-19 パンデミックが襲ったとき、新規治療薬の発見に対する大規模投資がなされた。緊急的な必要性により、承認または臨床試験中の薬剤を新型コロナ治療薬に転用できるかどうかの検討は、特別に魅力的であった。なぜなら、この適用拡大という戦略は、抗ウイルス臨床試験を早期に開始できるからであった。米国カリフォルニア大学サンフランシスコ校のティア・トゥミノらは、「仮説無しの細胞系でのスクリーニングで抗ウイルス活性を示した薬剤を、SARS-CoV-2 感染の治療用にと転用された多くの候補薬剤は、科学的な“行き詰まり”に直面するかもしれない」との懸念を示した（8111）。このトゥミノらの報告に関して、カナダの構造ゲノミックス・コンソーシアムのアレッド・エドワーズらが、「SARS-CoV-2 抗ウイルス薬への近道はない」との記事でこれらの懸念事項を簡潔に纏めている（8112）。トゥミノらの研究は、「パンデミックの圧力の中であっても、科学的なデリジェンス（適正評価）が基本である」との警告でもある。

パンデミックの初期、SARS-CoV-2 のタンパク質と相互作用するヒトタンパク質を同定するために、国際的な科学者チームが包括的な試験を行った。この考え方は、もし、これらのヒトタンパク質の 1 種類以上がウイルス産生に必要であるならば、現存する薬剤の中には、それらのヒトタンパク質を標的とした薬剤にも転用できる可能性があるとの考え方である。トゥミノらは、いくつかの候補薬剤標的を同定して、その中に、シグマ受容体があった。因みに、シグマ (σ) 受容体は中枢神経系 に存在し、ハロペリドールやコカインなどの向精神薬物がそのリガンドになりうること、精神分裂病患者で受容体数の減少および遺伝子の多型が観察されたことから、精神機能に関与していることが示唆されている受容体である。トゥミノらは、“これらの受容体を標的とする薬剤が細胞培養系でウイルス増殖を強力に抑制することを明らかにし”、そして、“シグマ受容体がCOVID-19 薬剤の標的となることができる予備的な“検証データ”を提供しよう“とした。

しかしながら、彼らが臨床試験のための可能性を調べ始めるにつれて、心配になった。50 種類の異なるシグマ受容体薬剤を調べている時に、薬剤が受容体を阻害する能力とそれらの抗ウイルス活性の間には相関関係が無いことが明らかとなったからである。細胞培養の評価系での抗ウイルス活性を持っている薬剤のサブセットはすべて“カチオン性かつ両親媒性で、リン脂質症を引き起こす”特徴を持っていた。リン脂質症は、細胞内小器官リソソームにリン脂質の異常蓄積をもたらす。リン脂質症を引き起こさない強力なシグマ受容体薬剤は、抗ウイルス活性がなかった。薬剤誘導リン脂質症は、カチオン性－両親媒性薬剤（cationic amphiphilic drug：CAD）の副作用であり、そして、これらの薬剤は、細胞培養で、多くの他のウイルスの産生を阻害することで知られている。

トゥミノらは、それから、文献上で、細胞培養スクリーニングでSARS-CoV-2 産生を阻害する 310 種類の薬剤に着目して、生理化学的性質をコンピューター上でフィルタリングして調べたところ、この転用された薬剤の 60%が CAD であると予測された。コンピューター上のフィルタリングは、リン脂質症を誘導する多くの化合物を見逃すことが知られているので、彼らは、細胞培養スクリーニングで同定されたさらに多くの転用 SARS-CoV-2 薬剤がこの非特異的なメカニズムを介していると思われると結論付けた。

上記したように、CAD は、細胞及び器官にリン脂質症を引き起こすことができる。この副作用は、小胞状構造及び「“泡状”または“渦巻き状”」膜の形成で特徴付けられていて、脂質のホメオスタシス（恒常性維持）の CAD 破壊により、引き起こされると考えられている。CAD は、エンドソームやリソソームのような細胞内小器官に蓄積し、そして、そこで、それらの薬剤が直接的にまたは間接的に脂質のプロセシングを阻害することができる。

これらの同じ脂質プロセシング経路の調節が、ウイルス複製にとっては重要である。「リン脂質産生を阻害すると、コロナウイルスの複製を阻害する」ことは2018 年の論文で報告されていた。CAD は、SARS、MERS、エボラ、ジカ、デングなどを含めた多くのウイルスに対する試験管内の抗ウイルス活性を持っている。但し、CAD によるリン脂質症の誘導は、マールブルグウイルスに対する抗ウイルスメカニズムとして提唱されているだけである。

最も強力な、既知のリン脂質症誘導剤として、抗不整脈薬アミオダロンと抗マラリア剤クロロキンがある。これらの薬剤は、試験管内で、SARS-CoV-2 複製の強力な阻害剤でもある。抗精神病薬クロルプロマジンと抗悪性腫瘍剤タモキシフェンのような薬剤も、SARS-CoV-2 のスクリーニング系で効果を示しているが、これらもまた、リン脂質症を誘導することが知られている。リン脂質症は、真の抗ウイルス薬剤の開発において、混乱させるものかもしれない。

理論的には、リン脂質症の誘導は、たとえ、転用薬剤が意図した生物学的標的を介して作用していないとしても、COVID-19 患者の治療に、実行可能な治療戦略であるかもしれないが、これは、正しいとは思えない。トゥミノらの細胞スクリーニング系で選択された最も強力な 4 種類の CAD は、細胞培養系で効果の見られた濃度を超える投与量でも、マウスで抗ウイルス活性は見られなかった。これらの投与量で、マウスでリン脂質症が誘導されなかった可能性があるが、もし、この投与量をさらに増加させて、患者にリン脂質症を誘導することが可能な場合、患者に深刻な危害を及ぼすことになる可能性がある。その理由の 1 つとして、リン脂質症を引き起こす、同じ一般的な化合物の特性がしばしば“心臓毒性”に関連しているからである。おそらく、最も説得力のある事例として、あの不名誉なヒドロキシクロロキンを含めた、リン脂質症を誘導すると予測される COVID-19 薬剤の 33 種類が、316 件もの臨床試験で検討されたが、何一つとして有効性を示すことはなかった。

この研究からの重要な教訓は、リン脂質症それ自体に関することではない。なぜなら、それは、薬剤スクリーニングにおいての多くの交絡因子の 1 つに過ぎないからである。むしろ、「スクリーニングでヒットした全てのものに関して、徹底的な懐疑主義を抱いて対処すべきである。それらが生化学または細胞ベースの評価から由来したものであっても、そして、それらが新規化合物または承認薬剤であっても、懐疑的に対処すべきである」ことである。実際に、伝統的な小分子薬剤発見手順は、そのような誤解を招くような出発点を避けるために、階層構造化されている。カウンター評価が、通常は、非特異的なメカニズムを除外するために用いられている。

構造と活性の相関関係を注意深く探索することにより、未知の交絡性メカニズムを打開することができるかもしれない。この構造と活性の相関関係の探索こそ、まさに、トゥミノらが実施したことであった。そして、彼らのデリジェンス（適正評価）が報われた。即ち、そのデリジェンスにより、お金を投資することなく、抵抗しがたい標的仮説の誤りを立証し、そして、患者の希望と健康を損なうこと無く臨床試験へと至ることができる。

この研究の知見は、細胞ベースの薬剤スクリーニングにおいて、“信号減少のモニタリングを行う評価系に依存する時の潜在的な落とし穴”に対する注意喚起となった。細胞のような複雑で相互に関連しているシステムでは、全ての基本的な機能と干渉することは、間接的に、信号に影響を与え、そして、偽陽性のヒットに結びつく可能性がある。ウイルスの産生は、ウイルスがそのライフサイクルの一部として、多くの細胞内の行程を利用するので、特に微妙なリードアウト（測定値）である。

薬剤の転用でメカニズムが知られている場合は、“うまく行くこと”にも注目すべきである。この戦略の成功事例として、レムデシビルがあり、レムデシビルは、COVID-19の死亡を減少させる効果が幾分あった。逆に、仮説の無いスクリーニングに基づく薬剤の転用は、COVID-19 に対する有効的な治療を生み出していない。COVID-19 以外の疾患に対しても同様に生み出して来なかった。おそらく、「間違い」であるのは、「概念それ自体ではなく」、むしろ、「承認済みの薬剤は、それほどの科学的なデュー・デリジェンスを要求しない特権的な分子のクラスを代表しているという」考え方である。「理由がどうであれ、何十億ドル（何千億円）ものお金が、COVID-19 抗ウイルス剤開発のために、仮説無しの薬剤転用に費やされて、結果的に患者に対する効果はなかったこと」を考えれば、新規な直接的に作用する抗ウイルス薬の合理的な開発に対する投資を増加させることが賢明であると思える。

トゥミノらの研究は、“仮説の無い薬剤転用”の概念への誘惑が“如何に科学的方法を腐敗させるか”を浮き彫りにした。薬剤発見者は、承認済み薬剤かどうかにかかわらず、「いかなる化合物も、特異性が単一ではなく、そして、すべての化合物は細胞ベースのスクリーニングで通常使用されているよりも高濃度では、副作用または毒性をもっている」ことを知っている。細胞ベースのスクリーニングでヒットした全ての化合物は、その他の方法で、確実に証明されるまでは、アーティファクト（人工物）であると考えるべきである。

8.1.2　治療薬

厚生労働省は、「新型コロナウイルス感染症 COVID-19 診療の手引き」の第 1 版を 2020 年 3 月 17 日に発行し、その後、随時改訂し、そして、2022 年 5 月 9 日に第 7. 2 版を発行した（https://www.mhlw.go.jp/content/000936623.pdf）。その第 5 章の薬物療法の中で、治療薬について言及している。

1. 抗ウイルス薬

【レムデシビル】（RNA 合成酵素阻害剤薬）2020.5.7 特例承認、2021.1.7 適応拡大、2021.8.12 保険適用、2021.10.18 一般流通開始、2022.3.18 適応拡大

【モルヌピラビル】（RNA 合成酵素阻害薬）2021.12.24 特例承認

【ニルマトレルビル／リトナビル】（プロテアーゼ阻害薬）2022.2.10 特例承認

2. 中和抗体薬

【ソトロビマブ】（中和抗体薬）2021.9.27 特例承認

【カシリビマブ／イムデビマブ】（中和抗体薬）2021.7.19 特例承認

3. 免疫抑制・調節薬

【デキサメタゾン】（ステロイド剤）

【バリシチニブ】（ヤヌスキナーゼ（JAK）阻害剤）：2021.4.23 追加承認

【トシリズマブ】（抗 IL-6 受容体抗体：2022.1.21 追加承認

レムデシビル

レムデシビルは、新規ヌクレオチドアナログのプロドラッグで、ギリアド・サイエンシズがエボラ出血熱及びマールブルグウイルス感染症の抗ウイルス治療薬として開発してきた。そして、レムデシビルは、SARS-CoV-2 の RNA 依存性 RNA ポリメラーゼのプロドラッグ阻害剤であることも明らかとなった。レムデ

シビル（商品名：ベクルリー）の第３相臨床試験で、COVID-19 入院患者の回復期間を、患者全体で、５日間、短縮することが明らかにされ、2020 年 10 月 22 日、COVID-19 治療薬として、米国 FDA により、始めて正式に承認された。但し、“2020 年 10 月 17 日、WHO は大規模な臨床試験の結果、レムデシビルが新型コロナウイルスに効果がなかった”との暫定的な研究結果を発表した後での正式承認であり、本薬剤に対する評価が揺れていた。

レムデシビルが、COVID-19 外来患者に対して、重症化を予防するかどうかの検討結果が、米国ベイラー大学医療センターのロバート・ゴットリーブらにより、報告された（8121）。

2020 年９月 18 日から 2021 年４月８日までに、米国、スペイン、デンマーク及び英国の 64 箇所で、COVID-19 患者が登録された。12 歳以上の患者で、高血圧、心疾患、糖尿病等の重症化へのリスク要因を少なくとも１つもった患者または 60 歳以上の高齢者患者を対象とした。レムデシビル投与群（静注：1 日目 200mg、２日目及び３日目 100mg）とプラセボ群で比較した。主要評価項目は、28 日までの COVID-19 関連の入院または何らかの原因による死亡の複合項目とした。主要安全性評価項目は、副反応イベントである。

562 人の患者をランダム化して、レムデシビル群 279 人とプラセボ群 283 人とした。平均年齢は、50 歳。糖尿病（61.6%）、肥満（55.2%）そして、高血圧（47.7%）が最も多い基礎疾患であった。

その結果、COVID-19 関連の入院または何らかの原因による死亡は、レムデシビル群で、2 人（0.7%）、プラセボ群で 15 人（5.3%）であった（ハザード比、0.13；95% CI、0.03 ～ 0.59；P=0.008）。28 日までの死亡者はいなかった。副反応イベントとしては、レムデシビル群で 42.3%、プラセボ群で 46.3%であり、両群での差異は無かった。

結論として、COVID-19 重症化リスクが高い外来患者に対するレムデシビルの３日間投与は、安全性プロフィールも許容できる範囲であり、そして、入院または死亡のリスクをプラセボ群に比べて、87%低下させた。

8.1.3　新規治療薬

1）抗ウイルス経口治療薬

経口治療薬は、ワクチンに次いで、新型コロナパンデミックに対する第２のゲームチェンジャーになると期待されている

2021 年 11 月５日、メガファーマであるファイザー社は、その開発品であるパクスロビドが COVID-19 発症後、すぐ投与されれば、入院と死亡のリスクを劇的に低下させると発表した（8131）。また、メルク社とそのパートナーのリッジバック・バイオセラピューティックス社の開発した異なる経口治療薬モルヌピラビルは、既に、米国連邦規制当局の審査を受けている。これらの経口治療薬の開発状況を米国ワシントンポスト誌（2021 年 11 月５日）が伝えている（8132）。

メルク社は、2020 年 10 月、抗ウイルス経口治療薬、モルヌピラビルが、発症後５日以内の投与の場合、ハイリスク患者で入院または死亡のリスクを半分にしたと発表した。そして、英医薬品規制庁（MHRA）は、11 月４日、経口治療薬「ラゲブリオ（モルヌピラビル）」を承認した。重症化リスクを有する軽症から中等症の COVID-19 患者を対象にした、日米欧で初めての経口治療薬である。

ファイザー社の経口治療薬、パクスロビドも、発症後数日以内に処方されなければならない。パクスロビドは、発症後３日以内に投与された場合、入院または死亡のリスクを 89%減少させた。メルク社によれば、実社会での現実的使用を反映すると思われる、発症後５日以内の投与の場合、モルヌピラビルは、入院または死亡リスクを 50%減少させた（その後の解析で 30%に訂正）。定常的に進化しているコロナウイルスが治療薬の逃避を避けるためにも、２つ以上の治療薬の開発を行う必要があると思われる。米国政府は、既に、メルク社のモルヌピラビルを、170 万回治療分を 12 億ドル（約 1,340 億円）で購入する契約を締結している（筆者注：１回治療分あたり、約 79,000 円となる）。

リトナビル追加による錠剤化（ファイザー）

このファイザー社のパクスロビドに関する研究は、20 年前の SARS 治療薬の開発の取り組みから生まれ、“COVID-19 に対する、特異的にデザインされたプロテアーゼ阻害剤”である新規分子（PF-07321332）を“HIV 治療薬として何十年も使用の実績のある”リトナビルと組み合わせたものがパクスロビドである。最初、SARS-CoV-2 治療薬の静注用として開発していたが、その処方に

リトナビルを加えることにより、錠剤化した。“錠剤の剤型では、プロテアーゼ阻害剤は、それが効率的にウイルスを不能にする前に、迅速に代謝されて、体内で分解されてしまうからである”と、ファイザーは述べている。従って、リトナビルは、抗ウイルス剤（PF-07321332）を分解してしまう酵素を払いのける手助けをすることにより、体内で完全な形で保持するので、その抗ウイルス剤が機能できる時間を保持させることができる。

重症化リスクの高い人（基礎疾患を 1 つ以上もつ人）を対象とした臨床試験では、治療薬群 389 人の中で、3 人（0.8%）が入院して、死亡はゼロであった。プラセボ対照群 385 人では、27 人（7%）の入院、その後、7 人の死亡が報告された。従って、上述したように、入院または死亡のリスクを 89%低下させた。この臨床試験では、発症後 5 日以内の治療薬投与でのリスク減少の検討を行っている。発症後 5 日以内にパクスロビド投与を受けた 607 人のうち、6 人（1%）が入院した。プラセボ群 612 人の中では、41 人（6.7%）が入院して、その後、10 人が死亡した。従って、発症後 5 日目投与で、パクスロビドは、85%有効であった。

価格比較（モノクローナル抗体と経口治療薬）

スパイクタンパク質の結合を阻害するモノクローナル抗体が、今まで、治療薬として承認されているが、この抗体は、1 回当たり約 2 千ドル（約 23 万円）かかり、本薬剤の供給問題、そして、点滴または注射で投与されるとの理由で、発展途上国はさておき、富裕国での使用も遅々としている。これとは対照的に、経口治療薬は、簡単に投与でき、価格に関しても、メルク社は、“モルヌピラビルは、米国で、5 日間処方で、約 700 ドル（約 8 万円）であろう”と言っている。そして、ファイザー社も“パクスロビドの価格も同様であろう”と述べている。

経口治療薬の作用部位

ファイザー社のパクスロビドは、コロナウイルスが増殖するために必要な酵素であるコロナウイルスのタンパク質分解酵素を阻害するが、メルク社のモルヌピラビルは、ウイルスの RNA 複製時に複製エラーを生じさせることで抗ウイルス作用を発揮する。従って、モルヌピラビルの場合、ヒトの細胞で、変異を引き起

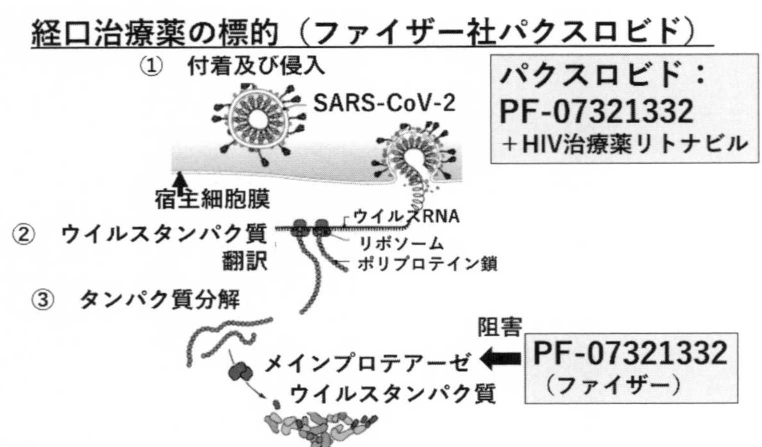

（出典：Science ホームページ 11 Nov 2021　DOI: 10.1126/science.acx9605、文献［8134］）

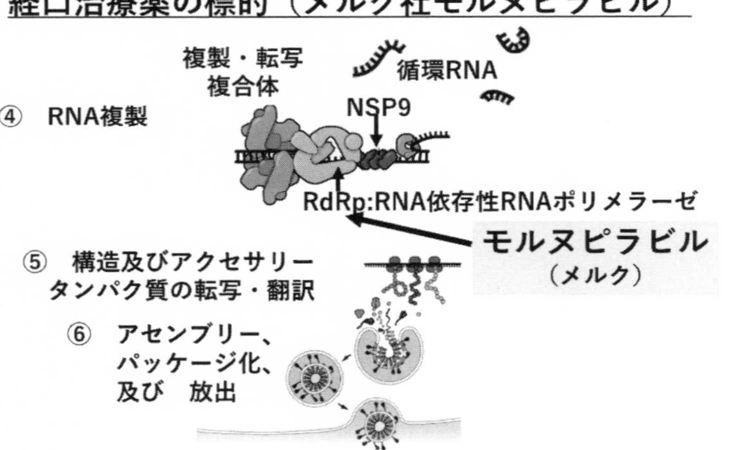

（出典：Science ホームページ 11 Nov 2021　DOI: 10.1126/science.acx9605、文献［8304］）

こす可能性に関して、懸念が残る。

メルク社とリッジバック・バイオセラピューティックス社が開発したモルヌピラビルは、ウイルス複製に干渉して、ウイルスの産生ができなくなるまで、ゲノムに変異を起こさせる薬剤である（8133）。本薬剤は、RNA を変異させる能力があるので、患者自身の遺伝子物質に変異を誘導して、“がん”あるいは“先天性異常”の原因となるのではないかとの恐れを抱かせているが、今までの研究では、このような恐れの事実は無かった。

モルヌピラビルの変異誘導の懸念

元米国ハーバード大学のウイルス学者、ウィリアム・A・ヘーゼルタインは、HIV 研究とヒトゲノムプロジェクトで知られているが、“モルヌピラビルは、ウイルスに変異を誘導することにより、現在のウイルスよりももっと危険な新規ウイルス変異株の出現に拍車をかけるだろう。新規変異株に深い懸念を持っているときに、強力な変異剤を薬剤として血液循環に入れているようなものである。これ以上、危険なものを自分は想像することができない”と述べている。さらに、“抗生剤やその他の薬剤を処方された人が処方された治療コースをしばしば途中で止めてしまうことがあるが、この不完全な治療により、耐性菌が生存して拡大するのを許してしまう。もし、COVID-19 患者が 2 ～ 3 日後に良くなり、モルヌピラビルを止めてしまうと、ウイルス変異株が生存して、たぶん、他の人に移してしまう。もし、“私が人での新規でもっと危険なウイルスを創製しようとするならば”、感染者にモルヌピラビルを臨床的用量以下の用量で投与するであろうと、ヘーゼルタイン氏は述べている。この主張とは反対に、英国オックスフォード大学のウイルス進化専門家、アリス・カズラキス氏は、“この警告には同調しない。もし、生物体にさらに変異を加えようとするならば、ウイルスにとっては、より悪くなると思われるからである”と述べている。

ーゼルタイン氏の心配に根拠を与えているのは、“モルヌピラビル誘導変異をもったコロナウイルスが生存できる”との研究結果である。例えば、2 年前に、米国バンダービルト大学のマーク・デニソン氏らは、コロナウイルスに EIDD-1931 という薬剤を臨床的用量以下の用量で繰り返し暴露し、薬剤耐性ウイルスが出現するかどうかの検討を行った。因みに、EIDD は、“エモリー薬剤開発研究所”の頭文字である。彼らは、“2 種類のコロナウイルス（マウス肝炎ウイルスと MERS ウイルス）の集団の中で、この薬剤処理を 30 回したところ、ウイルスを殺すことはなかったが、162 種類の異なった変異を引き起こした”ことを見いだした。しかしながら、デニソン氏は、“彼の研究は個々のウイルスで変異を分類しなかった。むしろ、162 種類もの変異が、この 2 種類のコロナウイルスの 1 つに感染した細胞の集団において出現した”と注記している。
ほとんどの変異は、ウイルスに害を与えて、増殖を遅くする。しかしながら、英国ケンブリッジ大学の微生物学者、ラビンダ・グプタ氏は、“変異したウイルスは、免疫システムが抑制された患者では、より良く増殖する可能性がある。なぜなら、ワクチンは、このような患者での予防効果がより低いからである。これらこそ、まさに、モルヌピラビルを投与される可能性が高い人々である”と注意喚起している。

メルク社の感染症創薬のヘッドであるダリア・ハズダ氏は、“モルヌピラビル投与を受けた人が、新規で危険な変異を持ったウイルスを生成したとのいかなる証拠もない。5 日間の本薬剤治療を完了した人で、変異した変異株はさておき、いかなる感染性ウイルスも検出していない。これらの過程で生じる変異はランダムで、ウイルスをより生存させるような特定の遺伝子に集中しているわけではない。このような選択的バイアスに対する証拠はない”と述べている。

デニソン氏や他の科学者は、“モルヌピラビルの使用は、致死的でも感染力の高いものでもなく、薬剤に耐性のウイルスの出現を促すであろう。抗感染症薬の普通の結果でもある”と述べている。

経口治療薬の使用に関する条件

2 つの経口治療薬投与のタイミングのウィンドウ幅は狭いので、本薬剤が効果を発揮するためには、感染者が症状を自覚し、検査を受け、すぐにその検査結果を知る必要がある。例えば、インフルエンザウイルス感染の場合でも、タミフルの投与時期のウィンドウは非常に狭いのと、同様である。

日本での開発状況（塩野義製薬）

塩野義製薬は、新型コロナウイルス感染症の軽症者用飲み薬（開発コード：S-217622）について、2022 年 2 月 25 日、厚生労働省に薬事承認申請をした。ファイザー社及びメルク社の経口治療薬は、治験の被験者は、ワクチン接種をしておらず、かつ重症化因子（60 歳以上であることや肥満、高血圧などの基礎疾患など）が 1 つ以上ある人だった（東洋経済オンライン 2022 年 2 月

23日)。一方、塩野義製薬が行なっている治験では、対象者がワクチンを接種しているかどうかや重症化リスクの高さを問わない。コロナ感染に伴う「症状の改善効果」を治験の目的としている。ファイザー社も、ワクチン接種者や重症化リスクの低い感染者を対象に、症状の改善効果を評価する治験を追加で実施中である。2021年12月の中間解析の結果では、偽薬群と投与群では差がなく有効性が確認できなかったことを公表している。ファイザー社とメルク社が治験を行なったのは、デルタ株が流行していた時期であるが、塩野義製薬の大規模な治験は、オミクロン株の流行時期に行なわれる点も異なっている。塩野義製薬は、2022年3月12日、開発中の飲み薬について、動物実験で胎児の骨格形成に異常をきたす「催奇形性」が見られたことを明らかにした。同社は、本薬剤に関して、2022年2月に承認申請しているが、実用化された場合は妊婦への使用が推奨されない見通しである（朝日新聞デジタル2022年4月12日)。

2) ナノテクノロジー技術を用いた抗ウイルス剤

ウイルスの増殖または細胞侵入を阻害する従来の小分子または抗体と比較して、ナノテクノロジーは、ウイルス結合体、細胞膜デコイ（おとり）またはウイルスエンベロープ阻害剤の開発を可能にして、従来の抗ウイルス治療薬を補完するものとなる。

英国ネーチャー誌（2021年10月7日）に、マーク・ペプロウ氏が、ナノテクノロジーを用いた抗ウイルス剤の開発動向を纏めている（8135)。

ナノマテリアルは、SARS-CoV-2との戦いにおいて既に重要な役割を果たしている。ファイザー・ビオンテック社とモデルナ社のmRNAワクチンは、両方とも、脂質ナノ粒子にmRNAを包み込んで、細胞へ送達される。ナノスケールでの薬剤送達システムは何十年もの進展の上に構築されてきているが、ナノ粒子は、小分子抗ウイルス剤の“運び屋”として有望である。

従来の治療薬は、ある特定のウイルスの種を標的にする傾向があり、ウイルスが変異を蓄積するにつれて、それらの薬剤の有効率を失う可能性がある。それに対して、抗ウイルスナノマテリアルは、多くの型のウイルスに共通な化学的及び物理的な特徴を標的にしている。最近の抗ウイルス剤戦略として、1）ウイルスを捕捉するためのDNAベースのナノ構造に依存する戦略、または、2）細胞膜デコイ（おとり）として作用する修飾ポリマーを利用する戦略がある。その他のものとして、感染を防ぐためにウイルス膜をバラバラにする戦略もある。しかしながら、いくつかの会社が抗ウイルスナノマテリアルを開発してはいるけれども、これらの研究のほとんどは、大学の研究が中心である。

このように、ナノテクノロジー技術を用いた種々の治療薬の開発が進められているが、まだ初期の段階である。韓国の成均館大学校（ソンギュングァン：Sungkyunkwan University ）のジョシュア･ジャクソン氏もナノテクノロジーを用いた治療薬の開発を行っているが、ジャクソン氏は、「治療用ナノマテリアルに関しては、安全性の観点からも注視しなければならない。ナノ粒子の生体内蓄積に関する懸念もあり、例えば、潜在的な長期的副作用である。しかしながら、mRNA ワクチンの脂質ナノ粒子に関する最近の進歩を見ると、ナノマテリアルは、ウイルスに向き合うのには有用であることが示されていて、信頼性が高まるかもしれない」と述べている。

3）微小管阻害薬

2022 年 4 月 11 日、米国の腫瘍学のバイオ医薬品企業であるベル（Veru）社が、微小管阻害薬であるサビザブリンに関する第 3 相臨床試験の中間結果を公開した（8136）。COVID-19 の中等症から重症患者に対するサビザブリンの有効性を調べた結果、入院患者の死亡（60 日後までの死亡）を 55%減少させることがわかった。本候補薬剤に関連する有害事象は認められず、忍容性は良好であった。

8.1.4　非入院患者に対する COVID-19 治療薬

非入院 COVID-19 患者用の治療薬の開発も実質的な進展を見せて、今回の新型コロナパンデミックからのゲームチェンジャーの 1 つになると期待されている。米国ハーバードメディカルスクールのラジェシュ・ガンディらは、米国医師会雑誌（JAMA）（2022 年 1 月 14 日号）に、現状を纏めた（8141）。

軽症または中等症 COVID-19 患者は、“呼吸器及び全身性症状はあるが、入院が必要な低酸素症、頻呼吸またはその他の合併症がない患者” である。COVID-19 の早期のフェーズでは、ウイルス複製が起こり、抗ウイルス薬が、その疾患の進展、入院及び死亡を防止するために用いられる。

オミクロン株時代の治療薬の選択肢

1）ソトロビマブ（モノクローナル抗体）

米国 NIH の COVID-19 治療薬ガイドラインで、ソトロビマブが、オミクロン株が非常に流行している地域では、使用されるように推奨した。但し、その後、オミクロンの BA.2 亜種の流行が起こり、米国 FDA は、2022 年 3 月 30 日、BA.2 の割合が 50%以下の地域での使用に改訂した。

2）ニルマトレルビル・リトナビル（商品名：パキロビッドパック）

パキロビッドパックのリトナビルは、ニルマトレルビルの CYP3A〔シトクロム P450（CYP）の分子種の一種〕による代謝を阻害してニルマトレルビルの治療効果を高める働きをする。第 2 ／ 3 相臨床試験で、重症化リスクが高い COVID-19 非入院参加者 2,246 人は、発症 5 日以内に、ランダムに、ニルマトレルビル・リトナビルまたはプラセボが投与された。治療薬群（1,039 人中 8 人；0.8%）は、入院または死亡が、プラセボ群（1,046 人中 66 人；6.3%）に比べて 88%減少した。2021 年 12 月 22 日、米国 FDA は、「成人及び小児患者（12 歳以上及び 40kg 以上）で、重症化リスクの高い、発症 5 日以内の」軽症または中等症 COVID-19 治療用に EUA（緊急使用許可）を発行した。

併用するリトナビルは、“CYP3A の阻害をするために、現在使用されている、たくさんの薬剤”の代謝にも変化をもたらす。従って、ニルマトレルビル・リトナビルは、アミオダロン（そして、いくつかのその他の不整脈剤）、リファンピシン、またはリバロキサバンのような薬剤と一緒に投与すべきではなく、そして、スタチンのような薬剤も一時的に停止する必要があるかもしれないので、その他の薬剤を使用している患者は、潜在的な薬剤の相互作用を評価するために、医師と相談すべきである。

3）レムデシビル

レムデシビルは、COVID-19 入院患者の治療用に FDA が承認している薬剤である。ランダム化比較試験で、発症 7 日以内で、少なくとも重症化リスクを1つ持っているCOVID-19の非入院患者562人がランダム化されて、静注のレムデシビルまたはプラセボを3日間連続の投与を受けた。レムデシビル投与群（279人中2人入院；0.7%）は、プラセボ群（283人中15人入院;5.3%）に比べて、入院のリスクが減少した。両群で死亡者はいなかった。これらの結果に基づき、NIHと米国感染症学会ガイドラインはレムデシビルを発症7日以内のハイリスクかつ非入院の患者に対する選択肢として、提案した。

4）モルヌピラビル（商品名：ラゲブリオ）

第3相臨床試験で、重症化リスクが少なくとも1つあり、発症5日以内の軽症から中等症COVID-19患者で非入院成人1433人が、モルヌピラビル投与群またはプラセボ群にランダム化され、5日間、毎日2回の投与を受けた。最終解析から、モルヌピラビル投与群（入院または死亡：6.8%）は、プラセボ群（入院または死亡：9.7%）に比べて、入院または死亡が30%減少した。この有効率は、中間報告時のデータより低い値であるが、その差異の原因は不明である。

モルヌピラビルはその作用メカニズムゆえに、モルヌピラビルが、“ヒトDNAに変異を起こすか”、または、“新規ウイルス変異株の出現を加速化するか”の懸念が理論的にあった。FDAの結論として、本薬剤は、遺伝毒性は低リスクであるが、製造業者に新規ウイルス変異株に対するゲノムデータベースを評価するプロセスの開発を要求した。

2021年12月23日、FDAは、重症化のハイリスク者で発症5日以内の軽症から中等症のCOVID-19成人がその他の承認薬剤の選択肢が利用できないか、または、臨床的に不適切な場合の治療として、EUA（緊急使用許可）を発行した。モルヌピラビルは、妊娠期間中は推奨されず、そして、子供に対しては承認されていない。FDAは、1）子供を産む可能性のある女性は、治療中及び最終投与後4日間は、避妊法を使用すべきである、そして、2）子供を産む可能性のある女性との性交渉を持つ生殖能のある男性は、治療中及び最終投与後すくなくとも3カ月間は、避妊法を使用すべきである、と推奨した。

子供及び妊婦の治療

1）妊娠：レムデシビルは、妊娠中に使用されてきているが、安全性の問題は起こっていない。モノクローナル抗体が一般的に妊娠中に安全であると考えられている。ニルマトレルビルの妊娠中のデータは現時点ではないが、リトナビル（薬理学的なブースター）は、HIV の治療に豊富に使用されている観点から安全と思われる。モルヌピラビルは、妊娠中には推奨できない。

2）子供：ニルマトレルビル・リトナビルとソトロビマブは、12 歳以上で 40kg 以上の入院している子供に承認され、そして、12 歳より若い子供で体重が少なくとも 3.5kg の入院している子供に許可されている。

今後の方向性

1）低リスク患者：ワクチン接種後のブレイクスルー感染者のような低リスク患者への治療の恩恵は何だろうか？上述した研究は、オミクロン株が出現する前のワクチン未接種者において実施されたものである。治療の恩恵は、重症化に進展するリスクが高くない人に対してはより低いと思われる。

2）組合せ治療の可能性：今まで、治療薬は、単一薬剤として評価されてきた。そして、特に、重度に免疫抑制され、長期間の SARS-CoV-2 増殖が見られる患者で、ウイルス抵抗性が出現するかもしれない懸念がある。

3）従って、単一製剤を投与されている患者の中で、抵抗株の出現のモニタリングが抗ウイルス剤の組合せ治療の評価試験とともに、必要である。

4）抗ウイルス治療は、感染初期に最も有効性があるので、SARS-CoV-2 検査へのアウセスが、迅速な治療薬提供システムとともに、拡充されなければならない。

8.2　ワクチン（全般）

1）ワクチン格差―ワクチンは、グローバル公共財でなければならない

ワクチン格差に関して、英国オックスフォード大学のデイビッド・ハンターらは、ニューイングランド・ジャーナル・オブ・メディシン誌の総説（2022 年 3 月 24 日）で、意見を述べている（8201）。

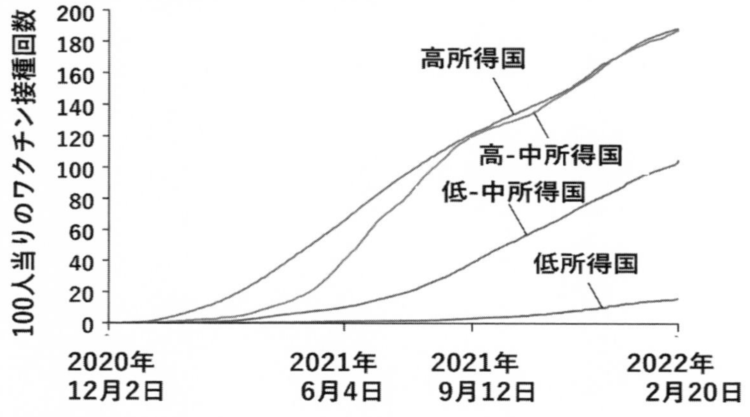

（出典：NEJM ホームページ March 24, 2022 DOI: 10.1056/NEJMe2202547）

2020 年 12 月に、COVID-19 ワクチンは SARS-CoV-2 感染に対する確かな予防能を与えるとの臨床試験の結果が発表された、SARS-CoV-2 の遺伝子配列が公表されてから、1 年以内の報告であった。それ以来、2022 年 2 月時点で、世界の人口の約 62%が少なくとも COVID-19 ワクチンの 1 回の接種を受けて、そして、54%は、ワクチン接種を完了した。

勿論、真実は全く違っている。COVID-19 ワクチンの入手は、世界中で著しく異なっている。いくつかの富裕国はワクチン接種率が 90%を超えているが、低所得国の人のわずか約 11%のみが少なくとも 1 回のワクチン接種を受けて、そして、アフリカの医療従事者の 25%のみが、オミクロン株流行の前の 2021 年 11 月までに、ワクチンの完全接種を受けているだけである。約 30 億人もの人が 1 回の接種も受けていない。

ワクチン格差は、パンデミックに対するグローバルな統治の失敗の兆候である。ワクチンが現在分配されている行き当たりばったりの方法は、知的財産権の管理、製造、そして、ワクチンが世界中で公平に利用できることを可能にする分配のシステムを持ったグローバルなワクチン戦略の部分として、取り組まれなければならない。パンデミック疾患に対するワクチン、そして、それらを製造する能力は、グローバルな公共財でなければならない。

2）ワクチン投与量

COVID-19 ワクチンは、種々のタイプが開発されてきた。日本では、ファイザー・ビオンテック社とモデルナ社の mRNA ワクチンとアストラゼネカ社のアデノウイルスベクターワクチンの 3 種類が用いられてきた。しかしながら、英国アストラゼネカ社から購入した 1 億 2 千万回分のワクチンのうち、半分の約 6 千万回分には使い道がなく、大量に廃棄される可能性があることが朝日新聞の取材でわかった。副反応として、血栓症の報告があり、接種が広がらなかった（朝日新聞デジタル　2022 年 4 月 7 日）。他方、米国ノババックス社タンパク質ベースワクチンに関しては、厚生労働省は、2022 年 4 月 6 日、承認されれば、5 月 23 日の週から配送を始めると、都道府県などに通知した。国内で使われている米ファイザー製と米モデルナ製とはタイプが異なり、これらにアレルギーがある人もワクチン接種を受けやすくなる。4 月 19 日、厚生労働省はノババックス社から技術移管を受けた武田薬品のワクチンを薬事承認し、新たなタイプで副反応のリスクが少ないことが期待されるワクチンの使用も視野に入ってきた。

新型コロナウイルスパンデミックの緊急事態の中、COVID-19 ワクチンがワープスピードで開発されてきたが、投与量、接種間隔など重要な事項について詳細な検討をしている時間はなかった。例えば、それぞれのワクチンに関する投与量に関しても、かなり難しい判断の中で、決定されていった。英国ネーチャー誌（2022 年 4 月 5 日配信）に、ライターのエリー・ドルジジン氏が、その経緯を纏めている（8202）。

モデルナ社の mRNA ワクチンは、COVID-19 ワクチンを開発する前、鳥インフルエンザやジカウイルスのようなウイルスに対するワクチンを人で検討していた。300 μｇ以上の投与量では、好ましくない副反応を示し、10 μｇ程度では十分な免疫応答を誘導しなかった。鳥インフルエンザの新規株に対する 2 回接種のワクチンでの最適量は、約 100 μｇであった。そこで、モデルナ社は、米国立アレルギー感染病研究所との共同研究で、直感的に、SARS-CoV-2 に対する同様な取り組みを試行した。開発したコロナウイルスワクチンがマウスで予防効果を確認してから数日以内に、その直感が正しいかどうかを見るために、ヒトでの試験を、100 μｇの投与量で開始した。その量でうまくいかない場合のために、25 μｇと 250 μｇも同時に検討した。

英国アストラゼネカ社と共同開発したオックスフォード大学は、遺伝子工学的にアデノウイルスから作られたワクチンを500億ウイルス粒子の投与量で試験を開始した。この投与量を選んだ理由は、MERSコロナウイルスを含めその他の病原体に対する同じ技術基盤のワクチンの試験で使用された投与量だったからである。

実験的なワクチン投与量は、通常、今までの実験結果及び動物実験結果から決めてきた。マウスやサルの免疫システムは、ヒトの免疫システムと同じではないので、科学者は、種間でどのようにして投与量を決定するかに関しては完全には理解できない。従って、ほとんどのワクチン製造者は、「米国の非営利団体であるクリティカルパス・インスティテュートの定量薬理学者のジェフ・ベレット氏が動物モデルからヒト試験への"根拠の無い盲信(a leap of faith)"と述べている」ことを単純に行なった。モデルナ社のワクチン開発も例外ではない。

1回当たり100μg接種のモデルナ社mRNAワクチンは、1回当たり接種量30μgを使用しているファイザー･ビオンテック社のワクチンよりも、感染、疾患及び入院に対する予防効果はより優れていることがわかった。例えば、ファイザー・ビオンテック社ワクチンは、SARS-CoV-2のデルタ変異株感染のリスクが、モデルナ社ワクチンよりも、58%高かった。但し、トレードオフとして、モデルナ社ワクチンは、より高い頻度のワクチン副反応を伴った。

「製剤化や投与間隔などの差異もワクチン有効率に一定の影響力を及ぼすかもしれないが、ワクチンの効力及び忍容性の差異の最も確からしい説明としては、投与量である」と米国ウェイル・メディカル大学の免疫学者、ジョン・ムーア氏は、

ワクチン接種量

ワクチンタイプ	会社	国	接種量（*）
mRNA	ファイザー・ビオンテック社	米・独	**30 μg**
	モデルナ社	米国	**100 μg**
アデノウイルスベクター	アストラゼネカー オックスフォード大学	英国	500億 ウイルス粒子
	ジョンソン・エンド・ジョンソン（J&J）	米国	500億 ウイルス粒子
	ガマレヤ研究所（スプートニクV）	ロシア	1000億 ウイルス粒子
不活化ウイルス	シノファーム社	中国	**4 μg**
	シノバック・バイオテック社	中国	**3 μg**
	バーラット・バイオテック社	インド	**6 μg**
タンパク質（*2）	ノババックス社	米国	**5 μg**
	バイオロジカルE社	インド	**25 μg**

（*）成人用に承認された量
（*2）アジュバントは含まない抗原量

(出典：一部改変、Nature ホームページ 05 April 2022 doi: https://doi.org/10.1038/d41586-022-00924-8)

述べている。

通常の医薬品の場合、薬剤の投与量を増加させれば、通常、少なくともあるレベルまでは、より効果が高まるが、ワクチンの場合は、より高い投与量が、たまに、好ましくない応答を引き起こすことがあるので、通常の医薬品の投与量の決定の仕方と異なる。ワクチンの場合、ワクチン抗原への繰り返しの暴露は、免疫システムのある部分に“免疫疲弊”として知られている現象を誘発して、たくさんの炎症性信号伝達分子の分泌を引き起こし、予防を障害することになるからである。

“ワクチンシミュレーター”と名付けられたモデルで、ワクチンの有効性を解析すると、英国でのデータから、ワクチン接種間隔を伸ばすと、抗体応答が改善したとの結論が得られた。第一三共も、mRNA ワクチンを開発しているが、投与量として、ファイザー・ビオンテック社の 30 μｇとモデルナ社の 100 μｇの間の投与量が、免疫原性と忍容性の理想的なバランスを与えるだろうと考え、最初の試験は、mRNA の 60 μｇまでの評価の計画を立てた。第一三共は、バイオシミュレーションのグローバルリーダーである米国サターラと共同して仮想的な参加者でワクチンへの免疫応答をシミュレーションした結果、高齢者で、60 μｇで頑健な抗体応答を誘導することができなかった。従って、最終的に、第一三共は、最初の人臨床試験プロトコルに 100 μｇの投与量も追加した。このように、ワクチン開発における投与量や投与間隔設定にも新しい技術が導入されて、今後の新規なパンデミックに対してもより迅速なる対応ができるのではないかと期待される。

3）中和抗体と SARS-CoV-2 感染予防能の関係

オーストラリアのニュー・サウス・ウェールズ大学のデビッド・コーリーらは、「中和抗体レベルで有症候性 SARS-CoV-2 感染に対する予防効果レベルを予測できる」との論文を発表した（8202）。主要な 7 種類のワクチンが誘導する中和抗体と臨床試験における COVID-19 の予防効果との相関関係を検討したところ、非常に強い相関関係があることがわかった（図）。mRNA ワクチンとノババックス社タンパク質ワクチンの 2 回接種が最も高い中和抗体力価と予防効果を示している。

評価したワクチンの種類

国名	会社名	ワクチン名	ワクチン分類
米国	Moderna社	mRNA-1273	mRNA
米国	Novavax社	NVX-CoV2373	組換えタンパク質
米国・ドイツ	Pfizer-BioNTech社	BNT162b2	mRNA
ロシア	Gamaleya研究所	rAd26-S＋rAd5-S	アデノウイルスベクター
英国	Oxford大学・アストラゼネカ社	ChAdOx1nCoV-19	サルアデノウイルスベクター
米国	Johnson & Johnson社	Ad26.CoV2.S	アデノウイルスベクター
中国	シノバック社	CoronaVac	不活化ウイルス

各種ワクチンにおける中和抗体力価と予防効果の相関

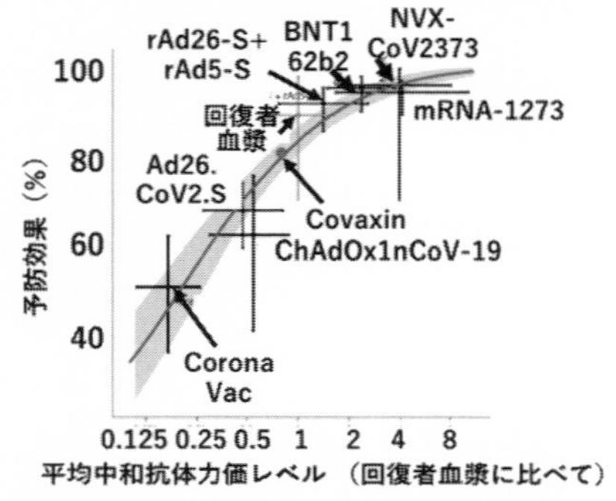

(出典：Nature Medicine ホームページ　17 May 2021 https://doi.org/10.1038/s41591-021-01377-8)

ワクチンの感染予防の代替指標（モデルナ社ワクチン）

当初、有症候性COVID-19感染は、SARS-CoV-2ワクチンにより予防できると思われた。“予防の指標”は、「どの程度の免疫が、感染と戦うために必要であるのか、そして、世界的な免疫プログラムを成功に導くための手がかりであるのか」を測定するための分子バイオマーカーである。オミクロン変異株等の出現の前の研究結果であるが、米国フレッド・ハッチンソンがん研究センターのピーター・ギルバートらは、mRNA-1273 COVID-19ワクチン有効性の臨床試験で、免疫学的代替指標の解析結果を報告した（8204）。

モデルナ社mRNA-1273ワクチンの第3相臨床試験のワクチン接種者で、その接種者における抗体が予防の代替指標であることがわかった。ウイルスのスパイクタンパク質に対する結合及び中和抗体を測定することにより、この両者の抗体のレベルがワクチン有効率の程度と相関することを見いだし、抗体のレベルが高くなればなるほど、mRNAワクチンで獲得される予防能がより大きくなった。

具体的には、ワクチン接種を受けた人の中和及び結合抗体が、1）COVID-19疾患のリスクの指標及び2）予防の指標になるかどうかの評価を行った。結合抗体は、スパイクIgGとRBD IgG抗体、そして、中和抗体は、中和抗体による阻害効果を調べるID50（50%阻害ドース）とID80（80%阻害ドース）の4

種類のマーカーを調べた。ワクチン接種後 29 日目と 57 日目目時点のこれらの抗体マーカーが、それぞれの時点から 7 日目以降のブレイクスルー COVID-19 感染との関連性を調べた。

結果

mRNA-1273 ワクチン接種 57 日目の中和抗体 ID50 レベルの COVID-19 リスクと予防との関係が図示されている。

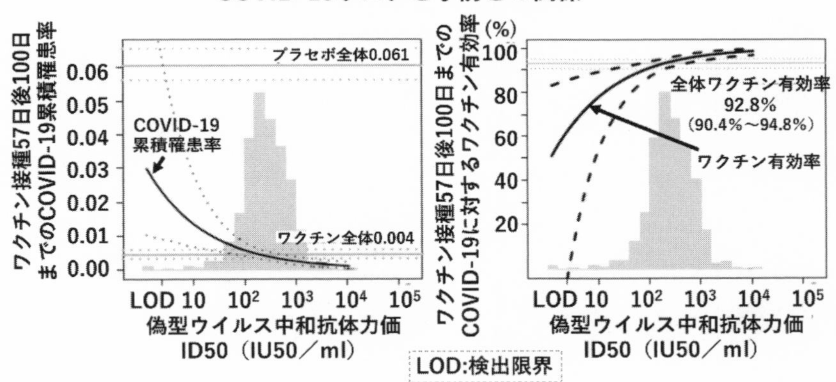

（出典：SCIENCE 誌ホームページ• 23 Nov 2021 • DOI: 10.1126/science.abm3425）

推定累積 COVID-19 罹患率

抗体マーカー（ID50）レベルが増加するにつれて、ワクチン接種者の COVID-19 リスクは減少している。

推定ワクチン有効率

抗体マーカー（ID50）レベルが増加するにつれて、ワクチン有効率も増加していることがわかる。

4）ワクチン有効率に対する統計学的考慮事項

一般的に、ワクチン有効率の解釈において、その統計学的評価時の 95%信頼区間も考慮する必要があると、ニューヨークのマーシーカレッジの疫学者、ロッシ・ハサッド教授は注意喚起している（8205）。

95%信頼区間（95% CI）は、集団に関する推定を一般化するかまたは行うために、使用される。そして、実際的には、“集団でのワクチン有効率の真のレベルを含めた95%の確率を持つ、推定値の周辺の値の範囲”として定義される。信頼区間のより厳密なそしてより理論的な定義及び解釈は、“研究が何度も繰り返されたならば得られるであろう”結果を考慮した仮説的な概念に基づいている。サンプルまたはサブグループのサイズは、95% CIの正確さの重要な決定因子である。サンプルサイズがより少なくなると、結果として、信頼区間がより広くなり、そして、正確性が少なくなる。

95%信頼区間は、不確実性の確率論的な表現であり、ワクチン有効率の意味ある決定に関しては、必要である。しかしながら、全般的に、誤解され、誤解釈され、そして、間違って報告されている。

5）今後のワクチン開発

英国インペリアル・カレッジ・ロンドンのダニエル・アルトマンらは、“COVID-19ワクチン接種の今後”に関する総説にて、過去2年間のワクチン開発経緯及び今後の展望を概説した（8211）。

世界で使用されているCOVID-19ワクチンのほとんどは、“SARS-CoV-2ウイルス感染伝播がスパイクタンパク質の受容体結合ドメイン（RBD）とヒトACE2受容体との相互作用に始まり、そして、この結合界面に存在するエピトープに対する高レベルの中和抗体を誘導する免疫原が有効であろう”との前提の下で、開発された。mRNA（ファイザー・ビオンテック社、モデルナ社）及びアデノウイルス（アストラゼネカ社、ロシア･ガマレヤ社、ジョンソン･エンド･ジョンソン社）ワクチン基盤技術は何十年も多様な地理的及び疾患設定で、実験的研究がなされてきた。COVID-19に対する臨床試験で、一般的に、mRNAワクチンが高い中和抗体を誘導し、アデノウイルスワクチンが幾分低い中和抗体を誘導した。

初期の血清抗体は、抗原刺激がなくなると減少していくが、B細胞及びT細胞のメモリーは、繰り返しの感染時に、迅速な防御応答に対する抗原感作を受けると思われる。この観点から、血清中の中和抗体の減衰の解析は、粘膜抗体、そして、全身性及び肺常在性メモリーT細胞も含めて、その他の免疫成分の寄与

SARS-CoV-2ゲノム上のB細胞及びT細胞（CD8及びCD4）抗原

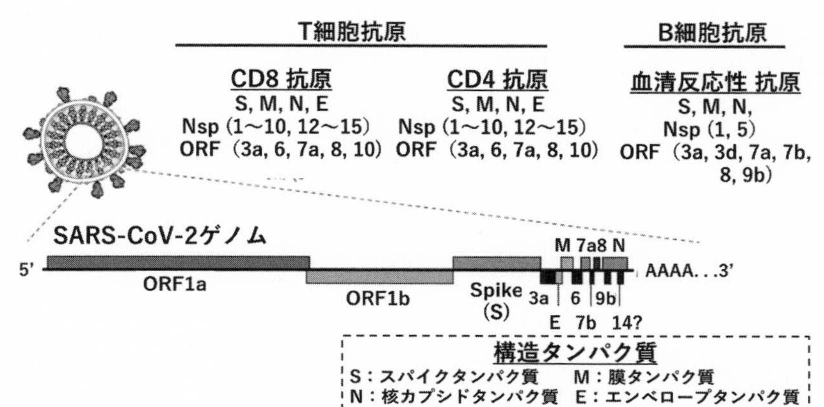

（出典［一部追記］：Science 誌ホームページ　2022 Mar 10 doi: 10.1126/science.abn1755）

を考える手助けになると思われる。

SARS-CoV-2 の免疫原は、抗体及び T 細胞レベルの両方で特徴付けられる。図に示されているように、抗体応答（B 細胞応答）誘導抗原エピトープよりも、T 細胞応答誘導抗原エピトープが多く観察されているのがわかる。

VOC（懸念される変異株）のスパイクタンパク質の変異による免疫逃避は、重要な抗体エピトープの破壊によりなされるが、T 細胞認識は比較的完全なままである。このことは、変化をうけない T 細胞エピトープ応答は、実際、VOC に対する交差防御能を与えるかもしれないことを意味している。例えば、急性感染の動物モデルで、“CD8 陽性 T 細胞が欠失すると、ウイルス排除の阻害となり、ウイルス量は 7.4 倍増加してしまう”との報告もある。もし、T 細胞、特に CD8 陽性 T 細胞がウイルスの早期の認識及び排除に寄与するならば、全ての構造及び非構造 SARS-CoV-2 タンパク質をワクチンの免疫原として考える必要がある。核カプシドタンパク質（N）は、抗体及び T 細胞レパートリーの両方に関して、免疫原性が高く、ワクチン候補免疫源として研究されている。動物実験では、核カプシドタンパク質を組み込んだ多抗原ワクチンが、上気道からのウイルス排除を促進していることが報告されている。

SARS-CoV-2 が出現した時には、すべてのヒトが SARS-CoV-2 に対する免疫レパートリーに関しては、全く、タブラ·ラーサ（白紙）状態であったが、今や、多様な履歴をもったヒトの集団となり、彼らのメモリー集団の特異的なB細胞及びT細胞受容体レパートリーを反映することになった。祖先株である武漢株、及び／またはVOCのアルファ株からオミクロン株による急性感染の有無、そして、1つから4つのタンパク質サブユニットまたは不活化ウイルスワクチン接種が重なり合わさった状態となった。免疫的刷り込み（抗原性原罪）の観点から見ると、異なったレパートリーが、現行または今後のVOCの中和の変動的な質及び量に関連してくることを意味している。

8.2.1 タンパク質ベースワクチン

mRNA及びウイルスベクターCOVID-19ワクチンは比較的新規技術に基づいているが、タンパク質ワクチンは、何十年も使用されてきていて、実際、肝炎、帯状疱疹やその他の感染から人々を防御してきたワクチンである（8211）。防御的応答を誘導するために、これらのワクチンは、免疫刺激剤であるアジュバントと一緒に、タンパク質を送達する。

タンパク質ベースワクチンは、COVID-19に対してまだ幅広く使用されてはいないが、大規模な臨床試験の結果は、有望そうに見える。今までのCOVID-19ワクチンで典型的に見られる副反応はより少なく、そして、強力な防御能を示している。ノババックス社のタンパク質ベースワクチンは、2021年11月1日、インドネシアで、最初の緊急使用許可承認を得ている、タンパク質ベースワクチンは、安価な製造プロトコル及び運送上の利点（幅広い温度幅での安定性）があるので、貧しい国でもワクチン接種が進むと思われる。

タンパク質ベースワクチンの開発者

会社	国名	ワクチンタイプ	細胞製造システム
Biological E	Hyderabad, India	可溶性タンパク質	微生物細胞（酵母）
Clover Biopharmaceuticals	Chengdu, China	可溶性タンパク質	哺乳動物細胞（ハムスター卵巣細胞）
Medicago	Quebec City, Canada	ウイルス様粒子	植物細胞（タバコ様 Nicotiana benthamiana）
Novavax	Gaithersburg, Maryland	タンパク質ナノ粒子	昆虫細胞（ツマジロクサヨトウ）
Sanofi/GlaxoSmithKline	Paris/Brentford, UK	可溶性タンパク質	昆虫細胞（ツマジロクサヨトウ）
SK bioscience	Seongnam, South Korea	タンパク質ナノ粒子	哺乳動物細胞（ヒト細胞）

（出典：Natureホームページ08 November 2021 doi: https://doi.org/10.1038/d41586-021-03025-0）

ノババックス社とクローバー社の臨床試験結果

ノババックス社ワクチンは、2021 年初めに終了した臨床試験で、有症状 COVID-19 に対する有効率は 90%以上であった（8212）。米国とメキシコの 18 歳以上の成人を対象とした、NVX-CoV2373 の第 3 相臨床試験の結果である。参加者は、2020 年 12 月 27 日から 2021 年 2 月 18 日の間、29,949 人であった。この試験中の変異株で、VOC または VOI が、78.7%（48/61）で､アルファ株（B.1.1.7）が VOC の中で､88.6%（31/35）であった。デルタ株がまん延する前の臨床試験結果である。因みに、NVX-CoV2373 は、2 ～ 8℃の通常の冷蔵庫で安定で、サポニン配糖体ベースのアジュバント（Matrix-M）で粒子状に製剤化されている。クローバー社のタンパク質ベースワクチン、SCB-2019（CpG1018/Alum）は、すべての重症度の有症状 COVID に対する有効率は、幾分低い 67%であった（8213）。

この両者（ノババックス社及びクローバー社）のワクチンは、mRNA ワクチンで誘導される抗体レベルと同等のレベルの抗体を誘導した。これらのワクチンは、共に、安全であるように思えた。約 50 種類のタンパク質ベースワクチンが世界中で臨床試験が進められているが、重大な副反応の誘導はない。mRNA またはウイルスベクターワクチンで誘導される典型的な反応の多くは、頭痛、発熱、吐き気そして悪寒であるが、タンパク質ベースワクチンでは、それに比べると、かなり低い頻度で見られることがわかった。例えば、台湾の Medigen Vaccine Biologics Corporation のタンパク質ベースワクチンの臨床試験で、ワクチン接種を受けた人の 1%以下に発熱が見られただけである。台湾の国立台湾大学病院の感染症専門家、Szu-Min Hsieh 氏は、「安全性プロフィールは、インフルエンザワクチンとよく似ている」と述べている。

今後のワクチン展開

「COVID-19 危機の最も初期の日々では、mRNA のようなワクチン基盤技術が開発スピードで優位性があったが、タンパク質ベースワクチンの波が来ている現在では、これらのタンパク質ベースワクチンがより多く供給されるであろう。そして、長期的には、世界をコロナウイルス感染から守るような時は、タンパク質ベースワクチンが幅広く使用されるであろう」と、ワクチン業界の専門家でク

表　米国での各種ワクチンのCOVID-19入院に対する有効率

ワクチン/期間	COVID−19入院に対するワクチン有効率	
	有効率	95%CI
モデルナ社		
全調査期間（＊）	**93%**	91〜95%
完全接種後14日〜120日	**93%**	90〜95%
完全接種後120日を超えて	**92%**	87〜96%
ファイザー・ビオンテック社		
全調査期間（＊）	**88%**	85〜91%
完全接種後14日〜120日	**91%**	88〜93%
完全接種後120日を超えて	**77%**	67〜84%
ジョンソン・エンド・ジョンソン社		
全調査期間（＊）	**71%**	56〜81%
完全接種後28日を超えて	**68%**	49〜80%

＊全調査期間は、2021年3月11日から8月15日の間の入院が含まれる

(出典「一部抜粋」: CDC ホームページ　MMWR　September 17, 2021　DOI: http://dx.doi.org/10.15585/mmwr.mm7038e1external icon.)

ローバー社の科学的アドバイザーであるラルフ・クレメンス氏は、言っている。

8.2.2　3社ワクチンの入院予防効果比較（米国CDC報告）

米国で承認されているCOVID-19ワクチン3種〔モデルナ社、ファイザー・ビオンテック社及びジョンソン・エンド・ジョンソン（J&J）社〕の有効性の比較検討の結果が米国CDCから報告された（8221）。結果として、COVID-19入院に対するワクチン有効率は、

図　健常成人の完全接種後2〜6週間における血清中抗RBD及び抗S IgG抗体レベル（米国3州3病院、2021年4月〜6月）

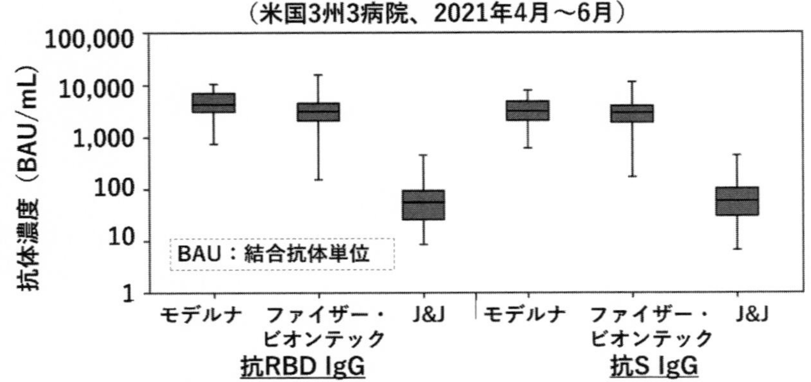

(出典：CDC ホームページ　MMWR　September 17, 2021　DOI: http://dx.doi.org/10.15585/mmwr.mm7038e1external icon.)

モデルナ社 mRNA ワクチンが 93%で、ファイザー・ビオンテック社 mRNA ワクチンの 88%（p=0.011）よりも高かった。両者の mRNA ワクチンの有効率は、J&J 社のアデノウイルスベクターワクチンの 71%よりも、高かった（p ＜ 0.001）。ファイザー・ビオンテック社ワクチンの予防効果は、ワクチン接種後 4 カ月から低下した。

また、ワクチン接種後の抗 S IgG 及び抗 RBD IgG レベルに関しては、J&J 社ワクチン接種の人では、モデルナ社またはファイザー・ビオンテック社ワクチン接種の人よりも有意に低かった。

8.2.3　mRNA とウイルスベクターワクチンの免疫誘導の差異

mRNA ワクチン（ファイザー・ビオンテック社 BNT162b2、モデルナ社 mRNA-1273、共に 2 回接種）とアデノウイルスベクターワクチン（ジョンソ

表　各種ワクチンで誘導される体液性及び細胞性免疫のキネティクス

		BNT162b2（ファイザー社）		mRNA-1273（モデルナ社）		Ad26.COV2.S（J&J社）	
		中央値	N数	中央値	N数	中央値	N数
A. 生ウイルス中和抗体応答　(ID50)	ピーク値	1,789	N=27	5,848	N=8	146	N=8
	6カ月	543	N=29	1,524	N=11		
	8カ月	53	N=20	133	N=9	629	N=8
B. 偽型ウイルス中和抗体応答（NT50）	ピーク値	700	N=29	1,569	N=20	391	N=8
	6カ月	262	N=30	414	N=21		
	8カ月	160	N=23	273	N=20	185	N=8
C. RBD IgG抗体応答（RBD IgG力価）	ピーク値	21,564	N=27	25,677	N=27	1,361	N=8
	6カ月	2,432	N=30	4,346	N=30		
	8カ月	755	N=23	1,546	N=23	843	N=8
D. CD4 T細胞応答	ピーク値	0.042%	N=3			0.043%	N=8
	6カ月	0.021%	N=24	0.036%	N=8		
	8カ月	0.027%	N=20	0.043%	N=9	0.018%	N=8
E. CD8 T細胞応答	ピーク値	0.017%	N=3			**0.12%**	N=8
	6カ月	0.035%	N=24	0.016%	N=8		
	8カ月	0.016%	N=20	0.017%	N=9	**0.12%**	N=8

＊ピーク値：mRNAワクチンの場合は、第2回目接種後、2～4週間後、
Ad26.COV2.5の場合は、1回接種後、4週間後

＊ID50、血清50％阻害希釈力価；NT50、50％減少のための血清希釈

＊細胞性免疫：スパイクタンパク質で刺激し、CD4陽性細胞中のインターフェロン産生細胞の割合（D)またはCD8陽性細胞中のインターフェロン産生細胞の割合（E)

（出典：数値データ抽出して表に改変　NEJM ホームページ　November 18, 2021　DOI: 10.1056/NEJMc2115596）

ン・アンド・ジョンソン社 Ad26.COV2.S、1 回接種）の COVID-19 に対するワクチン有効率は高い値が報告されているが、こられのワクチンで誘導される体液性及び細胞性免疫のキネティクスに関する比較研究が米国ベス・イスラエル・ディーコネス医療センターのアイリス・コリエらにより、報告された（8231）。

BNT162b2 ワクチン（31 人）、mRNA-1273 ワクチン（22 人）及び Ad26.COV2.S ワクチン（8 人）の抗体及び T 細胞応答の評価を行った。ピーク免疫は、mRNA ワクチンの場合は、2 回目接種後 2 週間から 4 週間、Ad26.COV2.S ワクチンの場合は、1 回目接種から 4 週間目の免疫とした。

結果として、

1. BNT162b2 と mRNA-1273 ワクチンは、高い抗体応答がピーク時に観察されたが、ワクチン接種後 6 カ月までに、急激に低下している。その後、8 カ月後までも、急激な低下が見られた。
2. mRNA-1273 ワクチン接種者では、BNT162b2 ワクチン接種者よりも、抗体力価は、一般的には、より高かった。
3. Ad26.COV2.S ワクチンは、初期の抗体応答は、低かったが、これらの応答は、フォローアップ期間である 8 カ月にわたって、比較的安定であった。
4. これら 3 種類のワクチンすべてで、T 細胞応答は、SARS-CoV-2 変異株に対する幅広い交差反応性を示した。

8.2.4　感染歴有無による mRNA ワクチン接種後のブレイクスルー感染

カタールのワイル・コーネル・メディシン - カタールのライス・J・アブ・ラッダッドらは、「SARS-CoV-2 感染と、mRNA ワクチン接種後のブレイクスルー感染リスクとの関連性」を調べた（8241）。カタールは、若い人が多く、そして人口学的に多様である。住人の 9%のみが、50 歳以上で、89%はカタールでの就業ビザで 150 カ国以上から来ている、主に、男性国外移住者である。

結論として、

1. カタールでの 1,531,736 人の mRNA ワクチン接種者のコホート研究から、SARS-CoV-2 に感染した人では、ワクチン接種者でのブレイクスルー感染のハザードは、統計学的に有意に減少したことがわかった。調整ハザード比は、BNT162b2 ワクチンの場合 0.62、mRNA-1273 ワクチンの場合 0.40

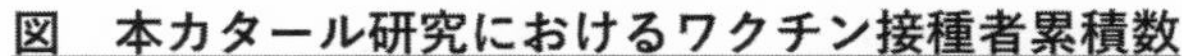

図　本カタール研究におけるワクチン接種者累積数

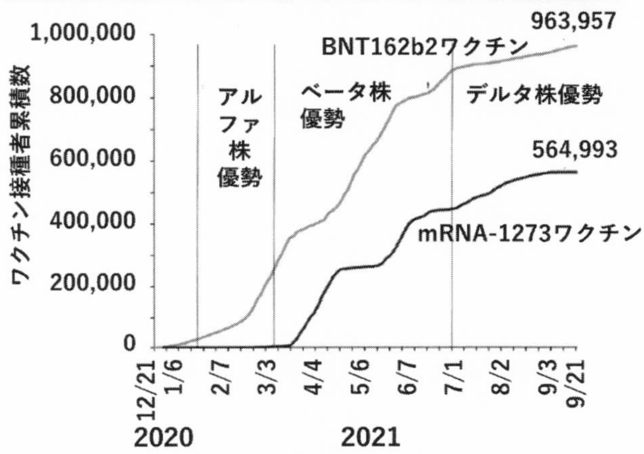

(出典：JAMA ホームページ November 1, 2021 doi:10.1001/jama.2021.19623)

図　本カタール研究期間中のSARS-CoV-2感染者数推移

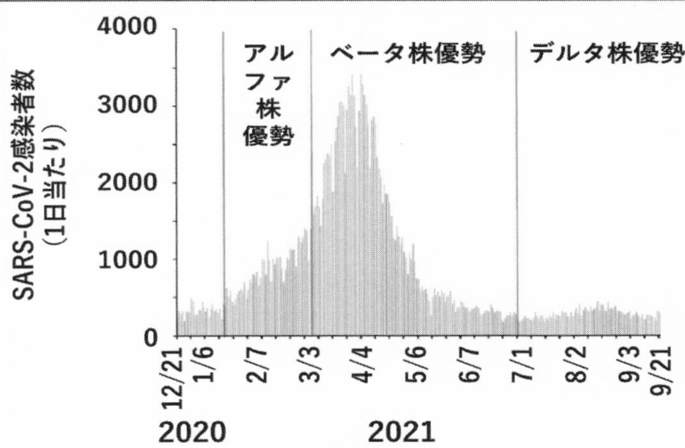

(出典：JAMA ホームページ November 1, 2021 doi:10.1001/jama.2021.19623)

であった。このように、SARS-CoV-2 に感染している場合は、本研究で対象にした mRNA ワクチンを接種した人では、ブレイクスルー感染のリスクがより低下したことが示された。

2．但し、本観察研究のデザインでは、ファイザー・ビオンテック社とモデルナ社の 2 種類のワクチン間の感染リスクの直接的な比較はできない。

8.2.5　mRNA ワクチン接種でのブレイクスルー感染

米国ハーバードメディカルスクールのマイケル・クロンパス氏が、米国 JAMA 誌（2021 年 11 月 4 日）に、“mRNA SARS-CoV-2 ワクチン接種後のブレイクスルー感染”に関する論説を発表している（8251）。

デルタ株の台頭で、ブレイクスルー感染のリスクも高まってきた。2021 年 10 月 21 日時点で、米国マサチューセッツ州で COVID-19 入院した 519 人の患者のうち、35%は、ワクチンの完全接種者であった。

1）イングランド：2021 年春のデルタ株の波の期間中の 6 月から 7 月に実施した約 1 万人の罹患率調査によれば、完全ワクチン接種者は、ワクチン未接種者よりも、SARS-CoV-2 感染可能性が、3 分の 2 低く、罹患率は、それぞれ、0.40%と 1.21%であった。同様に、mRNA-1273（モデルナ社）とプラセボのランダム化臨床試験では、ワクチン接種者は、ワクチン未接種者よりも無症候性感染が 3 分の 2 少なく、罹患率は、それぞれ 1.5%と 3.5%で、無症候性感染に対する推定ワクチン有効率は 63.0%（95% CI、56.6%～68.5%）であった。

2）ウイルスダイナミックスの研究から、ブレイクスルー感染でのウイルス量は、ワクチン接種者で、未接種者と同程度に高かったが、ワクチン接種者でのウイルス量は、より急速に低下して、ワクチン接種者から放出されるウイルスは、ワクチン未接種者からのものに比べて、培養陽性になるものはより少なかった。このことから、ワクチン完全接種者は感染の可能性が低く、もし感染したとしても、ワクチン未接種者よりも、感染性のある期間は短いことが示唆された。

3）ワクチンは、感染率を低下させるだけではなく、感染した人の重症化を低下させる。ワクチン接種者のブレイクスルー感染は、デルタ株も含めた感染で、ワクチン非接種者の感染に比べて、発症しにくく、重症化しにくく、疾患から急速に回復し易く、そして、入院する必要性がはるかにより少ないように思える。

4）米国 CDC のマーク・テンフォードらの研究（8252）から、“mRNA ワクチンは、全体的に見て、COVID-19 による入院を強力に予防していること”が明らかになった。テンフォードらは、米国 18 州で、2021 年 3 月 11 日から 8 月 15 日までに入院した 4,513 人の成人を対象にして、“有症状で検査陽性 COVID-19 と診断された 1983 人の入院症例患者”と“SARS-CoV-2 検査陰性であった 2530 人の入院対照患者”でのワクチン接種率を比較した。解析の結果、COVID-19 での入院は、ワクチン接種の程度と有意に関連していた（COVID-19 症例でのワクチン接種率 15.8%；対照でのワクチン接種率 54.8%；調整オッズ比、0.15；95% CI、0.13 〜 0.18）。

mRNA-1273 と BNT162b2 ワクチンの差異

特に、入院の 120 日以上前にワクチン接種を受けた患者間ではその差異が顕著に見られた。モデルナ社 mRNA-1273 ワクチンは、ファイザー・ビオンテック社 BNT162b2 ワクチンよりも、全体的に、幾分、より予防的（調整オッズ比、0.11；95% CI、0.08 〜 0.14）であったが、ワクチン接種後の期間を考慮すると、その差異が明らかとなった。ワクチン接種後 120 日以上では、BNT162b2 ワクチンに対する入院に対する予防効果は、顕著に低下した（調整オッズ比、0.36；95% CI、0.27 〜 0.49）。他方、ワクチン接種後 120 日以上の mRNA-1273 の有効性は、だいたい、保持された（調整オッズ比、0.15；95% CI、0.09 〜 0.23；ワクチンの第 2 回目接種から発症までの中央値、141 日）（P ＜ 0.001）。

ワクチンの有効性に関して、全体的な、あるいは、入院に対するワクチン有効率を報告するだけでは不十分で、使用したワクチン間での差異を明らかにすること、そして、ワクチン接種後の期間、参加者の免疫機能、コミュニティでの罹患率の推定を調整することが重要である。また、無症候性、軽症、重症感染に対するワクチン有効率の違いを区別することも重要なことである。なぜなら、ワクチンは、無症候性感染の予防効果は最も小さく、そして、重症感染の予防に最も効果的であるからである。

8.2.6　ワクチン接種後の免疫能の変化（ブレイクスルー感染）

イスラエルのテクニオン・イスラエル工科大学ヤィール・ゴールドバーグらは、ファイザー・ビオンテック社の BNT162b2 ワクチン接種後の免疫能の経時的変化を調べた（8261）。

イスラエルでは、2020 年 12 月に、BNT162b2 ワクチンの集団接種が開

図　ブレイクスルー感染（イスラエル）

2021年6月～8月初期：SARS-CoV-2確定症例数（1日当たり）と重症COVID-19新規症例数

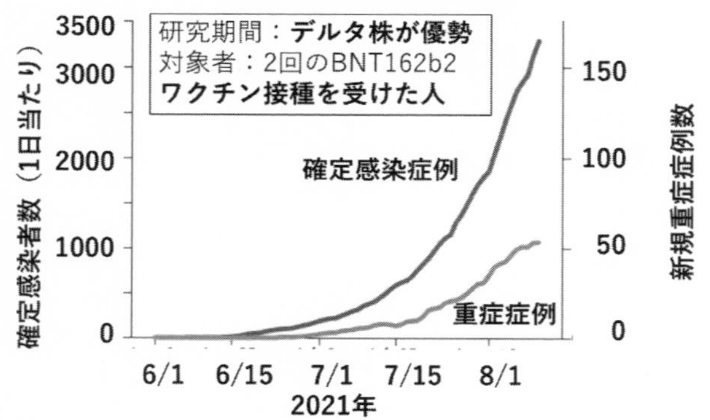

（出典：NEJM ホームページ October 27, 2021 DOI: 10.1056/NEJMoa2114228）

始された。その後、SARS-CoV-2 感染症例はほとんどなくなったが、2021 年 6 月中旬に再び COVID-19 のアウトブレイクが起こった。この再燃の考えられる理由は、デルタ株（B.1.617.2）に対する“低いワクチン有効率”と“免疫能の低下”が考えられる。本研究では、ワクチン接種後の免疫能の低下が、デルタ株に対するブレイクスルー感染にどの程度、影響を及ぼすのかを検討した。2021 年 6 月、イスラエルでの陽性症例の 98%以上がデルタ株であった。

2021 年 6 月までに完全ワクチン接種を受けたイスラエル住民に対して、2021 年 7 月 11 日から 31 日までの期間、ブレイクスルー感染数及び重症症例数に関する検討を行った。完全ワクチン接種者 5,279,926 人の中で、4,791,398 人のデータを用いて解析した。この中で、13,426 人が PCR 陽性（確定 SARS-CoV-2 感染）で、403 人が重症 COVID-19 であった。

もし、ワクチン接種後の免疫が低下しないとすれば、ワクチン接種を異なった時期に受けても、感染率の差異はないが、もし、免疫が低下した場合は、低下の程度次第で、ブレイクスルー感染率が高まると予測される。

年齢を 3 層にわけ、ワクチンの接種時期（本研究期間から何カ月前であるか）毎に、ブレイクスルー感染がどの程度起こったかを調べた。その結果、1 月後半に完全ワクチン接種を受けた 60 歳以上の場合、本試験期間中の感染率は、1,000 人当たり 3.3 人であった。2 月後半にワクチン接種を受けた場合で、2.2

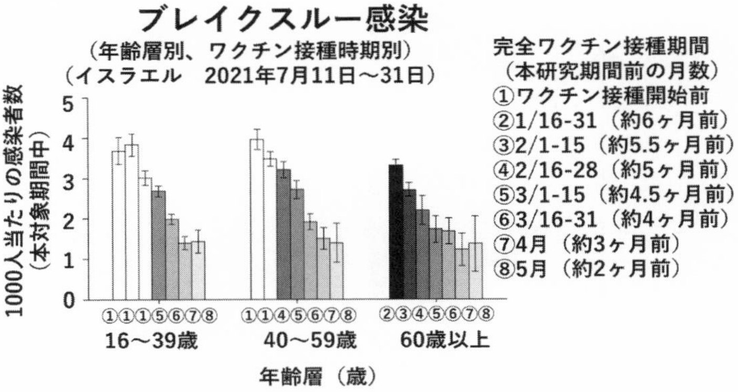

ブレイクスルー感染
（年齢層別、ワクチン接種時期別）
（イスラエル　2021年7月11日～31日）

1000人当たりの感染者数
（本対象期間中）

5
4
3
2
1
0

①①①⑤⑥⑦⑧
16～39歳
①①④⑤⑥⑦⑧
40～59歳
②③④⑤⑥⑦⑧
60歳以上

年齢層（歳）

完全ワクチン接種期間
（本研究期間前の月数）
①ワクチン接種開始前
②1/16-31（約6ヶ月前）
③2/1-15（約5.5ヶ月前）
④2/16-28（約5ヶ月前）
⑤3/1-15（約4.5ヶ月前）
⑥3/16-31（約4ヶ月前）
⑦4月（約3ヶ月前）
⑧5月（約2ヶ月前）

（出典：NEJM ホームページ October 27, 2021 DOI: 10.1056/NEJMoa2114228）

ワクチン接種後の免疫能の経時的変化

（2021年7月11日～31日の期間中のSARS-CoV-2感染に対する感染率比）

年齢層	ワクチン接種時期（2021年）						
	1/16-31	2/1-15	2/16-28	3/1-15	3/15-31	4/1-30	5/1-31
16-39歳							
感染率比（参照値対各期間）（95%CI）	0.8 (0.7-0.9)	0.7 (0.7-0.8)	0.9 (0.8-1.0)	参照値（＊）	1.2 (1.1-1.3)	1.5 (1.4-1.8)	1.6 (1.3-2.0)
調整済み感染率（10万人・週当たり）	108.7	117.9	93.4	85.7	72.7	55.4	52.1
40－59歳							
感染率比（参照値対各期間）（95%CI）	0.9 (0.8-1.0)	1.0 (0.9-1.0)	参照値（＊）	1.1 (1.0-1.2)	1.4 (1.3-1.6)	1.7 (1.4-2.1)	2.1 (1.4-3.0)
調整済み感染率（10万人・週当たり）	117.2	110.7	106.0	95.9	75.0	61.3	51.2
60歳以上							
感染率比（参照値対各期間）（95%CI）	参照値（＊）	1.1 (1.1-1.2)	1.3 (1.1-1.5)	1.6 (1.4-2.0)	1.6 (1.3-2.0)	2.2 (1.6-3.1)	2.2 (1.3-3.6)
調整済み感染率（10万人・週当たり）	105.7	92.4	82.3	64.3	65.2	47.9	49.1

（＊）参照値：ワクチン接種が可能となった時期

（出典：NEJM ホームページ October 27, 2021 DOI: 10.1056/NEJMoa2114228）

人、そして、3月後半のワクチン接種者で、1.7人となった。それ以外の年齢層でも同様の傾向が見られた。ワクチン接種後、経時的に免疫能が低下して、ブレイクスルー感染率が上昇していることがわかる。

確定SARS-CoV-2感染に関する回帰分析を行った結果示された（表）。表中の数値は、各年齢層でワクチン接種が可能となった最初の時期と各時期との感染率の比である。

例えば、60 歳以上の年齢層では、1 月後半にワクチン接種を受けた人は、2 月前半にワクチン接種を受けた人に比べて、感染率（10 万人 - 週当たり）が 1.1 倍高かった。5 月に比べると、1 月後半接種者でのブレイクスルー感染率は、2.2 倍高くなった。この傾向は他の年齢層でも同様であった。図示はしていないが、重症化に関しても、同様な傾向を示した。

イスラエルではこの結果も踏まえて、2021 年 6 月 30 日、イスラエル保健省が、ワクチン接種を少なくとも 5 カ月前に受けた人に対するブースター接種（第 3 回目接種）の承認を行った。

(BNT162b2 Vaccine in Israel Yair Goldberg et al., DOI: 10.1056/NEJMoa2114228)

8.2.7　自然感染免疫及びハイブリッド免疫

1. 自然感染免疫（スイス）

スイス・ジュネーブ大学病院のアントニオ・ライディらは、SARS-CoV-2 に対する抗体陽転後の再感染リスクの解析をした（8271）。2020 年 3 月 11 日の WHO のパンデミック宣言の後、2020 年 4 月から 6 月の間、ジュネーブで、本研究がなされた。

8,344 人の血清サーベイ参加者のうち、血清陽性の 498 人を選択して、996 人の血清陰性対照とマッチングさせた。フォローアップの平均期間の 35.6 週（SD 3.2）後、血清陽転者 498 人中 7 人（1.4%）が SARS-CoV-2 検査陽性であった。そのうち、5 人（1.0%）が再感染者であった。対照的に、感染率は、血清陰性対照者ではより高かった（15.5%、154 ／ 996)。従って、血清陽転者で SARS-CoV-2 検査陽性になるハザードは、94%（95% CI、86%～ 98%、P ＜ 0001）減少したことになる。この自然感染による予防効果のレベルは、ファイザー・ビオンテック社 BNT162b2 の初期のデータと同等であり、自然感染の場合は、その予防効果は、8 カ月以上保持されたことになる。

2. 自然感染者の免疫（18 カ月間持続）

イタリアの Associazione Naso Sano のプーヤ・ディーガニ・モバラキらは、「COVID-19 回復患者の IgG 抗体は、18 カ月持続し、その回復者にファイザー・ビオンテック社 BNT162b2 ワクチンを 2 回接種すると、抗体応答が見られた」ことを、査読前の論文で、報告した（8272）。イタリアのウンブリア地域で、2020年3月に感染したCOVID-19患者を対象にした。

抗体力価は、2段階で調べた。第1段階：2020年5月から2021年1月の間、SARS-CoV-2核カプシドタンパク質（NCP）に対するIgG抗体力価を経時的に測定した。第2段階：2021年2月から2021年9月まで、抗S-RBD抗体力価を経時的に測定した。S-RBDは、スパイクタンパク質の受容体結合ドメインである。本研究は、感染後から18カ月にわたる長期的な単施設経時的な観察研究である。本研究参加者は、グループA（COVID-19回復者で、BNT162b2ワクチンを2回接種した21人であるが、最終検体を採取できたのは、19人）とグループB（COVID-19回復者で、ワクチン未接種者の15人）に分けられた。

その結果、

1）グループBの参加者全員（n=15）が、感染後18カ月で、抗S-RBD抗体検査が陽性で、2020年3月以降、ウンブリア地域でも変異株感染の波に襲われたが、再感染者はゼロであった。
2）感染後18カ月後、抗NCP抗体は、34人中33人（97%）で観察された。従って、本結果から、抗NCP免疫アッセイは、感染誘導免疫の持続性の評価に有用であると思われた。現行の多くのワクチンは、SARS-CoV-2のスパイクタンパク質に対する免疫誘導を基本にしているので、ワクチンで誘導されない抗NCP測定が自然感染の指標としては重要である。
3）COVID-19回復者へのBNT162b2ワクチンの2回接種により、IgM力価は、0.773倍であったが、IgG力価は161倍増加した。抗体誘導効果は強大であったが、抗体力価の増加は短寿命であった。

これらの自然感染で獲得された免疫とは対照的に、感染歴のない人におけるワクチン誘導免疫は、比較的短寿命（69～173日の半減期）で、オミクロン株のような変異株に対しては、ブースター接種で抗体力価を増強させる必要がある。

現行のワクチンは、血清学的IgA応答のトリガーとなるが、ウイルスの侵入口である粘膜IgAを生成しない。この口腔粘膜免疫の貧弱な活性化は、“ウイルスの侵入サイトである標的細胞へのウイルス付着を防止することに失敗する”ことを意味する。対照的に、COVID-19感染からの回復者では、特異的なIgAが検出されているので、自然感染は、粘膜免疫を与えたことがわかる。

SARS-CoV-2 感染歴のある人へのワクチン接種で誘導される免疫に関して、ワクチン接種が感染後 6 カ月以上でも、野生型 SARS-CoV-2 に対する中和抗体はより高いレベルであった。

以下に述べるホールらの研究結果も加味すると、以前の COVID-19 感染（感染獲得免疫）が、BNT162b2 ワクチンの 2 回接種を受けた場合、SARS-CoV-2 抗体の強固で、長期間の、そして、持続的なレベルを誘導しているように思える。この自然感染とワクチン接種の“ハイブリッド免疫”は、“最も高く、最も持続的な予防効果を与えたことがわかった。

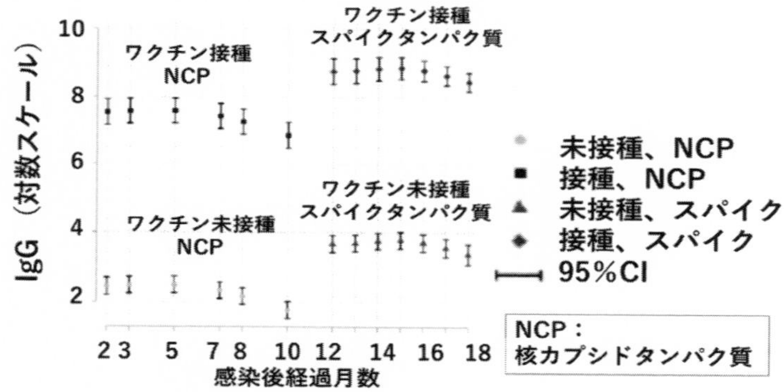

（出典：medRxiv January 20,2022 doi: https://doi.org/10.1101/2022.01.18.22269349）

3. ハイブリッド免疫（米国）

SARS-CoV-2 感染の前または後のワクチン接種により、効率的に変異株を中和する、しっかりとした体液性免疫及び抗体が誘導されることを、米国オレゴン健康科学大学のチモシー・ベイツらが報告した（8273）。COVID-19 から回復した人がワクチン接種後（ハイブリッド免疫）に、感染歴のないワクチンのみの接種者に比べて、免疫応答を増強させることは報告されていたが、ハイブリッド免疫の逆の順序、即ち、ワクチン接種後の再感染による免疫応答に関しての比較検討結果はなかった。

全部で 104 人の参加者である。その内訳は、1）完全ワクチン接種者で PCR 検査によりブレイクスルー感染が確定された 31 人、2）COVID-19 回復後 1 回（6 人）または 2 回（25 人）のワクチン接種されたグループ（ハイブリッド免疫）、そして、3）COVID-19 感染歴もブレイクスルー感染もない完全ワクチン接種の 42 人である。96 人が、BNT162b2 ワクチン接種、6 人が mRNA-1273 ワクチン接種、2 人が Ad26.COV2.S ワクチン接種を受けた。

その結果、

1）ワクチン接種の前または後の SARS-CoV-2 感染は、ワクチンの 2 回接種のみに比べて、有意により高いブースト効果を示し、そして、抗体応答の効力及び幅が同時に改善したように思えた。

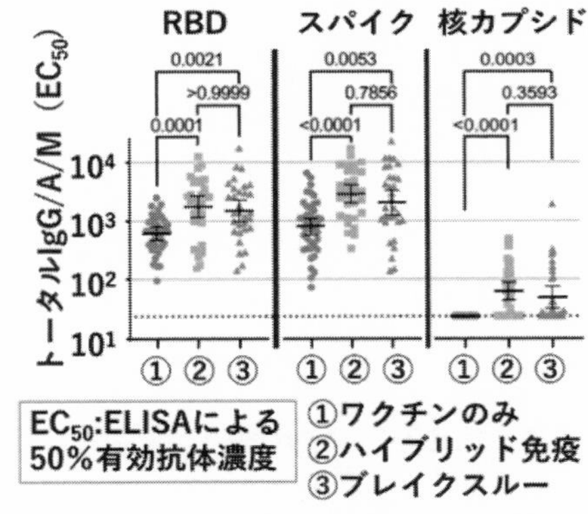

（出典：Science 誌ホームページ 18 February 2022DOI: 10.1126/sciimmunol.abn8014）

2）今まで、自然感染のみでは、感染予防できるのは短期間であると報告されていたので、感染歴の有無に関係なく、ワクチン接種の重要性が示された。ワクチンは、重症化及び死亡に対する予防効果があるからである。自然感染よりも前にワクチン接種を受けた方がより安全である。

3）従来の研究で、2 回目接種の 8 カ月後のブースター接種は、デルタ株に対する中和抗体力価を 6 ～ 12 倍改善したことが報告されていた。この結果は、“2 回ワクチン接種のみに比べて、デルタ株に対するブレイクスルー感染及びハイブリッド免疫グループで、それぞれ、8.5 倍及び 15.7 倍改善された”本研究結果と一致している。このことは、ブースターワクチン接種による改善の程度は、mRNA ワクチンの 1 回接種によるハイブリッド免疫も含めて、ワクチン接種と自然感染の組合せで見られた改善の程度と同程度であると思われる。

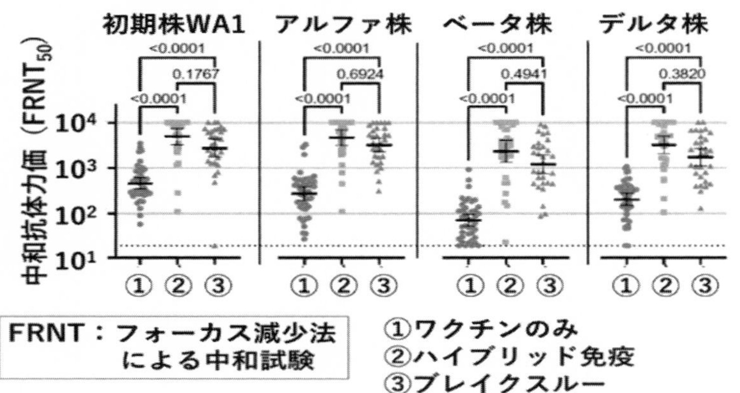

（出典：Science 誌ホームページ 18 February 2022　DOI: 10.1126/sciimmunol.abn8014）

4）従って、変異株交差反応性の中和抗体応答の確実な誘導にメモリー B 細胞が重要であることが示唆された。

4. ハイブリッド免疫（イスラエル及び英国）

自然感染誘導免疫を持った SARS-CoV-2 既感染者に COVID-19 ワクチン接種をすると、SARS-CoV-2 再感染に対する実質的な予防効果が追加されることが、2 つの研究グループから報告された。これらの研究は、オミクロン変異株が流行する前に実施されている。

イスラエルのクラリット・ヘルス・サービスのアリエール・ハンマーマンらは、COVID-19 回復後の BNT162b2 ワクチンの有効性に関する報告をした (8274)。COVID-19 から回復した人では、少なくとも 1 回の BNT162b2 ワクチン接種で、再感染のリスクを有意に低下させることがわかった。

また、英国健康安全保障局のビクトリア・ホールらは、COVID-19 ワクチン接種と既感染後の SARS-CoV-2 に対する予防の比較を行なった（8275)。

結果を要約すると、

1）BNT162b2 ワクチンの 2 回接種は、SARS-CoV-2 感染に対する高い短期的予防に関連した。この予防期間は、6 カ月後、かなり減少した。

2）感染で獲得した免疫は、ワクチンでブーストされると、感染後 1 年以上も高い免疫能を保持した。

5. 自然感染免疫とハイブリッド免疫（イスラエル）

イスラエルのテクニオン・イスラエル工科大学のヤィール・ゴールドバーグらは、1）自然感染で獲得した免疫、2）ワクチン接種で獲得した免疫、そして、3）自然感染とワクチン接種のハイブリッドで獲得した免疫（“ハイブリッド免疫”）の比較を行い、査読前の論文で発表した（8276)。

2021 年 8 月 1 日から 9 月 30 日までのイスラエル保健省のデータベースから、感染者またはワクチン（ファイザー・ビオンテック社 BNT162b2 ワクチン）接種者に関して、SARS-CoV-2 感染のデータを抽出して解析した。本解析は、570 万人以上のデータを含み、この期間、イスラエルでは、デルタ株が優勢であった。

今までの報告で、感染歴のある人が追加的なワクチン接種をしてもしなくても、未感染者で mRNA ワクチン接種を 2 回受けた人に比べて、SARS-CoV-2 の感染予防効果は比較的より高かった。本研究は、実世界の、そして、全国レベルでの自然及びハイブリッド免疫の減衰の定量化を行った。

結果として、

1）再感染に対する予防効果は、自然感染の時期からの時間とともに、低下するが、それにもかかわらず、自然感染による予防効果は、ワクチン 2 回接種で得られる予防効果に比べ、より高かった。

2）感染後の単回のワクチン接種は、予防効果の回復に寄与した。

6. （米国カリフォルニア）自然感染対ワクチン接種

米国 CDC の MMWR（罹患率と死亡率のウィークリーレポート）（2022 年 1 月 28 日）のグラフから、ワクチン接種無しの自然感染免疫のみで、

COVID-19 入院率をかなり低下させていることがわかる（8277）。米国カリフォルニアで、ワクチン接種の有無、COVID-19 感染歴の有無で 4 つのグループにおける入院発生率を比較した。ワクチン未接種で COVID-19 感染歴がないグループでは、入院の推定ハザード比がいちばん高く、次いで、ワクチン接種で COVID-19 感染歴がないグループ、そして、“ワクチン未接種で COVID-19 感染歴のある”グループと“ワクチン接種で COVID-19 感染歴のある”グループの順番となった。図からわかるように、COVID-19 感染歴がある場合は、ワクチン接種の有無に関わらず、同様の入院率となった。

ワクチン接種歴と感染歴の有無で区別した各集団でのCOVID-19関連入院発生率（カリフォルニア、2021年5月30日～11月13日）

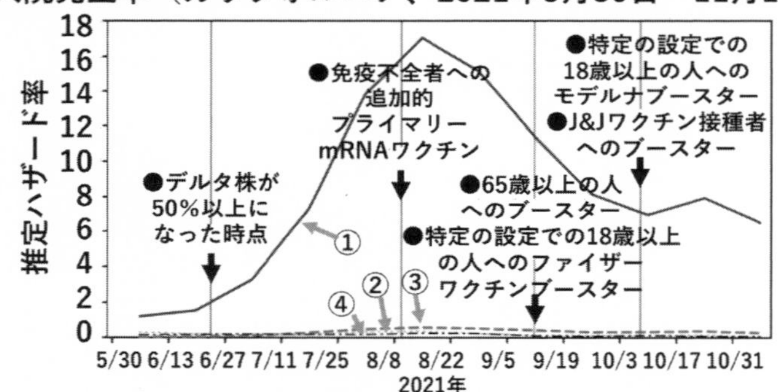

（出典：米国 CDC ホームページ　MMWR January 28, 2022 https://www.cdc.gov/mmwr/volumes/71/wr/mm7104e1.htm）

以上の論文から考えると、自然感染後の免疫とワクチン接種後の免疫のどちらが優れているのかは、判断が困難であるが、全体的に見ると、ハイブリッド免疫が、ワクチン接種のみの免疫または自然感染免疫よりも優れていると思われる。

8.2.8　ワクチン接種間隔を長くした場合の免疫は？

カナダのブリティッシュコロンビア大学のブライアン・グルナウらは、mRNA SARS-CoV-2 ワクチン接種間隔を長くした場合の免疫原性の変化の検討を行った（8281）。

ファイザー・ビオンテック社 BNT162b2 ワクチンとモデルナ社 mRNA-

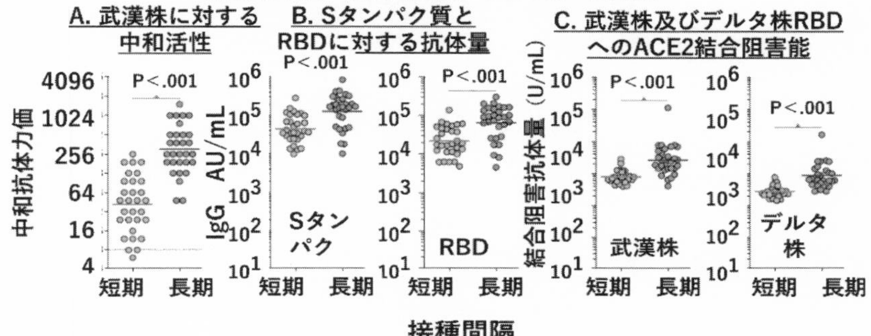

（出典：JAMA ホームページ　December 3, 2021 doi:10.1001/jama.2021.21921）

1273 ワクチンの標準的な接種間隔は、それぞれ、21 日と 28 日である。アストラゼネカ社ワクチン ChAdOx1 nCoV-19 の場合、ワクチン接種間隔を長くした場合、ワクチンの有効性が高くなることが報告されてきたが、mRNA ワクチンに関しては、接種間隔を長くした場合のデータがなかった。

本研究では、mRNA ワクチンは、BNT162b2 または mRNA-1273 のいずれかである。ワクチンの接種間隔を、短期（範囲、21 日～ 36 日間）と長期（範囲、102 日～ 118 日間）の２つのグループ（各グループ 30 人）での比較をした。

結果を要約すると、mRNA ワクチンの接種間隔を長くすることにより、免疫原性が改善され、さらに、本試験期間で優勢であったデルタ株に対しても効果的であった。本研究から、第１回目の mRNA ワクチン接種から、170 日～ 190 日（約半年）経過しても、ワクチンによるメモリーが残っていることが示唆されたので、その地域での感染状況、個々人の免疫不全状態、そして、ワクチン供給状況を総合的に勘案して、ワクチン接種間隔の検討を行えば良いと思われることがわかった。

“２回接種ワクチンの接種間隔は８週間が適当”

ワクチンの接種間隔に関する報告が多くなされてきているが、２回接種シリーズのワクチンに関しては、８週間が妥当であるとの見解が示された。米国カリフォルニアのプロビデンス・セント・ジョセフ・メディカルセンターの救急医、マイケル・ダイゴーとカリフォルニア大学サンフランシスコ校医学部教授のモニカ・ガンディーが、ワクチンの接種間隔に対する解説をしている（8282）。COVID-19 ワクチン接種間隔を延長する 3 つの主要な証拠として、免疫学的証拠、ワクチン有効率研究及び mRNA ワクチンの心筋炎の低リスクに関する安全性研究からの結果を挙げている。

従って、“8 週間への接種間隔の延長は、この心筋炎／心膜炎のリスクを減少させることとワクチン未接種の成人及び／または子供の懸念に対処することの両方からの最適間隔である”と考えられるようになってきた。この延長は全ての人に対してではなく、高齢者で、複数の基礎疾患をもった高齢者や免疫不全状態の人などは除かれる。さらに、このアプローチ法は、SARS-CoV-2 感染が拡大しているところでは好ましくはないと思われる。

8.2.9　ブースター接種（ワクチン 3 回目及び 4 回目）

1）イスラエル

医療従事者対象

イスラエルのテルアビブ・スーラスキー・メディカルセンターのアビシェイ・スピィツァーらは、イスラエルの医療従事者におけるファイザー・ビオンテック社 BNT162b2 ワクチンの 3 回目接種による SARS-CoV-2 感染予防効果を調べた（8291）。

第 3 回目のブースター接種をイスラエルの免疫能力のある医療従事者に行い、接種後の SARS-CoV-2 罹患率を調べた。ブースター接種群で、5 人が感染し、非ブースター接種群で 39 人が感染した（罹患率は、それぞれ、12.6 vs 116 ／ 10 万人・日）。時間依存性 Cox 回帰分析により、ブースター接種群の非ブースター接種群に対する SARS-CoV-2 感染の調整ハザード比は 0.07 で、ブースター接種による感染の相対的な低下は、推定で 93%となった。有症候性及び無症候性感染のリスクの低下は、同様な結果となった。それらを踏まえて、米国 CDC は、2 回接種 6 カ月後に第 3 回目のブースター接種を強く推奨している。その際、アデノウイルスベクターワクチンに比べて、より安全で、より効果のある mRNA ワクチンが好ましいとしている（8292）。

Cox 多変量回帰分析結果（イスラエル）

SARS-CoV-2感染、有症候性感染及び無症候性感染
（ブースター接種 vs 非ブースター接種）

評価項目	ブースター接種有り		ブースター接種無し		調整ハザード比（95%CI）	P値
	症例数	発生率＊	症例数	発生率＊		
感染	**5**	**12.8**	**39**	**116.1**	**0.07 (0.02 −0.20)**	＜0.001
有症候性感染	**3**	**7.6**	**28**	**83.3**	**0.07 (0.02 −0.25)**	＜0.001
無症候性感染	**2**	**5.1**	**11**	**32.7**	**0.08 (0.01 −0.48)**	**0.06**

＊発生率（10万人・日当たり）
（出典：JAMAホームページ January 10, 2022 doi:10.1001/jama.2021.23641）

60 歳以上の高齢者対象

2021 年 7 月 30 日、イスラエルで、60 歳以上で 5 カ月前以上に、ファイザー・ビオンテック社の BNT162b2 ワクチン接種を受けた人を対象に第 3 回目のブースター接種が承認された（8293）。BNT162b2 ワクチンの 2 回接種を受けた 60 歳以上で、2 回目接種から 5 カ月以上経過した人を 3 回目接種の対象とし、020 年 7 月 30 日から 8 月 31 日までのイスラエルのデータを用いて解析した。

ブースター接種から少なくとも 12 日後に、感染率が、ブースター接種群で、プラセボ群に比べて 11.3 倍低下した（95 % CI；10.4 ～ 12.3 倍）。また、重症化率は、ブースター接種群で、プラセボ群に比べて、19.5 倍（95 % CI：12.9 ～ 29.5 倍）低下した。ワクチン接種後少なくとも 12 日後の感染率

図　ブースター接種群と非ブースター接種群の感染率の比（減少倍率）

信頼区間の幅が大きいので、1日から25日までのデータを表示。
破線横線は、ブースター接種が追加的な予防効果がない倍率（即ち、1）を表す。95%信頼区間は、両端バーで示してある。

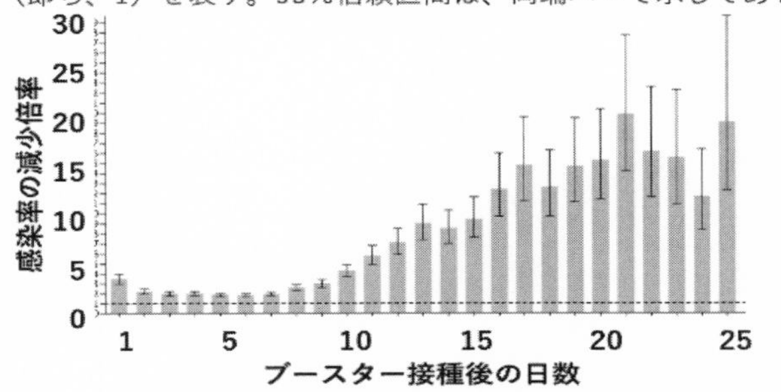

（出典：NEJM ホームページ September 15, 2021 DOI: 10.1056/NEJMoa2114255）

は、4～6日後に比べて、5.4倍低かった（95% CI；4.8～6.1倍）。

このように、第3回目のBNT162b2ワクチンブースター接種は、COVID-19罹患率及び重症化率を実質的に低下させせることがわかった。

2）オミクロン株

オミクロン株は、2021年11月に初めて報告され、パンゴ系列BA.1（B.1.1.529）としても知られている。スパイクタンパク質に36箇所の変異を持っている。デルタ株の場合は、9箇所の変異である。系統樹解析から、オミクロン株はアルファ系列から由来している。独ビオンテック社のアレクサンダー・ミュイクらは、米国サイエンス誌（2022年1月18日公開）に、BNT162b2ワクチンブースター接種によるオミクロン株に対する免疫応答の評価結果を発表した(8294)。BNT162b2ワクチンの2回接種後21日目の血清32検体とBNT162b2ワクチンの3回目接種後（2回目と3回目の接種間隔：中央値219日、範囲180～342日）1カ月の血清30検体を用いて、武漢株とオミクロン株に対する中和抗体力価を調べた。結論として、BNT162b2ワクチンの第3回目（ブースター）接種は、オミクロン株に対する抗体ベースの免疫を増強させせることがわかった。

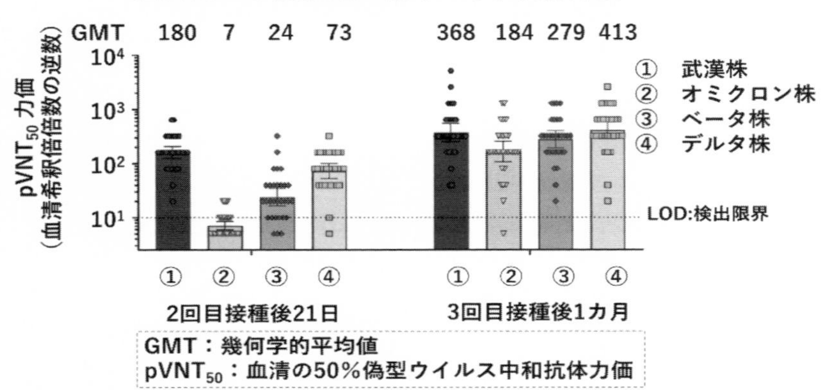

（出典：Science 18 Jan 2022 DOI: 10.1126/science.abn7591）

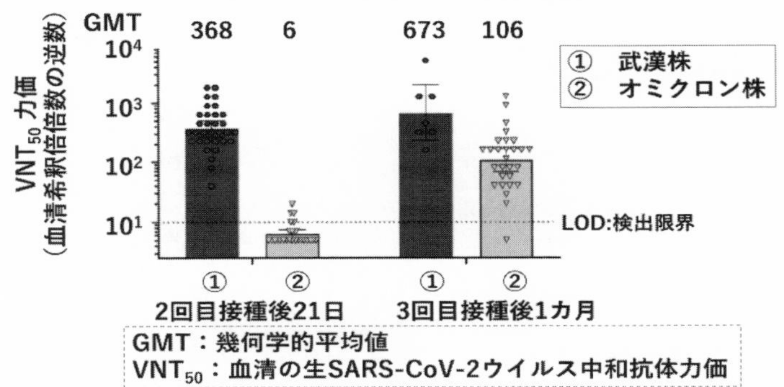

（出典：Science 18 Jan 2022 DOI: 10.1126/science.abn7591）

3）米国で承認されている 3 種類のワクチン

mRNA ワクチンのブースター接種が SARS-CoV-2 オミクロン株に有効であるかどうかに関する論文が、米国マサチューセッツ総合病院のウィルフレード・ガルシア - ベルトランらから、2021 年 12 月 23 日公開の米国セル誌で発表された（8295）。

ガルシア - ベルトランらは、オミクロン株が、ワクチン誘導体液性免疫逃避の可能性があるため、ワクチン接種者の血清の変異株に対する中和活性の検討を行った。米国で緊急使用許可がなされている 3 種類のワクチン接種者が対象。mRNA-1273 ワクチン接種者 88 人、BNT162b2 ワクチン接種者 111 人、そして、Ad26.COV2.S ワクチン接種者 40 人の血清の、野生株、デルタ株、オミクロン株の SARS-CoV-2 偽型ウイルスに対する中和活性能力の評価を行った。

結果として、

1）ほとんどのワクチン接種者（mRNA 両ワクチン 2 回の接種完了者、Ad26.COV2.S ワクチン単回接種者）の血清中に、オミクロン株に対する中和活性が見られなかった。

2）しかしながら、mRNA ワクチンでブースター接種（3 回目）を受けた人では、オミクロン株に対する中和活性を示した。この中和活性は、野生株よりもわずか４倍から６倍低い程度であった。このことから、中和抗体応答の交差反応性が高まったことが示唆された。

3）さらに、オミクロン株は、偽型ウイルス評価から、その他の変異株に比べて、感染性が高まっていることも明らかとなった。オミクロン株は、野生株に比べて約４倍、デルタ株に比べて約２倍、感染力が高かった。

野生株に対する中和抗体力価（幾何学的平均値　IU/mL）

	recent-vax群	distant-vax群	distant vax + infection群	booster-vax群
mRNA-1273	1,362	192	904	3,862
BNT162b	2,402	73	947	2,219
Ad26.COV2.S	42	33	603	1,201

オミクロン株に対する中和抗体力価（野生株に対する相対比）

	recent-vax群	distant-vax群	booster-vax群
mRNA-1273	43倍低下	9倍低下	6倍低下
BNT162b	122倍低下	12倍低下	4倍低下
Ad26.COV2.S		17倍低下	13倍低下

recent-vax群：感染歴が無く、最近3カ月以内のワクチン接種
distant-vax群：感染歴が無く、6から12カ月前のワクチン接種完了者
distant-vax群 + infection：感染歴が有り、6から12カ月前のワクチン接種完了者
booster-vax群：感染歴が無く、過去3カ月以内にブースター接種を受けた者

（出典：Cell 誌ホームページ［本文データから作表］Cell. 2022 Jan 6 doi: 10.1016/j.cell.2021.12.033）

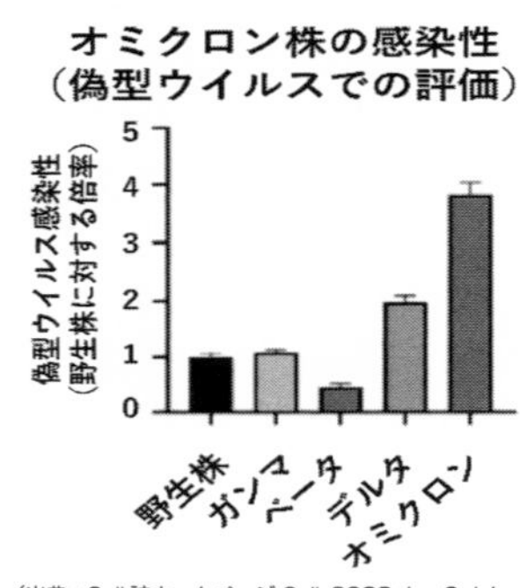

（出典：Cell 誌ホームページ Cell. 2022 Jan 6 doi: 10.1016/j.cell.2021.12.033）

この３回目の接種によりオミクロン株に対する中和活性が検出された理由として、1）スパイクタンパク質上の保存的なエピトープ（抗原決定基）を標的にした既存の、低レベルの中和抗体を増幅したか、または、2）既存の中和抗体の親和性を増加させて、それらの標的エピトープの変異に対する感受性を低下させたのか、あるいは、3）その両方であるのかと考えることができる。

4）神戸大学（医師対象）

神戸大などは、2021 年６月から 2022 年１月にかけて、ファイザー・ビオンテック社 BNT162b2 ワクチンを２回接種した神戸大学医学部付属病院の医師 82 人を対象として、接種後約２カ月と７カ月の時点の血清中における

SARS-CoV-2 変異株（オミクロン株を含む 9 に対する中和抗体を測定した。さらに、3 回目の接種（ブースター接種）を行なった 72 人の血清中の中和抗体を測定した（8296, 8297）。その結果、

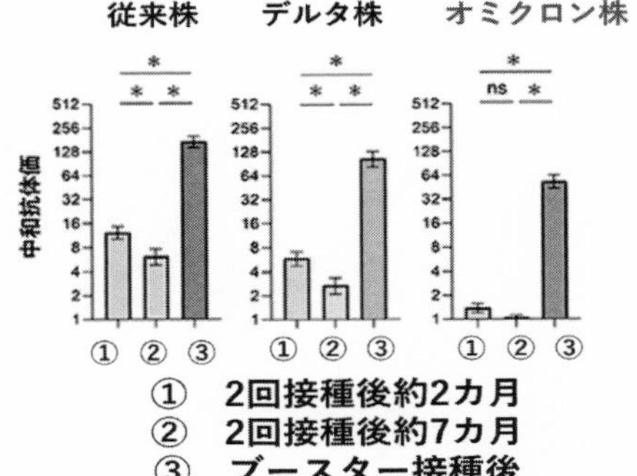

（出典：神戸大学ホームページ　2022 年 2 月 1 日　https://www.kobe-u.ac.jp/research_at_kobe/NEWS/collaborations/2022_02_01_02.html）

1）ワクチン接種後約 2 カ月の時点で、88 ～ 100％の接種者が従来株、アルファ株及びデルタ株などの変異株に対して中和抗体を保有していたが、オミクロン株に対する保有率はわずか 28％であった。
2）ワクチン接種の約 7 カ月後では、従来株に対しては 93％、デルタ株に対しては 67％が中和抗体を持っていたが、オミクロン株に対してはわずか 6％しか中和抗体を保有していなかった。
3）ブースター（3 回目）接種を受けた 72 人の解析では、全員（100％）がオミクロン株に対する中和抗体を獲得し、さらに、その抗体価は、2 回接種後 2 カ月および 7 カ月より、それぞれ、32 倍および 39 倍上昇した。
4）副反応に関しては、ワクチン接種後に発熱、倦怠感の出現する頻度は 1 ～ 2 回目接種よりもブースター接種で増加する傾向があったが（発熱：33％、倦怠感：63％）、それらの副反応と産生された中和抗体価に相関はなかった。

5）ブースター接種の安全性及び有効性

ブラジルのシスタードゥルセ慈善事業財団（OSID）のエドソン・モレイララらは、BNT162b2 ワクチンの第 3 回目接種の安全性及び有効性を報告した（8298）。2021 年 7 月 1 日から 8 月 10 日まで、米国、南アフリカ及びブラジルでの 123 箇所で、第 3 回目の接種を 5,081 人、そして、プラセボ（生理食塩水）を 5,044 人に接種した。COVID-19 に対するワクチンの安全性及び有効性の評価は、第 3 回目接種後 7 日目から開始した。2 回目接種と 3 回目接種の間隔（中央値）は、ワクチン群で 10.8 カ月、プラセボ群 10.7 カ月で、フォローアッ

プの期間（中央値）は 2.5 カ月であった。その結果、

1）第 3 回目接種後の局所的及び全身性反応原性イベントは、一般的には、低グレードであった。何らかの副反応の報告は、ワクチン接種群（5,055 人）で 25.0%。プラセボ群(5,020 人)で 6.5%であった。注射部位の痛み、倦怠感、頭痛、筋肉痛、悪寒などが報告された。

2）SARS-CoV-2 感染歴のない参加者の中で、第 3 回目の接種後 7 日以降に COVID-19 発症が、ワクチン接種群で 6 人、そして、プラセボ群で 123 人、観察され、相対的なワクチン有効率は、95.3%（95% CI、89.5%～98.3%）となった。

BNT162b2ワクチン第3回目接種後のCOVID-19累積罹患率

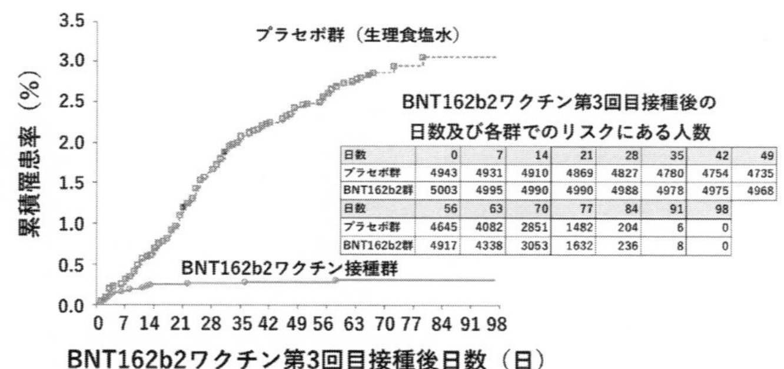

BNT162b2ワクチン第3回目接種後日数（日）

BNT162b2ワクチン第3回目接種後の
日数及び各群でのリスクにある人数

日数	0	7	14	21	28	35	42	49
プラセボ群	4943	4931	4910	4869	4827	4780	4754	4735
BNT162b2群	5003	4995	4990	4990	4988	4978	4975	4968
日数	56	63	70	77	84	91	98	
プラセボ群	4645	4082	2851	1482	204	6	0	
BNT162b2群	4917	4338	3053	1632	236	8	0	

(出典：NEJM ホームページ March 23, 2022 DOI: 10.1056/NEJMoa2200674)

また、COVID-19 mRNA ワクチンの 3 回目の接種の安全性に関しては、米国マサチューセッツの nference 社のミシェル・ニーセンらからも報告された(8299)。米国メイヨークリニックエンタープライズの電子健康記録（3 回ワクチン接種者 47,999 人）を用いて、mRNA ワクチン接種の安全性の解析を行なった。その結果、ワクチン接種前及びワクチン２回接種後と比べて、3 回目の接種で、

副反応イベントに対するリスク差

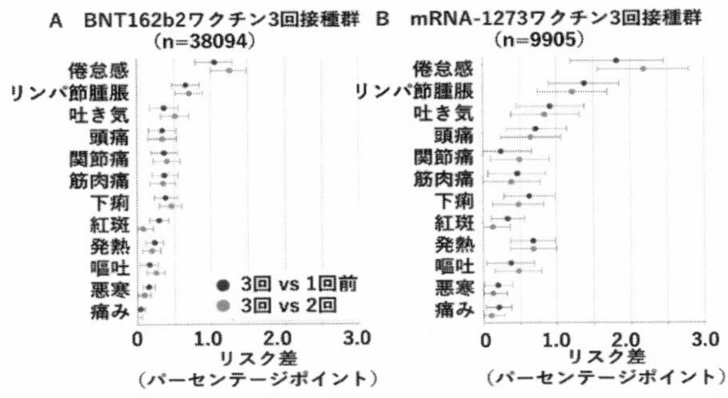

（出典：JAMA ホームページ April 14, 2022 doi:10.1001/jamanetworkopen.2022.7038）

アナフィラキシー、脳静脈洞血栓症（CVST）、心筋症や心膜炎などの重度の副反応イベントの報告に有意な差異はなかった。有意な増加が見られたのは、低重症度の倦怠感、リンパ節腫脹、吐き気及び頭痛であった。従って、これらの知見から、COVID-19 mRNAワクチンの３回目接種が安全であることが示唆された。

6）オミクロン株亜種 BA.1 及び BA.2 に対する効果

SARS-CoV-2 オミクロン株は、BA.1、BA.2 及び BA.3 が主要な亜種として知られている。BA.1 と BA.2 は、共通の変異を持っているが、それぞれ独自の変異も持っている。米国ベス・イスラエル・ディーコネス医療センターのジンヨウ・ユーらは、ワクチン接種とそれらの亜種に対する中和抗体力価の検討を行なった（82910）。

ファイザー・ビオンテック社 BNT162b2 ワクチン接種及びブースター接種を受けた、感染歴のない 24 人と、ワクチン接種状態とは関係のない SARS-CoV-2 感染歴のある 8 人における親株（WA1/2020）と SARS-CoV-2 オミクロン BA.1 及び BA.2 亜種に対する中和抗体応答の評価を行なった。中和抗体力価は、最初の BNT162b2 ワクチン接種（プライム）後 2 週間、ブースター接種前（最初のワクチン接種の 6 カ月後）及びブースター接種後 2 週間の検体で測定した。SARS-CoV-2 感染歴のある 8 人のうち 7 人は、ワクチン接種を受けていた。力価は、BA.1 と思われるオミクロン株による感染が診断された後 14 日（中央値）で測定した。

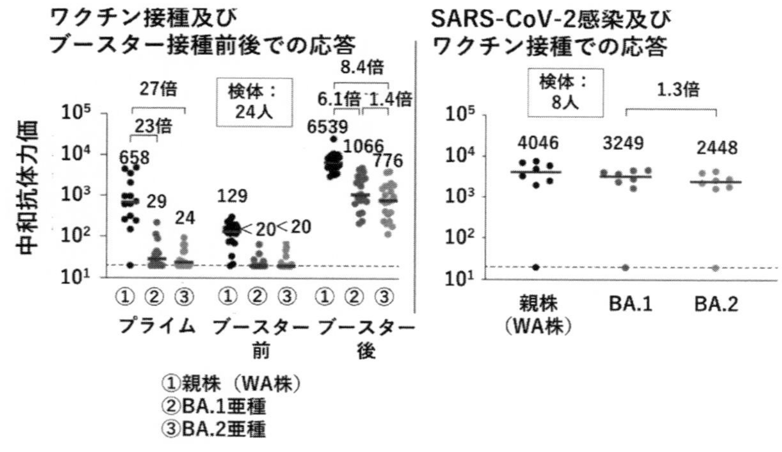

（出典：NEJM ホームページ March 16, 2022 DOI: 10.1056/NEJMc2201849）

結論

1）BA.2 に対する中和抗体力価は、BA.1 に対する中和抗体力価よりも、1.3 ～ 1.4 倍低かったが、同様であった。

2）BNT162b2 ワクチンの第 3 回目（ブースター）接種は、BA.1 または BA.2 に対する一貫した中和抗体力価の誘導に必要であった。

3）恐らく BA.1 の感染を受け、ワクチン接種を受けた人では、BA.2 に対する強力な中和抗体力価が生じた。このことは、実質的な程度の交差反応性自然免疫を意味している。

4）これらの知見は、公衆衛生上重要な意味を持ち、そして、BA.1 の波における BA.2 の割合の増加は、たぶん、免疫逃避の昂進よりもむしろ感染力の増加に関連していることを示唆している。

7）ブースター接種 2 回（4 回ワクチン接種）

医療従事者対象

イスラエルのシェバメディカルセンターのギリ・レゲブ - ヨチャイらは、ファイザー・ビオンテック社 BNT162b2 ワクチンかモデルナ社 mRNA-1273 ワクチンの３回接種後４カ月目で、第４回目のワクチン接種を行なった(82911)。シェバの医療従事者 1,050 人のうち、154 人が、BNT162b2 ワクチンの 4

4回目ワクチン接種後の中和活性評価

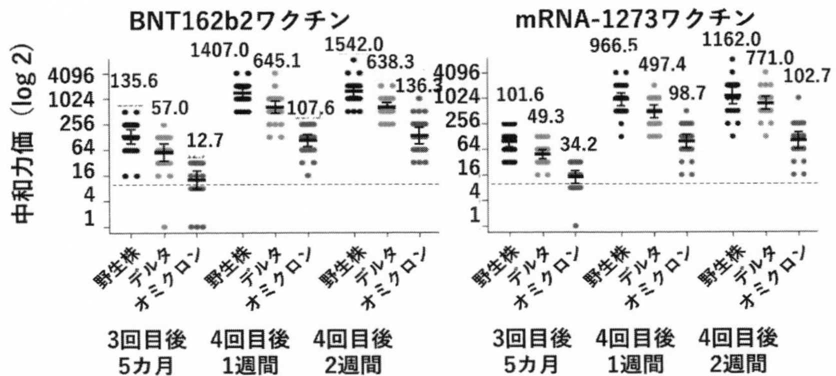

(出典：NEJM March 16, 2022 DOI: 10.1056/NEJMc2202542)

回目接種、その１週間後に、120人が、mRNA-1273ワクチンの第４回目接種を受けた。

結論として、

1）第４回目のmRNAワクチンは、免疫原性があり、安全で、そして、幾分有効（主に、有症状COVID-19疾患に対して）であった。

2）第４回目の初期の応答を第３回目のピーク応答と比較すると、体液性応答またはオミクロン株特異的中和抗体レベルで、実質的な差異はなかった。

3）第３回目接種が第２回目接種よりも優れていたとの以前のデータを加味すると、mRNAワクチンの最大の免疫原性は、第３回目接種後に達成され、そして、抗体レベルは、第４回目接種で回復された。

4）医療従事者の感染に対する低いワクチン有効率は、比較的高いウイルス量同様に、感染した人々は、感染性があることが示唆された。

5）このように、健康な若い医療従事者への第４回目のワクチン接種は、わずかばかりの恩恵があるだけかもしれない。本研究では、高齢及び弱者集団での検討はなされていない。

60 歳以上高齢者対象

イスラエルのワイズマン研究所のイノン・バー - オンらは、BNT162b2 ワクチンの 4 回目接種で、オミクロン株の感染及び重症化予を防できることを報告した（82912）。

2022 年 1 月 2 日、イスラエルでは、60 歳以上への BNT162b2 ワクチンの第 4 回目接種が開始された。2022 年 1 月 10 日から 3 月 2 日までの本研究期間は、オミクロン変異株が優勢であった時期で、第 4 回目のワクチン接種から 8 日以降の感染率と重症 COVID-19 率を経時的に解析した。

その結果、

1）重症 COVID-19 症例数は、10 万人·日当たり、4 回接種グループで、1.5、3 回接種グループで、3.9、そして、内部基準グループで、4.2 であった。第 4 回目接種後 4 週目で、調整重症 COVID-19 率は、3 回接種グループと比べて、3.5 倍（95% CI、2.7 ～ 4.6)、低下し、そして、内部基準グループに比べて、2.3 倍（95% CI、1.7 ～ 3.3）低下した。重症化予防効果は、第 4 回目接種後 6 週間、低下しなかった。

2）確定感染症例数は、10 万人・日当たり、4 回接種グループで、177、3 回接種グループで、361、そして、内部基準グループで、388 であった。第 4 回目接種後 4 週目の調整確定感染率は、3 回接種グループよりも、2.0 倍（95 % CI、1.9 ～ 2.1）低く、そして、内部基準グループよりも、1.8 倍(95% CI、1.7 ～ 1.9）低かった。この予防効果は、4 回目接種後数週間で、低下し始めた。

（イスラエル）第4回目BNT162b2ワクチン接種によ
感染及び重症化予防効果（第3回目との比較）

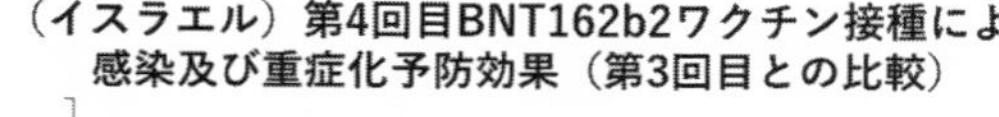

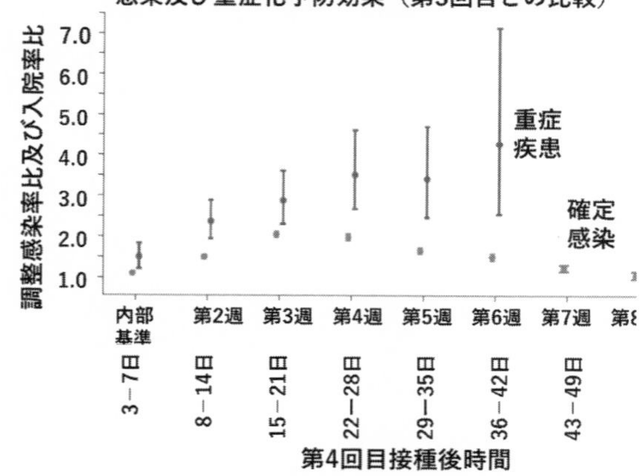

（出典：NEJM ホームページ April 5, 2022 DOI: 10.1056/NEJMoa2201570）

8.2.10　ワクチン接種と精子

ワクチン接種の忌避の理由の1つに、生殖能力に関する潜在的な不安がある。ワクチンの臨床試験で、生殖毒性に関する評価はなされていなかったので、米国マイアミ大学のダニエル・ゴンザレスらは、COVID-19 mRNAワクチン接種前後の精子パラメーターの変化の研究を行った（82101）。

COVID-19 mRNAワクチン（ファイザー・ビオンテック社またはモデルナ社）の第1回目の接種と第2回目の接種の約70日後、2日から7日の禁欲の後、不妊の問題がないことが事前に確認した参加者から、精子検体を採取した。2020年12月17日から2021年1月12日の間、45人のボランティア男性（年齢中央値28歳;四分位範囲IQR、25歳～31歳）が参加した。フォローアップ検体は、第2回目接種の後、中央値75日目（IQR、70日～86日）で採取した。本研究は、2021年4月24日に終了した。

表　COVID-19 mRNAワクチン接種前後の精子パラメーター

パラメーター	正常値	中央値（IQR）		P値
		ベースライン	フォローアップ	
参加者数		45	45	
容量（mL）	＞1.5	2.2（1.5-2.8）	2.7（1.8-3.6）	0.01
精子濃度（百万個/mL）	＞15	26（19.5-34）	30（21.5-40.5）	0.02
全運動度（%）	＞40	58（52.5-65）	65（58-70）	0.001
TMSC（総運動精子数：百万個）	＞9	36（18-51）	44（27.5-98）	0.001

*IQR：四分位範囲

*TMSC：Total motile sperm count

（出典：JAMAホームページ June 17, 2021. doi:10.1001/jama.2021.9976）

ワクチン接種後に、すべての精子のパラメーターが統計的に有意に増加したが、変化の大きさは、正常な個人の変動の範囲内である。この増加は、第2回目の検体採取前の禁欲期間の増加によるのかもしれない。本研究の限界としては、参加者数が少ないことであるが、本研究の時間軸は、精子の完全な生活環をカバーしている。精子が産生され、完全に成熟する期間は、約3カ月である。

COVID-19ワクチン接種の通常の副反応は、注射部位での筋肉痛及び筋肉及び関節の痛みを伴うインフルエンザ様症状であるが、通常、2～3日で回復すると、米国ワシントン大学のブラドリイ・アナワルト氏は述べている（82102）。

8.2.11　ノセボ効果（ワクチン臨床試験のプラセボ群）

「COVID-19ワクチン接種後の普通に見られる副反応の3分の2以上は、ワクチンそれ自体ではなく、プラセボ効果のネガティブ版に起因する」との研究が報告された（英国ガーディアン　2022 年 1 月 18 日)。

米国ハーバードメディカルスクールのジュリア・ハースらは、COVID-19 ワクチン臨床試験のプラセボ群における副反応の報告頻度に関して、体系的レビュー及びメタ解析を行った（82111)。2021 年 7 月 14 日までに発表された論文に関して、Medline（PubMed）と“対照試験のコクランセントラルレジスター（CENTRAL)”データベースを体系的に検索した。副反応報告がある

COVID-19 ワクチン接種群とプラセボ群における全身性副反応

	割合（%）	95%CI
第1回接種		
プラセボ群	**35.2%**	26.8%〜43.7%
ワクチン接種群	**46.3%**	38.2%〜54.3%
第2回接種		
プラセボ群	**31.8%**	28.7%〜35.0%
ワクチン接種群	**61.4%**	47.4%〜75.4%

(出典：JAMA ホームページ、一部抜粋、JAMA January 18, 2022 doi:10.1001/jamanetworkopen.2021.43955)

プラセボ群とワクチン接種群の副反応発生率の比較

		プラセボ群 副反応報告者の%（95%CI）		ワクチン接種群 副反応報告者の%（95%CI）		対数オッズ比（95%CI）		標準化された平均差（95%CI）	
副反応全体		**30.6%**	19.5%〜41.7%	**76.2%**	55.2%〜97.2%	**-2.33**	-3.65〜-1.02	**-1.29**	-2.01〜-0.56
局所的副反応									
	全体	**12.7%**	8.4%〜17.1%	**70.4%**	57.9%〜83.0%	**-2.93**	-3.70〜-2.15	**-1.61**	-2.04〜-1.19
	第1回	**16.2%**	11.3%〜21.1%	**66.7%**	53.2%〜80.3%	**-2.44**	-3.21〜-1.60	**-1.34**	-1.77〜-0.92
	第2回	**11.8%**	6.6%〜17.1%	**72.8%**	57.4%〜88.2%	**-3.15**	-3.91〜-2.39	**-1.74**	-2.16〜-1.32
全身性副反応									
	全体	**29.8%**	23.0%〜36.5%	**56.8%**	47.1%〜66.5%	**-1.13**	-1.61〜-0.65	**-0.62**	-0.89〜-0.36
	第1回	**35.2%**	26.7%〜43.7%	**46.3%**	38.1%〜54.3%	**-0.47**	-0.54〜-0.40	**-0.26**	-0.30〜-0.22
	第2回	**31.8%**	28.7%〜35.0%	**61.4%**	47.4%〜75.4%	**-1.36**	-1.86〜-0.86	**-0.75**	-1.03〜-0.47

(出典：JAMA ホームページ、一部抜粋、JAMA January 18, 2022 doi:10.1001/jamanetworkopen.2021.43955)

12の論文（45,380人の参加者：22,578人がプラセボ投与者、22,802人がワクチン接種者）を解析した。これらすべてのプラセボ群は、ワクチンの代わりに生理食塩水を注射した。12報の内訳は、mRNAが5報、タンパク質ベースが5報、そして、ウイルスベクターが2報である。16歳以上の成人を対象にしたランダム化臨床試験で、注射後7日以内の副反応の評価がされているものを選んだ。ランダム化臨床試験の体系的レビューのいくつかで、プラセボ群でも、副反応の発生頻度が相当あったことが示された。プラセボにより誘導されると思われる副反応は、しばしば、"ノセボ応答"と呼ばれていて、この応答は、"副反応に対する通常のバックグラウンド症状、不安及び予想"の誤帰属により引き起こされると考えられている。

結論として、このCOVID-19ワクチンに関する体系的レビュー及びメタ解析で、ワクチン接種群は、プラセボ群よりも、確かに、副反応が有意により多く報告されたが、プラセボ群で報告された副反応発生率は、それでも相当なものであった。公的なワクチン接種プログラムはこれらのプラセボ群での高い副反応発生率を熟慮すべきである。このノセボ応答を一般の人々に知らせることが、COVID-19ワクチン接種に関する心配を和らげて、結果的に、ワクチン忌避の人々が少なくなるかもしれない。

8.2.12　妊娠女性及び母乳

1）ワクチン接種または自然感染母親の幼児の抗体

妊娠中の女性へのCOVID-19ワクチン接種により、出生時に臍帯血に検出できる機能的な抗スパイクタンパク質（S）IgG抗体が母親の血液中に産生され、そして、その抗体がCOVID-19から新生児と幼児を防御することができる。臍帯の抗S IgG力価は、母親の力価と相関し、そして、妊娠中期の後半と妊娠後期の早期でのワクチン接種後に最も高くなる。

米国マサチューセッツ総合病院のライディア・シュークらは、幼児の血液中のワクチン誘導の母親の抗S IgGの持続性と、母親のワクチン接種と自然感染後の幼児の抗S IgGの持続性の検討を行った（82121）。本研究は、妊娠20週から32週に、1）mRNA　COVID-19ワクチン接種を受けたか、または、2）SARS-CoV-2に感染したかの女性を対象にした。幼児のフォローアップは、

2021 年 7 月 21 日から 10 月 22 日まで実施された。従来の研究で、出産時近くのワクチン接種よりも、この期間中でのワクチン接種の方が、抗体の経胎盤移行が優れていたことがわかっていた。

ワクチン接種妊婦 77 人と有症候性 SARS-CoV-2 感染した妊婦 12 人の解析を行った。2 カ月目に、ワクチン接種母親の幼児 49 人から、毛細血管血清検体を採取して、6 カ月目に、血清検体が、ワクチン接種母親の幼児 28 人及び感染母親の幼児 12 人から採取された。

その結果、

1）ワクチン接種母親は、出産時に、感染母親の抗体力価（平均 0.65 吸光度）に比べて、有意に高い抗体力価（平均 2.03 吸光度）を持っていた。

2）同様に、臍帯血の平均抗体力価は、ワクチン接種後の方が、自然感染に比べて、高かった（それぞれ、2.17 吸光度と 1.00 吸光度）。

3）ワクチン接種母親の幼児で、2 カ月目で、98%（48 ／ 49）が検出可能な抗 S IgG 抗体を持っていた。2 カ月目の平均力価は、1.29 吸光度で、出産時の母親の力価と臍帯力価は相関した。

4) ワクチン接種は、自然感染よりも、幼児での抗体力価が高く、そして、持続した。6 カ月目で、ワクチン接種の母親から生まれた幼児の 57%（16/28）が検出可能な抗体を持っていたが、感染母親から生まれた幼児では、8%（1/12）であった。

ワクチン接種または自然感染した母親とその幼児の抗体

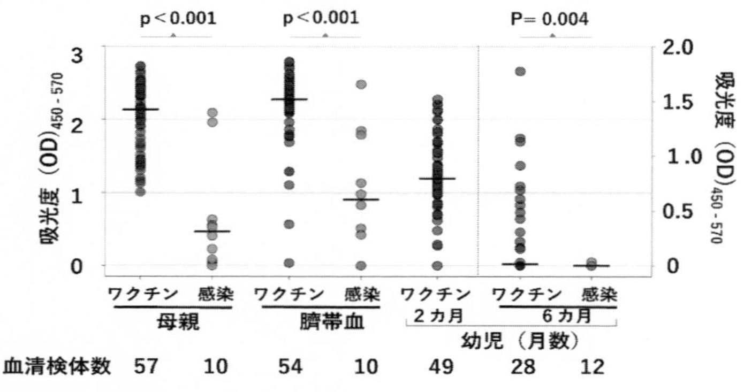

(出典：JAMA. February 7, 2022. doi:10.1001/jama.2022.1206)

5）母親も臍帯の抗体力価も、6 カ月目の幼児の抗 S IgG 力価と有意な相関関係はなかった。この時点では、幼児の 43%で抗体は、検出できなかった。

幼児のこの抗体力価が COVID-19 に対して防御的であるかどうかは不明ではあるが、本研究の知見は、妊婦が COVID-19 ワクチン接種を受ける、更なる動機を与える。

2）COVID-19 ワクチン接種後の母乳中の抗体

COVID-19 は、通常、子供では軽度であるが、新生児や幼児では、もっと重症化し易い。母乳は、多くは疾患特異的な抗体のために、感染予防において重要な役割を果たしていると考えられている。SARS-CoV-2 に対する抗体は、既感染女性の母乳中に、SARS-CoV-2 ワクチン接種後同様に、存在し、そして、ウイルスを中和する能力がある。授乳中の母親へのワクチン接種は、母親ばかりではなく、授乳される幼児も、防御するかもしれないので、この効果の知識は、SARS-CoV-2 ワクチン接種の決定において、医療従事者及び授乳中の女性の指導に重要である。このような背景の中で、オランダのエンマ子供病院のハンナ・ユンカーらは、4 種類の COVID-19 ワクチン接種後の母乳中の抗体を調べた(82122)。

オランダで使用できる全部で 4 種類のワクチン、即ち、2 種類の mRNA ベースのワクチン（ファイザー・ビオンテック社 BNT162b2 とモデルナ社

各種ワクチン接種後の母乳中の抗体検出割合

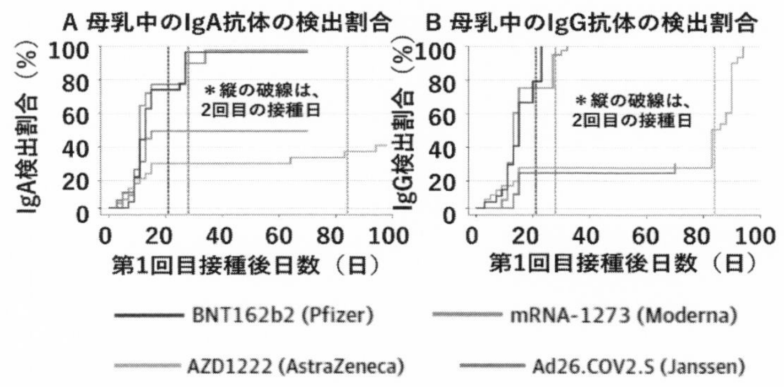

（出典：JAMA March 14, 2022 doi:10.1001/jamapediatrics.2022.0084)）

mRNA-1273）と2種類のベクターベースのワクチン〔アストラゼネカ社ChAdOx1 nCoV-19（AZD1222）とジョンソン・エンド・ジョンソン（ヤンセン）社 Ad26.COV2.S〕の評価を行なった。授乳中の女性（124人）の母乳検体は、それぞれ、100日間で、17検体採取した（全部で1650検体採取した）。採取期間は、2021年1月から7月である。

要約すると、

1. 母乳中のSARS-CoV-2特異的IgA抗体は、mRNAベースのワクチン接種者で、ベクターベースのワクチン接種者に比べて、より高い頻度で検出された。
2. さらに、IgGは、2回接種を受けた全ての参加者で、ワクチンタイプに関係なく、検出された。しかしながら、IgGは、mRNAワクチンのいずれかでの接種後、早期に検出可能であった。

母乳の中で最も豊富にある抗体はIgA抗体であり、この抗体が、侵入ウイルスに対する最初の防御で重要な役割を果たしている。現時点で、母乳中のIgAが直接的に呼吸器感染に対する防御をしているとの確実な証拠は無いが、このIgAが重要な役割を果たしている可能性は高い。本研究結果に基づき、mRNAベースのワクチンは、授乳中の女性が、幼児に抗体を移行させたい時は、彼女らにとって、最適な選択肢であると思われる。

8.2.13 mRNAワクチンと心筋炎

心筋炎は、年齢的には二峰性分布で、幼児期と思春期において発生頻度が高い、心筋の炎症性状態である。心筋炎の臨床的所見と経過には変動があり、ある患者では、治療を必要としないが、ある患者では重度の心不全となり、心臓移植が必要となる場合もあり、または死亡に至ることもある。

ワクチン接種が心筋炎の引き金となるとの仮説もあるが、天然痘ワクチンのみが、米国軍人における研究報告で、心筋炎との因果関係の相関性が示されている。この場合、ワクチン接種後、7日から12日で通常起こった。mRNA COVID-19ワクチンが心筋炎の遠因となるのかどうかに関して、検討が進められている。

1.（米国）mRNAワクチン接種後の心筋炎症例

米国のワクチン副反応報告システムVAERSは、全国的自発的報告（受動的監視）システムで、潜在的なワクチン副反応イベントの早期の警告システムとして機能している。米国CDCのマシュー・オスターらは、このVAERSを用いて、2020年12月から2021年8月の間にmRNAベースのCOVID-19ワクチン接種の後で発生した心筋炎の解析をした（82131）。米国の12歳以上の192,405,448人が対象者で、それらのデータを、2021年9月30日で、解析処理した。研究対象ワクチンは、ファイザー・ビオンテック社BNT162b2またはモデルナ社mRNA-1273である。対照データとして、年齢及び性別の心筋炎の予測発生率は、2017年から2019年のデータを用いて計算した。

（米国）mRNAワクチン接種後の心筋炎症例（100万回当たり）

		BNT162b2		mRNA-1273		予想症例数＊
		第1回目	第2回目	第1回目	第2回目	
男性						
	12～15歳	7.06	70.73			0.53
	16～17歳	7.26	105.86			1.34
	18～24歳	3.82	52.43	10.73	56.31	1.76
	25～29歳	1.74	17.28	4.88	24.18	1.45
	30～39歳	0.54	7.10	3.00	7.93	0.63
	40～49歳	0.55	3.50	0.59	4.27	0.78
	50～64歳	0.42	0.68	0.62	0.85	0.77
	65歳以上	0.19	0.32	0.18	0.51	
女性						
	12～15歳	0.49	6.35			0.17
	16～17歳	0.84	10.98			0.42
	18～24歳	0.18	4.12	0.96	6.87	0.38
	25～29歳	0.26	2.23	0.41	8.22	0.48
	30～39歳	0.72	1.02	0.74	0.68	0.47
	40～49歳	0.24	1.73	0.18	1.89	0.89
	50～64歳	0.37	0.51	0.65	0.43	1.00
	65歳以上	0.08	0.35		0.26	

＊予想症例数：対照として、年齢及び性別の心筋炎の予測発症数は、2017年から2019年のデータを用いて計算

（出典：JAMA. ホームページ Jan 25, 2022 doi:10.1001/jama.2021.24110）

結果

この試験期間中に、192,405,448人が、全部で354,100,845回のmRNAワクチン接種を受けた。そして、VAERSの心筋炎の報告は1,991例で、そのうち1,626例が心筋炎の症例定義に合致した。心筋炎患者に関して、年齢の中央値は、21歳（四分位範囲、16歳～31歳）で、発症までの時間の中央値は、2日（四分位範囲、1日～3日）であった。男性が全体の82%を占めた。COVID-19ワクチン接種後7日以内の心筋炎の報告率は、心筋炎の発生の予測値を多くの年齢層及び両性で上回った。

2.（日本）mRNAワクチン接種後の心筋炎症例

日本の厚生労働省のデータでは、mRNAワクチン接種後の心筋炎が疑われた

（日本）心筋炎が疑われた報告頻度

（100万回接種当たり、第1回目と第2回目の合計）
＊2021年12月24日報告時点

	BNT162b2		mRNA-1273	
	男性	女性	男性	女性
12〜14歳	26.1	3.0	80.0	0.0
15〜19歳	25.5	4.8	98.7	2.5
20〜24歳	16.0	1.2	55.0	2.2
25〜29歳	11.6	1.7	38.9	2.8
30〜34歳	4.6	1.5	11.8	3.2
35〜39歳	2.5	2.9	3.0	3.0
40〜44歳	4.1	1.7	5.9	3.0
45〜49歳	1.6	1.1	5.2	5.2
50〜54歳	1.6	1.7	1.0	4.4
55〜59歳	2.2	0.6	2.6	0.0
60〜64歳	0.7	1.6	0.0	0.0
65〜69歳	1.8	0.8	4.3	5.7
70〜74歳	0.7	1.5	0.0	0.0
75〜79歳	1.5	0.3	0.0	0.0
80歳以上	2.0	1.7	0.0	0.0

出典：厚生労働省ホームページ https://www.cov19-vaccine.mhlw.go.jp/qa/0079.html）

報告頻度（1回目接種と2回目接種後の報告の合計）は左の表である。

3.（デンマーク）ファイザー・ビオンテック社とモデルナ社ワクチンの比較

英国インペリアル・カレッジ・ロンドンのアンダース・ハズビーらは、デンマークでのSARS-CoV-2ワクチンと心筋炎または心膜炎との関係性を調べた（82132）。

12歳以上の4,981,775人を、2020年10月1日から2021年10月5日までフォローした。フォローアップの期間中に、269人が心筋炎または心膜炎を発症し、そのうち、108人（40%）が12歳〜39歳、そして、196人が男性（73%）であった。

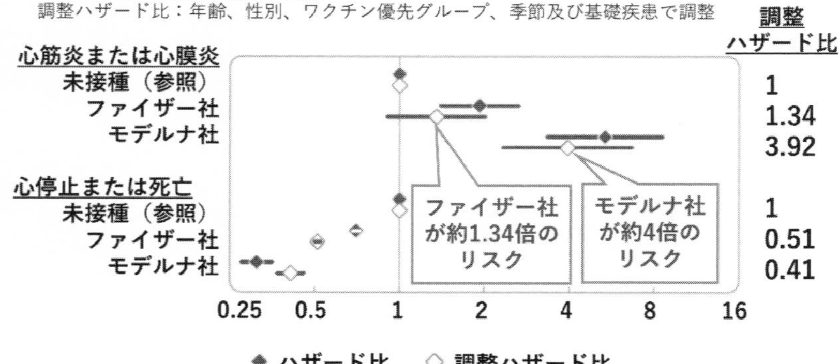

（出典：一部抜粋 BMJ ホームページ doi: https://doi.org/10.1136/bmj-2021-068665 16 December 2021）

結論

1）デンマークでの本研究において、モデルナ社 mRNA-1273 接種は、心筋炎または心膜炎のリスクの有意な増加と関連性があった。特に、12 歳から 39 歳の人でリスクが増加した。
2）他方、ファイザー・ビオンテック社 BNT162b2 接種では、女性の間でのリスクが有意に増加した。
3）しかしながら、SARS-CoV-2 mRNA ワクチン接種後の心筋炎または心膜炎の絶対的な発生率は少なかった。
4）本研究の知見を解釈する場合は、SARS-CoV-2 mRNA ワクチン接種の恩恵を考慮すべきである。

4. （香港）mRNA ワクチンと不活化ワクチン接種後の心臓炎

心臓炎は、心臓炎症を呈する急性症状で、心筋炎と心膜炎を含む。ウイルス、細菌、または寄生虫感染がしばしばこの症状の原因である。非感染性原因には、自己免疫、腫瘍性及び代謝性リスク因子が、種々の特異的薬剤とともに、含まれる。心臓炎は、まれで、ほとんどの場合、自然治癒的であり、心筋炎の発生頻度は、世界的に、10 万人・年当たり約 20 症例と推定されている。

今まで、不活化ワクチンに関する心筋炎発症リスクの報告がなかったため、香港大学のフランシスコ・ツ・ツン・ライらは、mRNA ワクチン（ファイザー・ビオンテック社 BNT162b2）と不活化ウイルスワクチン（中国シノバック社が開発したコロナバック）接種後の心臓炎に関する報告をした（82133）

心臓炎と診断された 12 歳以上の入院患者を症例患者として選択して、心臓炎を持たない全てのその他の入院患者を対照参加者とした。

結果

1）コロナバックと BNT162b2 の 10 万回当たりの心臓炎発生率は、それぞれ、0.31（95% CI、0.13 ～ 0.66）と 0.57（95% CI、0.36 ～ 0.90）と推定された。
2）心臓炎発症のリスクは、主に、BNT162b2 の第 2 回目接種後に見られた。
3）BNT162b2 接種後の心臓炎のリスクは高くなった。このリスクの増加は、男性で、特に第 2 回目接種後の若い男性で見られた。他方、不活化ワクチンであるコロナバックワクチンの場合は、心臓炎のリスクの顕著な増減は見られなかった。

4）BNT162b2 と心臓炎の間に観察された相関性の原因となっているメカニズムは不明である。注目すべき点として、マウスモデルを用いた動物実験が、生体内での証拠を示唆している。即ち、COVID-19 mRNA ワクチンの不慮の静脈内注射が心臓炎を誘導したかもしれないとの証拠である。動物実験結果を人に外挿するのは注意深くすべきであるが、1 つの可能性として、mRNA ワクチンの不慮の静脈注射が心臓炎を誘導した可能性がある。裏付ける理由として、BNT162b2 ワクチンを筋肉内注射されたマウスでは、心臓炎の組織病理学的変化が観察されていないからである。

今後の注意点

いくつかの国々では、第 3 回目の接種が開始されているが、若者及び子供に対する更なるワクチン接種に関しては、リスクと恩恵を、その地域での流行状況に照らし合わせて、慎重に考慮されるべきである。

8.2.14　SARS-CoV-2 既感染の再感染に対する有効率（カタール）

カタールのワイル・コーネル・メディシンのヘバ・アルタロネーらは、カタールの全国的なデータベースを用いて、SARS-CoV-2 既感染の各種変異株再感染に対する有効率を調べた（82141）。

SARS-CoV-2 既感染の再感染予防の有効率は、感染から回復した人を感染しない人と比較することにより、感染感受性の減少率とした。SARS-CoV-2 既感染は、新規に PCR 検査陽性となる前、少なくとも 90 日前の時点での PCR 陽性結果として定義した。

（カタール）SARS-CoV-2 既感染の感染の有症候性再感染に対する有効率

解析対象及び変異株	有効率(%)	95%CI
有症候性感染に対する有効率		
アルファ	90.2	60.2 –97.6
ベータ	85.7	75.8 –91.7
デルタ	92.0	87.9 –94.7
オミクロン	56.0	50.6 –60.9
重症、重篤または致死的COVID-19に対する有効率		
アルファ	69.4	–143.6 –96.2
ベータ	88.0	50.7 –97.1
デルタ	100	43.3 –100
オミクロン	87.8	87.8 –97.1

（出典：一部抜粋、NEJM ホームページ　Feb 9, 2022 doi: 10.1056/NEJMc2200133）

その結果、既感染が再感染を予防する有効率は、アルファ株に対して 90.2%、ベータ株に対して 85.7%、デルタ株に対して 85.7%、そして、オミクロン株に対して 56.0%となった。重症、重篤または致死的 COVID-19 に関する有効率は、アルファ株に対して 69.4%、ベータ株に対して 88.0%、デルタ株に対して 100%、そして、オミクロン株に対して 87.8%となった。

8.2.15　オミクロン株標的ワクチン

初期の動物実験は、“オミクロン株標的ワクチンは、従来ワクチン並みである”との結果であった（82151）。オミクロン変異株が、2021 年 11 月に初めて同定されてから、ワクチンメーカーはオミクロン株に対するワクチンの開発を、今後本当に必要なのかどうかは分からなかったが、開始した。

サルの実験：米国 NIH のマシュー・ガーニュら（2022 年 2 月 4 日）

８匹のアカゲザルを用いて、ワクチンを３回接種して、免疫応答を調べた。モデルナ社のオリジナルなワクチン２回接種の後、同一のワクチン接種またはオミクロン株の多くの変異をもつスパイクタンパク質を取り入れたオミクロン株特異的ワクチン接種を行った。結果として、どちらのワクチンでブースター接種しても、オミクロン株を含む全ての懸念される変異株（VOC）に対する広範な免疫応答を開始した。重要なことは、ブースターが、ウイルスの攻撃をかわす抗体を産生するメモリーＢ細胞に対してポジティブな効果を示したことである。オリジナルなワクチンとオミクロン株特異的なワクチンの両方とも、ワクチンの中のただ１つの標的だけではなく多くの変異株を標的とする交差反応性メモリーＢ細胞の増加を促進した。共著者であるアメリカ国立アレルギー・感染症研究所のロバート・シーダーらは、オリジナルワクチンかオミクロン特異的ワクチンでブースター接種した動物にオミクロン株を暴露させた。どちらのブースター接種でも、完全に２日以内に、ウイルス複製を停止させた。この実験とメモリーＢ細胞応答解析実験から、オミクロン株特異的ワクチンは、オリジナルワクチンに対して、大きな優位性がないことがわかった。

1）マウス実験

上記の霊長類の結果と一致した結果が、マウスを用いた研究で報告された。

mRNA-1273 ワクチンの 2 回接種後に、オミクロン株特異的ワクチン mRNA-1273.529 でブースター接種したが、標準的ブースター接種以上の効果はなかった。以前に免疫したことのないマウスにオミクロン株特異的ワクチン接種をした場合、そのマウスは、オミクロン株に対する高レベルの強力な中和抗体を産生したが、その他の変異株に対しては限定的な中和抗体力価であった。

また、台湾アカデミア・シニカのイ・ジュン・リーらの報告（2022 年 1 月 31 日）においても、免疫歴のないマウスにオミクロン特異的 mRNA ワクチンで免疫した場合、オミクロン株に対する中和抗体応答を誘導することができたが、その他の変異株を中和することはできなかった。

2）マウス・ハムスター実験：米国 NIH のデイビッド・ホーマンらの実験（2022 年 2 月 3 日）

ファイザー・ビオンテック社やモデルナ社の mRNA ワクチンに対して、自己増殖型 RNA ワクチンの開発も進んでいるが、そのワクチンは、“ウイルスの一部分”と“その一部分の発現を増強する酵素”の両方をコードしている。この自己増殖型ワクチンの 3 回接種をマウスに行った。SARS-CoV-2 の A.1 系列祖先株に基づくワクチンが 2 回接種され、その後、オミクロン株特異的ブースター接種を行った。この第 3 回目のブースター接種は、オミクロン株に対する免疫応答を向上させなかった。このことは、既存免疫が、オミクロン特異的ワクチンブースター接種の有効性に影響を与えるかもしれないことを示唆している。しかしながら、A.1 系列祖先株に基づく 1 回目の接種を受けたマウスが、オミクロン株特異的ワクチンの 2 回接種を受けた場合、その免疫応答が見られた。“これらの実験結果が教えていることは、変異株ワクチンでブースター接種をする時、免疫システムの関与に規則性があることである。これらの規則性が示唆していることは、変異株対応ワクチンの単回ブースター接種は、解決策ではない”と、COVID-19 ワクチンの研究をしている米国デューク大学のデイビッド・モンテフィオーリ氏は、述べている。

このように既存免疫がオミクロン特異的ワクチンの有効性に干渉する可能性があるので、この可能性の迅速なる評価が今後の課題でもあると思われる。

8.2.16 子供のワクチン接種の是非

米国 FDA は、ファイザー・ビオンテック社 mRNA ワクチンの 5 歳から 11 歳の子供に対する使用に関して、EUA（緊急使用許可）を 2021 年 10 月 29 日発出し、日本の厚生労働省も、2022 年 1 月 21 日、特例承認をした。ファイザー・ビオンテック社ワクチンに関して、日本の厚生労働省は、16 歳以上の者に対して 2021 年 2 月 14 日に、12 歳から 15 歳の子供に対して同年 6 月 1 日に、特例承認した。12 歳から 17 歳の子供に対しては、米国 FDA は、2022 年 1 月 3 日に、そして、欧州医薬品庁（EMA）は、2022 年 2 月 24 日に、ファイザー・ビオンテック社ワクチンの追加接種が可能となっている。

1）5 歳から 11 歳の子供での BNT162b2 ワクチン評価

米国デューク人ワクチン研究所のエマニュエル・ウォルターらは、第 1 相臨床試験（用量設定）及び第 2 ／ 3 相臨床試験で、5 歳から 11 歳までの子供に対するファイザー・ビオンテック社 BNT162b2 ワクチンの評価を行なった (82161)。

第 1 相試験で、BNT162b2 接種量（1 回当たり、30 μ g、20 μ g 及び 10 μ g1）の検討をした結果、安全性及び免疫原性の観点から 1 回当たりの接種量を 10 μ g と決定し、第 2 ／ 3 相臨床試験では、10 μ g 接種を 2 回、21 日間の間隔で行なった。第 2 ／ 3 相臨床試験の 2268 人の子供の参加者は、ランダムに、ワクチン接種群（1517 人）とプラセボ群（751 人）に割り当てられた。フォローアップの期間（中央値）は、2.3 カ月であった。COVID-19 に対するワクチン有効率は、第 2 回目接種後 7 日目以上で評価した。SARS-CoV-2 の既感染の有無に関係なく評価した結果、COVID-19 に対するワクチン

各年齢層における BNT162b2 ワクチンの 2 回接種 1 カ月後の血清中 SARS-CoV-2 中和活性力価（GMT：幾何平均力価）

年齢層	BNT162b2 接種量	参加者数	GMT（95%CI）	GMT比（5～11歳 vs 16～25歳）
5～11歳	10μg	264	1197.6（1106.1～1296.6）	1.04（0.93～1.18）
16～25歳	30μg	253	1146.5（1045.5～1257.2）	

（出典：NEJM ホームページ　Jan 6, 2022　DOI: 10.1056/NEJMoa2116298）

有効率は、90.7%（95% CI、67.4%～ 98.3%）であった。重症 COVID-19 または多系統炎症性症候群（MIS-C）の症例の報告は無かった。免疫原性の評価に関しても、5 歳から 11 歳の年齢群の血清 SARS-CoV-2 中和アッセイの結果は、16 歳から 25 歳の年齢層で評価した値と同等であった。

2）12 歳から 15 歳の若者での BNT162b2 ワクチン評価

米国シンシナティ子供病院のロバート・フレンクらは、青年における BNT162b2 の安全性、免疫原性及び有効性の評価を行なった（82162）。

12 歳から 15 歳の青年に対する BNT162b2（1 回当たり 30 μg 接種、2 回接種）の評価を行なった。免疫応答の評価は、16 歳から 25 歳の者に対する非劣性評価で行なった。2,260 人の参加者を、ワクチン接種群（1,131 人）とプラセボ群（1,129 人）に割り当てた。

その結果、ワクチン関連重症副反応はなく、全体的な重症副反応もほとんどなかった。ワクチン 2 回接種 1 カ月後の SARS-CoV-2 50% 中和力価の幾何平均比は 1.76 で、この値は、非劣性基準の両側 95%信頼区間の下限 0.67 以上であり、12 歳から 15 歳の集団ではより強い反応を示したことがわかる。感染歴のない参加者の中で、BNT162b2 接種群で、2 回接種後 7 日以上で COVID-19 発症例は無かったが、プラセボ群では、16 症例あった。従って、COVID-19 に対する有効率は、100%（95% CI、75.3%～ 100%）となった。

各年齢層における BNT162b2 ワクチンの 2 回接種 1 カ月後の血清中 SARS-CoV-2 中和活性力価（参加者：感染歴なし）

年齢層	BNT162b2 接種量	参加者数	幾何平均50%中和力価（95%CI）	GMT比（12～15歳 vs 16～25歳）
12～15歳	30μg	190	1239.5（1095.5～1402.5）	1.76（1.47～2.10）
16～25歳	30μg	170	705.1（621.4～800.2）	

（出典：NEJM ホームページ　July 15, 2021 DOI: 10.1056/NEJMoa2107456）

3）ニューヨーク州の子供（5 歳から 17 歳）での経時的ワクチン有効率評価

米国ニューヨーク州保健局のバジーラ・ドラバウィラらは、オミクロン変異株出現後のニューヨークにおける 5 歳から 11 歳児と 12 歳から 17 歳の子供の BNT162b2 の有効率を調べ、査読前の論文（2022 年 2 月 28 日）で、発表した（82163）。

12 歳から 17 歳の子供のファイザー・ビオンテック社 BNT162b2 の投与量は、1 回当たり 30 μｇの 2 回、5 歳から 11 歳の子供の投与量は、1 回当たり 10 μｇの 2 回である。ニューヨーク州で 2021 年 12 月初めに始まったオミクロン株の波の間での感染及び入院に対するワクチン有効率を調べた。完全ワクチン接種者は、2 回の BNT162b2 ワクチン接種後 14 日とした。2021 年 12 月 13 日から 2022 年 1 月 30 日まで、12 歳から 17 歳の完全ワクチン接種者 852,384 人と 5 歳から 11 歳の完全ワクチン接種者 365,502 人の中で、ワクチン有効率（VE）を求めた。その結果を要約すると（82164）、

1. 2 回目接種後 2 週間までで、感染に対するワクチン有効率は、5 歳から 11 歳の子供で、62%～ 68%、12 歳から 17 歳の子供で、71%～ 81%であった。
2. 感染予防効果の急激な減衰：ワクチン接種後 5 週目で、感染に対するワクチン有効率は、5 歳から 11 歳の子供で 8%～ 16%に、12 歳から 17 歳の子供で 48%～ 63%へと低下した。第 7 週目で、12 歳から 17 歳の子供で、18%～ 65%へと、さらに低下した。この減衰傾向は、成人でも見られたが、成人よりも急激な低下である。
3. COVID-19 の死亡：パンデミックの 2 年間にわたり、0 歳から 19 歳のニューヨーカーの生存率は、99.999%である。

子供へのワクチン接種の是非を決める場合に、既知及び潜在的な副反応もまた考慮する必要がある。米国 CDC のワクチン安全性のデータリンクから、ファイザー・ビオンテック社とモデルナ社のワクチンは、若い人の間で心筋炎を引き起こすことがわかる。青少年と若い男性では、ワクチン接種者の 3,000 人から 8,000 人に 1 人の頻度の心筋炎リスクが推定されている（82165）。これ以外にも未知の副反応もあるかもしれない。

COVID-19 に罹患していない高齢者では、ワクチン接種は意味があると思える。ワクチン接種による死亡リスクの大幅な軽減は、いかなる未知の低リスクの副反応のリスクを上回るからである。しかしながら、子供の場合、感染による死亡リスクは非常に少なく、そして、既知の、そして、未知の副反応のリスクが、COVID-19 からの入院及び死亡を減少させる恩恵を上回るかもしれないが、残念ながら、その恩恵に関しては、未だ、データは出ていない。

8.2.17　mRNA COVID-19 ワクチンと脳静脈血栓症（CVT）

脳静脈血栓症（CVT）は、脳静脈または静脈洞に血栓が生じる疾患であるが、このCVTは、特にアデノウイルスベクターワクチンに関連して、報告されてきた。アデノウイルスベクターワクチンの後に起こるCVTは、しばしば、血小板減少症と関連し、そして、血栓の病態生理は、ワクチン起因性免疫性血小板減少症／血栓症（VITT）によると仮定されていた。

シンガポールの国立神経科学研究所のティアン・ミン・トゥらは、シンガポールでのSARS-CoV-2感染とmRNA SARS-CoV-2ワクチン（ファイザー・ビオンテック社とモデルナ社）接種後CVTの発生率に関する検討を行なった(82171)。

2020年1月23日から2021年8月3日の間で、観察コホート研究をシンガポールの全公立急性期病院で実施した。患者は、SARS-CoV-2感染またはmRNA SARS-CoV-2ワクチン接種後6週間以内に入院した患者が対象である。本研究では、SARS-CoV-2感染と診断された62,447人のうち、58,989人（94.5%）が男性で、年齢の中央値（範囲）は、34歳（0～102歳）であった。CVT症例が6例（全て男性、年齢の中央値33.5歳、範囲27～40歳）であった。

結論

まれではあるが、SARS-CoV-2感染に関連したCVTの発生率は、mRNAベースのSARS-CoV-2ワクチン関連CVTよりも、有意に高かった。mRNAワクチン接種関連CVTは、バックグラウンドレベルと同じぐらいに稀であったため、安全性が再確認された。

8.2.18　モデルナ社とファイザー・ビオンテック社ワクチンの差異

米国マサチューセッツ総合病院ラゴンインスティテュートのポリーナ・カプロネックらは、mRNA-1273（モデルナ社）とBNT162b2（ファイザー・ビオンテック社）COVID-19ワクチンでは“Fc介在性エフェクター機能に差異がある”抗体を誘導したことを明らかにした（82181）。

抗体は、結合及び中和における役割以外に、Fc受容体及び補体を用いて免疫システムを補充する能力を通して、幅広い、さらなる免疫学的機能を調整する。Fc介在性エフェクター機能は、インフルエンザ、炭疽菌、HIV、マラリアそしてエボラウイルスなどの病原体に対する予防に関与している。同様に、Fc介在性エフェクター機能は、ワクチン接種後及び自然感染後の両方で、SARS-CoV-2に対する防御に関連していた。Fc介在性エフェクター機能は、感染伝播よりもむしろ、疾患の重症度の低下に関連していた。アデノウイルスベクターワクチンは、HIVまたはマラリアに対する予防に関連した強力なFc介在性エフェクター機能を誘導することが示されてきたが、新規技術に基づくmRNAワクチンに関しては、これらの機能を誘導するのかどうかはほとんどわからなかった。73人の医療従事者が本研究に参加して、28人がmRNA-1273の接種（2回接種、間隔4週間)、そして、45人がBNT1622の接種（2回接種、間隔3週間）を受けた。検体は、第2回目接種後19日（四分位範囲、15～26日）で採取した。

中和抗体以外の免疫学的予防メカニズムの中で、T細胞がSARS-CoV-2感染コントロールの“重要な部隊”であることが示唆されたが、抗体介在性エフェクター機能のような別のメカニズムも、ワクチンによるSARS-CoV-2防御に重要な役割を果たしていることも示されてきた。従って、カプロネックらは、それぞれのmRNAワクチンで誘導される機能的な体液性免疫応答を調べて、VOCのスパイクタンパク質及びRBD全体に対する抗体のFcが機能する能力を測定した。その結果、それぞれのワクチンにより誘導された、強固であるが、それぞれ異なるFcの機能的応答があることがわかった。このFc介在性エフェクター機能が、mRNAワクチンの誘導によりVOCで引き起こされるCOVID-19に対する予防に重要な役割を果たしていることが明らかとなり、両者のワクチンのこの機能的な差異が、リアルワールドでのワクチン有効率の差異となっている可能性もある。

妊娠女性で以前報告されていたが、本研究でも、mRNA-1273接種後にIgA濃度の上昇が観察され、抗体介在性好中球貪食能や抗体介在性ナチュラルキラー細胞活性化能が向上した。さらに、IgAは、SARS-CoV-2に対する高い抗ウイルス能を持っているので、IgA応答は、ワクチンの効力に対して特に重要であるかもしれない。逆に、IgMとIgGへのバイアスは、BNT162b2接種者のVOCに応答した人からの検体で観察された。従って、mRNA-1273とBNT162b2接種で、抗体のクラススイッチングの差異があることが考えられる。いずれにしても、これらの差異が、脂質ナノ粒子の構成成分、mRNA 接種量、または接種間隔の差異に関係しているのかどうかは不明であるが、mRNA ワクチンが Fc エフェクター機能を調整する潜在的な能力を持っていることが明らかとなった。

8.3 ワクチン（各種）

8.3.1 汎コロナウイルスワクチンの可能性

本シリーズ Part 2 で、シンガポールのこうもり男として紹介したシンガポールのデューク -NUS 大学（シンガポール国立大学）のリンファ・ワンらのグループは、「SARS 感染者への COVID-19 ワクチン接種が、各種変異株に対しても有効な高力価の中和抗体を誘導すること」を明らかにした（83101）。

急性重症呼吸器症候群（SARS）は、2002 年から 2003 年にかけて流行して、世界中で、8,000 人以上の感染者、700 人以上の死亡者が発生した。このSARS コロナウイルス（SARS-CoV）も今回の新型コロナウイルス SARS-CoV-2 も、SARS 関連コロナウイルス（サルベコウイルス亜属；ベータコロナウイルス属）である。SARS-CoV-2 は、SARS-CoV と遺伝子配列的には約 80%の相同性をもっている。

この 2 種類のコロナウイルスは、系統樹的な系統群では 2 つの異なる系統群に属する。

本研究では、5 つの血清パネルを用い、中和活性は独自に開発した代替ウイルス中和テスト（sVNT）を用いて評価した。

結論として、SARS-CoV 感染の生存者に、SARS-CoV-2 ワクチン（BNT162b2）を接種すると、系統群を超えた強力な汎サルベコウイルス中和抗体を誘導できることが明らかとなった。この結果から、汎サルベコウイルスワクチン開発の実現可能性が示唆された。

本研究の結果に対して、汎コロナウイルスワクチンの研究を続けているデューク大学の構造生物学者である Priyamvada Acharya 氏は、「SARS や COVID-19 を引き起こすサルベコウイルスに対する広範なスペクトラムの免疫を誘導したことは、驚くべきことであり、そして、非常に素晴らしいニュースである。この研究結果は、汎サルベコウイルスワクチンが可能であるとの概念を実証した。ひいては、多くの科学者が夢見ている、全てのコロナウイルスに作用するワクチン開発に対しても重要なステップとなった」と述べている（83102）。

8.3.2 インド不活化ワクチン（BBV152）

COVID-19 ワクチンのいかなる候補ワクチンでも望ましい特性は、ヘルパーT（Th）細胞のうち Th1 細胞応答を誘導する能力である。全ウイルス粒子不活化ワクチンは、通常、アラム（アルミニウム塩を主とするアジュバント）で製剤化されるが、アラムは、細胞介在性応答を誘導する能力はない。イミダゾキノリンは、TLR（トル様受容体）7/8 のアゴニストで、細胞介在性応答を刺激するのに使用されてきた。因みに、TLR は動物の細胞表面にある受容体タンパク質で、種々の病原体を感知して自然免疫（獲得免疫と異なり、一般の病原体を排除する非特異的な免疫作用）を作動させる機能がある。アラム（Algel）にイミダゾキノリン分子を化学吸着させた Algel-IMDC は、流入領域リンパ節にワクチン抗原を直接的に移動するようにデザインされている。BBV152 は、Algel-IMDC をアジュバントにした全ウイルス粒子不活化 SARS-CoV-2 ワクチンである。不活化は、β プロピオラクトンで行なっている。

不活化ワクチン BBV152 に関する第 3 相臨床試験の中間報告（2021 年 11 月 11 日公開）で、ワクチンの有効性、安全性及び免疫原性が報告された（8321）。2020 年 11 月 16 日から 2021 年 1 月 7 日の間、24,419 人が、BBV152 の 2 回接種（12,221 人）またはプラセボ接種（12,198 人）を受けた。全体的な推定ワクチン有効率は、77.8%となった。安全性研究（n=25,753）では、3,194 人の参加者で、5,959 の副反応イベントが起こった。BBV152 は忍容性が良かった。報告された副反応イベント発生率は、ワクチン接種群で 12.4%（12,879 中 1,597）、プラセボ群で 12.4%（12,874 中 1997）で、同等であった。

8.3.3　DNA ワクチン

2021 年 8 月 20 日、世界で最初にインドで承認された COVID-19 DNA ワクチンは、インドのザイダス・カディラ社の ZyCoV-D であった（8331、8332）。

ZyCoV-D は、注射ではなく皮膚に投与されるワクチンで、臨床試験で有症候性 COVID-19 予防に対して 67%の有効率を示した。このワクチン有効率は、今までの承認されたワクチンと比べて特別に高いわけではないが、これが DNA ワクチンであることに意味があると、科学者は述べている。もし、DNA ワクチンが抗原提示細胞（APC）への送達の非効率性を打破して、1）染色体挿入から由来する潜在的な遺伝毒性、2）T 細胞免疫も含めた免疫応答の高い安定性、持続性、そして、3）製造の容易さに関する懸念が解決されれば、mRNA ワクチン、アデノウイルスベクターワクチン及び組換えタンパク質ワクチンに対する重要な代替ワクチンとなる可能性がある。

臨床試験段階の DNA ワクチン（2021年11月16日）

ワクチン	開発者	場所	投与	臨床試験段階
ZyCoV-D	ザイダス・カディラ（Zydus Cadila）	インド	皮内・筋注	緊急使用承認（インド、2021年8月20日）
AG0302-COVID19	アンジェス、大阪大学、日本医療研究開発機構	日本	筋注	第2/3相試験
INO-4800	イノビオ、アドバクシン・バイオファーマシューティカルズ	米国 中国	皮内	第2/3相試験
GX-19N	ジェネクシン（Genexine）	韓国	筋注	第2/3相試験
Covigenix VAX-001	エントス・ファーマシューティカルズ（Entos Pharmaceuticals）	カナダ	筋注	第1/2相試験
COVID-eVax	タキス、ロタファーム・バイオテク（Takis, Rottapharm Biotech）	イタリア	筋注	第1/2相試験
Covidity	スキャンセル	英国	皮内・筋注	第1相試験
bacTRL-Spike	シンビボ（Symvivo）	カナダ	経口	第1相試験

(出典：Nature ホームページ 16 November 2021 doi:https://doi.org/10.1038/d41587-021-00023-5)

この ZyCoV-D 以外にも、いくつかの DNA ワクチンの開発が進められている（表）。日本では、アンジェス・大阪大学・タカラバイオにより DNA ワクチンの開発が進められている。

8.3.4（米国）ノババックス社ワクチン（タンパク質）

米国ノババックス社ワクチン NVX-CoV2373 は、新型コロナウイルススパイクタンパク質由来の抗原を発現するようノババックス社の遺伝子組み換えナノ粒子技術を用いて作られたものである。高レベルの中和抗体産生を促すために、ノババックス社が特許を有する免疫増強アジュバントであるサポニン配糖体ベースのMatrix-Mを含有している。ナノ粒子形成のために、ポリソルベート80が含まれている。日本では、武田薬品が、2020年8月7日、「ノババックス社と武田薬品による日本における新型コロナウイルス感染症ワクチンに関する提携について」として、プレスリリースした。ノババックス社から技術移管された武田薬品のワクチンに関して、厚生労働省は、2022年4月19日、18歳以上を対象に薬事承認した。

2021年5月5日、米国NEJM誌に、NVX-CoV2373 Covid-19ワクチンのB.1.351変異株に対する有効性と題した論文が発表された（8341）。

結果として、HIV陰性参加者でのワクチン有効率は、60.1％（95％CI、19.9%～80.1%）。配列解析した41例のうち、38例（92.7%）は、B.1.351変異株（ベータ株）であった。事後解析のB.1.351に対するワクチン有効率は、HIV陰性参加者の間で、51.0%（95% CI、-0.6%～76.2%）。予備的な局所及び全身性反応原性は、ワクチン群でより普通に見られたが、重篤な副反応は、両群においてまれであった。

第3相臨床試験

英国での第3相臨床試験が、2020年9月28日から11月28日の間、全部で15,187人が参加して実施された（8342）。本試験は、英国及び世界で、英国変異株B.1.1.7（アルファ株）がまん延していた時期であった。18歳から84歳の参加者（ワクチン接種群とプラセボ群に、1：1の割合で割付け）に、ワクチン接種群でNVX-CoV2373の5μgを、そして、プラセボ群に、筋注で、21日間の間隔で接種した。ワクチンの有効率の主要評価項目は、軽度、中等度、または重度SARS-CoV-2感染が、2回目の接種後少なくとも7日目以降に生じた参加者数とした。参加者のうち、65歳以上は、27.9%、そして、基礎疾患を持っている人は、44.6%であった。

結果として、感染は、ワクチン群で10人、プラセボ群で96人に確認され、ワクチンの有効率は、89.7%（95% CI；80.2～94.6%）となった。ワクチン接種群の10人に関しては、入院または死亡はなかった。プラセボ群で、重症患者が5人報告された。

ワクチンの有効率89.7%は、アストラゼネカ社ワクチンChAdOx1 nCoV-

19の70.4%（第2/3相臨床試験）に比べると高かった。また、非アルファ変異株に対する有効率96.4%は、ファイザー・ビオンテック社のBNT162b2の、この株に対する有効率95.0%及びモデルナ社mRNA-1273ワクチンの有効率94.1%と同等の結果であった。その他のアデノウイルスベクターワクチンよりも、ワクチン有効率は高かった。

このように、ノババックス社タンパク質ワクチンは、B.1.1.7株及び非B.1.1.7株に対しても高い有効率を示した。さらに、このNVX-CoV2373は、2℃～8℃で安定的に保管できるため、既存のワクチンサプライチェーンを利用して流通させることができる特徴を有する。厚生労働省は、ノババックス社ワクチンに対して、米国に先立ち、2022年4月19日、18歳以上を対象に使用することを正式に承認した

8.3.5（米国）J&Jアデノウイルスベクターワクチン

米国では、ファイザー・ビオンテック社BNT162b2、モデルナ社mRNA-1273、そして、ジョンソン・エンド・ジョンソン（J&J）のAd26.COV2.Sが承認されている。単回投与のJ&Jワクチンは、米国で2021年初めから使用されてきたが、2021年10月、FDAは、J&Jワクチンは血栓症のリスクの懸念から、ファイザー・ビオンテック社とモデルナ社のワクチンを推奨した。

南アフリカ・ケープタウン大学のリンダ-ゲイル・ベッカーらが、2021年12月29日公開の査読前論文（8351）で、J&Jワクチン（単回投与）のブースター接種により、オミクロン株優勢の南アフリカの第4波下でも、入院リスクを低下させることができることを報告した。69,092人の医療従事者にAd26.COV2.Sのブースター接種（最初の接種から6～9カ月後）をしたグループと未接種者のグループとの比較を行った。2021年11月

J&JワクチンAd26.COV2.Sのブースター効果
（入院に対するワクチン有効率：南アフリカ）

項目		入院に対するワクチン有効率	95%CI	最終接種日からのフォローアップの中央値（IQR）
南アフリカ全土				
接種後の期間	0－13日	**63%**	31－81	**8 (5-11)**
	14－27日	**84%**	67－92	**20 (17-24)**
	1－2カ月	**85%**	54－95	**32 (29-34)**
ハウテン（Gauteng）（発生地）				
接種後の期間	0－13日	**93%**	47－99	**8 (5-10)**
	14－27日	**81%**	49－93	**20 (17-23)**

(出典：medRxiv December 29, 2021 doi: https://doi.org/10.1101/2021.12.28.21268436)

15 日から 12 月 20 日の間、オミクロン株での入院に対するワクチン有効率を推定した。

その結果、入院に対するワクチン有効率は、63%から 84%、そして 85%に増加したことがわかった。重症化に対する予防効果は、中和抗体よりもむしろ、細胞免疫及び免疫メモリーによることが示唆された。

8.3.6 ロシア製ワクチン

1） 第 3 相臨床試験中間報告

2 種類のアデノウイルスを組合せたロシアのワクチン、Gam-COVID-Vac（スプートニク V）に関するロシアでの第 3 相臨床試験の中間報告が、ロシア国立ガマレヤ記念疫学・微生物学研究所のデニス・Y・ログノフらにより、医学界では最も権威ある英国ランセット誌（2021 年 2 月 20 日）に掲載された（8361）。

表　ロシアワクチン有効性の中間報告

	全症例	ワクチン群			プラセボ群			ワクチン有効率		
		症例	接種数	%	症例	接種数	%	有効率	95%CI	p 値
第1回接種後21日からのCOVID-19発症（第2回接種日以降）										
全体	78	16	14964	0.1%	62	4902	1.3%	91.6%	85.6-95.2	＜0.0001
年齢層（歳）										
18～30	5	1	1596	0.1%	4	521	0.8%	91.9%	51.2-99.3	0.0146
31～40	17	4	3848	0.1%	13	1259	1.0%	90.0%	71.1-96.5	＜0.0001
41～50	19	4	4399	0.1%	15	1443	1.0%	91.3%	73.7-96.9	＜0.0001
50～60	27	5	3510	0.1%	22	1146	1.9%	92.7%	81.1-97.0	＜0.0001
60以上	10	2	1611	0.1%	8	533	1.5%	91.8%	67.1-98.3	0.0004
性別										
女性	32	9	5821	0.2%	23	1887	1.2%	87.5%	73.4-94.2	＜0.0001
男性	46	7	9143	0.1%	39	3015	1.3%	94.2%	87.2-97.4	＜0.0001
中等症または重症症例	70	0	14964		20	4902	0.4%	100.0%	94.4-100.0	＜0.0001
第1回接種後の最初のCOVID-19発生										
第1回接種後から	175	79	16427	0.5%	96	5435	1.8%	73.1%	63.7-80.1	＜0.0001
第1回接種後14日目から	109	30	14999	0.2%	79	4950	1.6%	87.6%	81.1-91.8	＜0.0001
第2回接種後（第1回から28日目以降）の最初のCOVID-19発生										
全部	60	13	14094	0.1%	47	4601	1.0%	91.1%	83.8-95.1	＜0.0001

（出典：Lancet 誌ホームページ．2021 Feb 20; doi:10.1016/S0140-6736(21) 00234-8）

アデノウイルスベクターは、ベクター成分に対する免疫応答を誘導するため、抗原で誘導される免疫応答を減弱させるかもしれないが、初回と2回目のブースター免疫で、異なるベクターを使用すれば、この免疫応答の減弱の可能性を最小化できると思われる。このような考えから、rAd26-SとrAd5-Sの2種類の異なるワクチンを開発した。それぞれのベクターは、完全長Sタンパク質の遺伝子が導入されている。スプートニクVに関する第1/2相臨床試験の安全性及び免疫原性については、既に報告されている。本研究は、rAd26-SとrAd5-Sベクターに基づくCOVID-19ワクチンであるGam-COVID-Vacの、ランダム化二重盲検プラセボ対照第3相臨床試験である。参加者数は、21,862人。RBD特異的IgG抗体力価、ウイルス中和抗体力価及びIFN-γ応答を含む最初の免疫原性結果の中間報告であり、主要評価項目は、本研究期間にラボ検査で確認されたCOVID-19発症無しの参加者の割合である。

結論として、本中間解析から、ワクチンの有効率（第1回接種後21日目から、即ち、第2日目接種日からのCOVID-19に対する有効率）は、91.6%（95% CI、85.6～95.2）であった。

2）ロシアのワクチンは安全か？

米国サイエンス誌（2021年4月30日）に、科学ジャーナリストのソフィア・モウティンホらが、ロシアワクチンの安全性に関する記事を掲載した（8362）。ロシアのCOVID-19ワクチン、スプートニクVは、非増殖型アデノウイルスベクターワクチン、2種類のアデノウイルスベクターAd5とAd26を用いている。ブラジル国家衛生監督庁（Anvisa）は、27日までに、スプートニクVの緊急輸入申請を不許可とした。スプートニクVを製造しているロシアの製造施設のいくつかが、「2つのベクターの1つが複製可能なアデノウイルスを含んでいること」を示したためである。ワクチンを受けた人に対して潜在的な危険を与えることになる。アデノウイルスは普通の風邪の原因となるが、このアデノウイルスから、E1遺伝子を取り除いて、複製できないようにして、スプートニクVワクチンを作っている。

プートニクVのデータに関するロシアの透明性の欠如に対する不満が何カ月も燻り続けたけれども、世界中の多くの公衆衛生高官や科学者は、2万人にも及ぶ臨床試験の結果がランセット誌に掲載された時、安心した。本研究結果から、ワクチンは安全で、有症状の COVID-19 を予防する有効率が 91.6%であることが示された。

スプートニク V の Ad5 と Ad26 は、HEK293 細胞（ヒト胎児性腎臓細胞株）の培養により製造される。アデノウイルスがヒト宿主にいったん入った場合、そのウイルスが増殖できないようにするため、増殖に必要な E1 遺伝子を取り除いてある。このウイルスは、代役である E1 遺伝子をもつように遺伝子工学的に改変された HEK 細胞においては、ウイルスのコピーを自分自身で作ることができるが、それらは、いったんヒト細胞から分離され、最終ワクチン製剤として包装されれば、増殖できないと考えられている。

5 型アデノウイルス（Ad5）は、長い間、まれではあるが、HEK293 細胞から E1 遺伝子を獲得して、増殖できないと思われていたウイルスを増殖可能なウイルスに転換することが知られてきた。アデノウイルスは、普通は軽度の風邪を引き起こすが、免疫抑制された人が気づかずに増殖可能なアデノウイルスを含んだワクチンの接種を受けると、特別なリスクに曝されることになる。

その後、ブラジル当局 Anvisa は、ロシア製ワクチンの限定的な量の輸入を許可した（8363）。米国サイエンス誌（2021 年 6 月 9 日配信）に、その事情が説明されている。わずか、928,000 投与分のみが輸入許可された。

8.3.7 中国製ワクチン

2021 年 9 月 28 日、米国サイエンス誌に、中国のワクチン開発状況が報告された（8371）。2021 年 9 月 22 日、中国・クローバー・バイオファーマシューティカル社が、自社のタンパク質ベースのワクチンに関する世界的な臨床第 2/3 試験（SPECTRA）の結果をプレスリリースにて発表した（8372）。本アジュバント化ワクチン、SCB-2019（CpG1018/Alum）(21 日間隔で 2 回接種）を用いて、3 万人以上の成人（18 歳以上）に対して、5 カ国（フィリピン、ブラジル、コロンビア、南アフリカ及びベルギー）で、そして、デルタ株が世界的に優勢株となっている時に（最終有効率解析用症例：2021 年 4 月 28 日～ 8 月 10 日）、実施された。

クローバー社のワクチンは、チャイニーズハムスターオーバリー（CHO）細胞で産生させたスパイクタンパク質を含み、独特なアジュバント（アルミニウム塩に DNA ヌクレオチドを組み合わせたもの）を混合させている。因みに、浮遊順化した CHO 細胞はバイオリスクに関わる情報が明確であり安全性が高い上に，細胞の増殖性が良く，規制当局による医療用タンパク質製造の使用許可を広く得ているため，多用されている細胞株である。

結果として、COVID-19 の感染歴のない参加者のうちで、COVID-19 症例がワクチン接種群で 52 例、プラセボ群で 155 症例が報告され、ワクチン有効率は、67.2%であった。中等症から重症症例予防に関しては 83.7%、入院及び死亡に対しては、100%の有効率であった。デルタ株に対する全体的な有効率は 78.7%であった。本ワクチンのスパイクタンパク質は、デルタ株のものではなく、パンデミック初期にまん延していたオリジナル株のものを使用していたけれども、78.7%の有効率であった。ガンマ株に対しては、91.8%、また、ミュー株に対しては、わずか 58.6%であった。

中国製コロナバックワクチンの疑念事項

ブラジルのゴンサロ・モーニッツ研究所のチアゴ・セルケイア - シルバらが、査読前の論文で、約 6,100 万人のブラジル人の全国的経時的回顧研究（2021 年 1 月 18 日から 6 月 30 日）で、英国アストラゼネカ社ワクチン（バキスゼブリア；ChAdOx1 nCoV-19）と中国シノバック社不活化ワクチン（コロナバック）の有効性の検討結果を発表した（8373）。本試験中、ブラジルでは、ガンマ変異株の占有率は、推定で 69.6%であった。第 1 回目の接種は、2021 年 1 月 18 日から 6 月 30 日に実施された人が対象者である。

結果は、両方のワクチンとも、79 歳までの人では、SARS-CoV-2 感染に対して有効で、入院、ICU 入室、及び死亡に対して非常に有効であった。80 歳から 89 歳の年齢層では、バキスゼブリア接種の場合、死亡に対する有効率は 91.2%、コロナバック接種の場合、67.3%であった。また、90 歳以上では、死亡に対する有効率が、バキスゼブリアの場合、70.5%、コロナバックの場合、35.4%と、両者で大きな差異が見られた。

これらの結果を受けて、ブラジルでは、2021 年 9 月、主に、ファイザー・ビオンテック社ワクチンを用いたブースター接種が開始された。ブラジルで、種々のワクチンが利用できるようになり、シノバック社のワクチンは徐々に廃止された。

中国・シノファーム社ワクチンの懸念事項

本ワクチンの大規模有効性試験が、アラブ首長国連邦（UAE）で実施され、2020 年 9 月にその使用が承認された。但し、本試験は、使用が承認された後も継続されたが、2021 年 5 月、ワクチン接種率が非常に高いにもかかわらず感染症例数が増加したため、UAE が大規模なブースター接種をする、世界で最初の国になった。同月、ワクチン接種率が非常に高いセイシェル島で驚異的な数のブレイクスルー感染が起こったが、主に、シノファーム社ワクチンが使用されていた。

中国製不活化ワクチン

中国のシノファームとシノバック・バイオテックのワクチンは、それぞれ 2021 年 5 月と 6 月に世界保健機関（WHO）の緊急使用リストに追加された。それと前後して、SARS-CoV-2 のデルタ株が世界中にまん延し始めた。

シノバック社及びシノファーム社（CNBG）の不活化ワクチンに関するリアルワールド状況下での有効率の検討結果が、広州 CDC のシアオ・リン・ニーらから、報告された（8374）。中国・広州市で、2021 年 5 月に、153 症例の COVID-19 アウトブレイクが起き、全てがデルタ株に起因していた。シノバック社とシノファーム社不活化ワクチンの全ての重症度の COVID-19 に対する有効率は、1 回接種では、13%（95% CI：-60.2%～ 54.8%）、2 回接種では、59%（95% CI：16.0%～ 81.6%）であった。但し、本研究の対象者は、18 歳から 59 歳までの人であり、高齢者に対するデータはない。

8.3.8 ブースター接種の目標の明確化

2 回目のブースター接種（4 回目のワクチン接種）が、イスラエル、米国や日本等で、高齢者や COVID-19 の重症化リスクの高い人などに対して、それぞれの規制当局から承認され始めた。このような背景の中で、米国カリフォルニア大学サンフランシスコ校医学部教授のモニカ･ガンディーらは、COVID ブースター戦略の目標を明確化する必要があると述べた（8381）。

高齢者や免疫不全者では、新規変異株に直面したとき中和抗体を産生するB細胞をすぐに作動させる能力に欠けているので、免疫学的には意味があるかもしれないが、より若く、健康なグループ（65歳未満）への4回目接種は、感染に対するブースター効果またはウイルス負荷を減少させることにおいて、最小の効果しかない。

ブースター接種の目標の明確化

感染予防のための中和抗体を継続的にブーストしなければならないのか？あるいは、重症化を防ぎ、医療システムの負担を軽減化するためであるのか？前者の戦略は、論理的に困難で、パンデミックに疲れた大衆からの同意が得られず、そして、長期的な免疫学的意味がないであろう。後者は、はるかに実効性があり、公衆衛生に焦点を当てた戦略である。

ワクチン武器庫の拡充

米国における“COVIDワクチン武器庫”は、2種類のmRNAワクチンと1種類のアデノウイルスベクターワクチンに限られている。これらの全てのワクチンは、SARS-CoV-2のスパイクタンパク質の一部を免疫システムに提示する。将来的なブースターに対しては、スパイクタンパク質を含め、ウイルス全体にわたる変異を持った新規VOCの出現が不可避であるならば、自分たちの免疫システムがもっと広範な免疫を示す必要がある。“米国FDAは、不活化全ウイルス粒子ワクチンの研究を行ない、承認する必要がある”とガンディーらは、考えている。

コバキシン（インドの不活化ワクチン）

コバキシンは、免疫システムに全ウイルスを提示するので、そのワクチンは、スパイクタンパク質のみならず、SARS-CoV-2の受容体結合ドメイン、核カプシドタンパク質、及びウイルスのその他の部分に対する広範な免疫応答を誘導する。そして、このワクチンは、強力なT細胞介在性免疫応答を誘導もする。この免疫応答は、長期的な予防に重要である。

米国のワクチン武器庫に追加すべきその他の重要なワクチンは、ノババックス社のタンパク質サブユニットワクチンである。これは、インフルエンザワクチンと同様であり、この伝統的なワクチン技術は、ワクチン忌避を幾分打破できるかもしれない。

このように、今後のワクチン接種戦略として、従来の mRNA ワクチンやアデノウイルスベクターワクチン以外の古典的なワクチンである不活化ワクチンやタンパク質サブユニットワクチンを考慮すべき時期に来ていると思われる。日本では、KM バイオロジクスが不活化ワクチンを、塩野義製薬がタンパク質ベースのワクチンを開発している。

8.4　パンデミックワクチンの 100 日以内での市場投入

SARS-CoV-2 ワクチン開発が 1 年未満でできたことは科学の勝利であったが、ウイルスの遺伝子配列が利用できてから、緊急使用許可を得るまでの 326 日間で、世界中で、7,000 万人以上の感染症例数と 160 万人の死亡が記録された。感染症流行対策イノベーション連合（CEPI）のメラニー・サビーユらは、パンデミックワクチンを 100 日で市場投入するには何が必要かとの考え方を披露した（8401）。

SARS-CoV-2 パンデミックの場合、早期にワクチンが利用できることにより、多大なる恩恵を受けたことを鑑みて、CEPI は、今後のパンデミック病原体が認識されてから、100 日以内に、初期の承認及び生産の準備をすべきであるとの目標を明確化した。この壮大な“ムーンショット”目標は、世界中の政府に広く採用され、そして、いくつかのワクチン開発者は、この目標遂行のための戦略を探索している。

迅速な COVID-19 ワクチン開発を可能ならしめる戦略は、5 つのカテゴリーに分類される。

1）新規病原体及び開発技術に関する既存の洞察を活用し、

2）ワクチン開発プロセスの革新をサポートし、

3）開発及び製造プロセスへの情報として、先端的な解析技術を使い、

4）データ及び情報共有を含めて、利害関係者での共同体制を促進し

5）継続的にエビデンスをレビューして、迅速な承認をサポートすることであ

迅速なワクチン開発戦略

	臨床試験前	早期臨床試験	大規模臨床試験	申請及び承認
従来のワクチンー10年間				
	18カ月	36カ月	42カ月	24カ月
例示	前臨床試験は通常1～2年かかるが、人での試験は、アウトブレイクまで待つかもしれない	GSK社の水痘・帯状疱疹ウイルスの第1／2相臨床試験は、ほぼ3年間を要した。さらに、試験完了と第3相試験が開始されるまで、4カ月のギャップがあった。	メルク社のエボラワクチンの第2／3相臨床試験は、第1相臨床試験とデータが3年以内に利用できてから1年未満で開始。但し、商業スケールの生産工程バリデーションが申請を遅らせた。	メルク社のエボラワクチンの場合、米国FDAによるBLA（生物学的製剤承認申請）の部分的逐次審査により、15カ月の期間で達成した。
加速化	● 今までのSARS-CoV-1、MERS及びRSV研究 ● 並列的臨床研究 ● 複数の候補品の製造 ● リモートでの査察	● 第1／２相臨床試験デザインの統合 ● 開発者と規制当局との継続的コミュニケーション	● 迅速登録のための拡大臨床試験の利用 ● 種々の国々での疫学的状況に基づく最適化された臨床試験	● 承認に向けた臨床データの逐次的審査 ● ワクチンの保存期間の逐次的審査
COVID-19ワクチン				
	9～14週間	14～15週間	15～16週間	5週間
例示	オックスフォード大学のChAdOx1基盤技術の最適化がSARS-CoV-2配列利用後、60日以内でできた。	モデルナ社は、第1相及び第2相の独立的な臨床試験でワクチン評価し、第3相臨床試験開始までの期間は、全体で13週間であった。他方、ファイザー社は、13週間以内で、第2／3相臨床試験に進んだ。	ファイザー・ビオンテック社は、グローバルサイトのネットワークと第1～第3相臨床試験統合で、30,000人の患者の規模での試験を54日の早さで、患者登録を行なった。	ファイザー・ビオンテック社は、米国FDAへの承認申請から3種間以内、第3相臨床試験の中間報告後5週間以内で、EUA(緊急使用承認）を得た。
加速化	● 従来の製造工程の進展 ● 生産サイトへのより迅速な技術移転 ● 迅速な品質管理及び製品リリース ● バッチリリースと臨床試験開始のギャップが無いこと	● 中間データと第3相臨床試験開始の間の期間の短縮化● 商業スケールの製造に対する基盤技術の事前準備	● 臨床試験のより拡張的なグローバルネットワークと予測的なサイト選択を通したクラス最高の患者登録スピード	● 逐次的審査プロセスを用いた最良の承認申請タイムライン
	臨床試験前	初期の臨床試験	大規模臨床試験	申請及び承認
理論的最短期間：250日				
	5～7週間	13～15週間	14～15週間	3～5週間
項目	● ウイルスファミリーワクチンライブラリー：迅速対応できるための基盤技術の事前最適化 ● 並行的な開発、生産、スケールアップ、及び技術移転	● 基盤技術及びワクチンのプロトタイプの安全性と接種量データの利用で安全性フォローアップを知らせる ● 完全に統合した第1相～第3相臨床試験デザイン ● 最初、ハイリスクグループへの焦点を当てた適合的な臨床試験デザイン ● 臨床試験の低リスクグループへの拡大とエビデンスベースの有効性データの収集で、エビデンスの継続的増加 ● 商業スケール生産に対する基盤技術の事前準備		● 種々のグループでのベネフィット&リスク評価に基づく限定的な承認
100日間への道				
項目	1）緊急事態下のワクチン開発は、プロトタイプワクチン候補品を新規な病原体特異的ワクチンへの適合させる期間が5週間 2）迅速に拡大された臨床試験集団における緊急の試験期間が8週間、 3）そして、”病原体特異的ワクチンの免疫原性は記録化されているが、有効性データは利用できる前での”ハイリスク集団に対する緊急使用承認に1週間 4）このような100日という野心的な期間ではあるが、手の届くところにある			

（出典：NEJM ホームページ March 2, 2022 DOI: 10.1056/NEJMp2202669）

る。

　これらの最善策を実施することにより、新規パンデミックの際に、既に使用されたことがある基盤技術の基で、ある関連する病原体に対するワクチン開発の経験を科学者が持っている状況を仮定すれば、開発期間を約250日まで圧縮できると推測している。さらに、100日の開発期間の目標とした場合も、表に纏めている。

　表に示されているように、緊急事態下での100日以内のパンデミックワクチン開発には、1）プロトタイプワクチン候補品を新規な病原体特異的ワクチンへ適合させるための期間が5週間、2）迅速に拡大された臨床試験集団における緊急の試験期間が8週間、そして、3）“病原体特異的ワクチンの免疫原性は記録化されているが、有効性データは利用できる前での”ハイリスク集団に対する緊急使用許可に1週間を要する。100日という野心的な期間ではあるが、最終的に手の届くところにある。

第9章
環境

9.1 二酸化炭素排出量の変化

「COVID-19 パンデミックは、2020 年の二酸化炭素排出量を削減したが、それほどでもなかった」とのタイトルで、英国ネイチャー誌（2021 年 1 月 15 日）に、ジェフ・トレフソン氏が報告している（9101）。

グローバルな炭素排出量は、何十年も確実に上昇していたが、COVID-19 パンデミックにより世界的な経済社会活動が抑え込まれたので、その排出量は、2020 年、6.4%低下した。これは、23 億トンに相当する。この減少はかなりの量で、日本の年間の排出量の約 2 倍である。多くの気候研究者は、パンデミックのスケールから考えて、期待していた量よりも少なく、そして、ウイルスが抑制された暁には、その削減が続くとも思えないと考えている。

二酸化炭素放出量の反跳

パンデミックの初期に急激な減少が見られたが、グローバルな二酸化炭素排出量は、2020年の経済活動再開とともに、上昇。この傾向は、新型コロナ感染が急上昇した国で新しい制限対策を行っても、続いた。

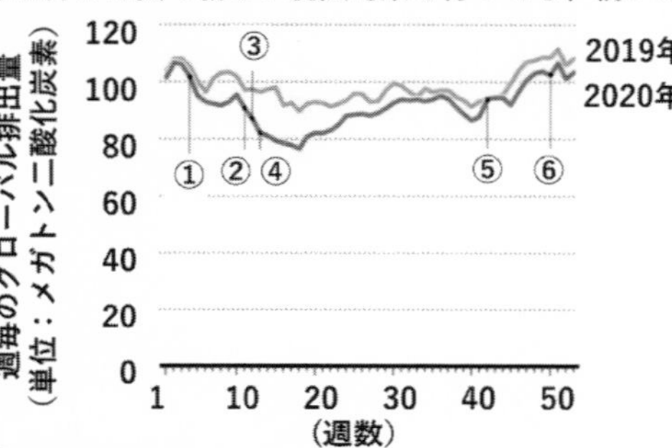

①中国武漢：ロックダウン
②イタリア全土：COVID-19 の感染爆発でロックダウン
③米国カリフォルニア：ロックダウン
④インド全土：最初のロックダウン
⑤欧州：新規感染者数が 10 万人（1 日あたり）を超え、各国は、新規な制限開始
⑥カリフォルニア：1 日当たりの新規感染者数が最大となり、3 週間のロックダウン実施

（出典：nature ホームページ 15 January 2021 doi: https://doi.org/10.1038/d41586-021-00090-3 より）

このグローバルな減少量の多くが、米国であり、削減量の約 13%に当たる。この米国での減少は、2020 年 3 月のロックダウンで始まった車両の交通量の急激な落ち込みによるものである。そして、パンデミックが 2020 年末

に拡大したので、その落ち込みは続いた。世界的には、パンデミックによるロックダウンと制限で多大なる影響を受けたエネルギー部門のうち、航空業界の放出量は 2019 年全体に比べ 48%低下した。

国際的な“カーボンモニタープログラム”の共同代表者で、中国・精華大学の地球システム科学者であるジュ・リュー氏は、「この放出削減量は、期待した量以下であった。このパンデミックが終れば、非常に強い反跳が来るであろう」と述べている。

2015 年のパリ協定（COP21）で設定された目標は、産業革命前からの世界の平均気温上昇を「2 度未満」に抑え、平均気温上昇「1.5 度未満」を目指すとした。国際連合環境プログラムは、この 1.5 度未満を達成するためには“次の 10 年間年間当たり 7.6%の削減が必要となる”と予測している。この目標と照らし合わせると、6.4%の削減率は、パリ協定の目標推定値の 7.6%以下となる。

この 6.4%の低下は、世界の多くの場所で、COVID-19 により強制的な活動停止に至ったために、もたらされた。「放出量削減のための実質的な集約的活動がなければ、2020 年は、グローバル炭素排出量における一時的な減少として記録されるにすぎない。歴史的な経験から、自分たちは、以前の軌道に戻ってしまうであろうと思われるので、放出量削減のための他の何かをする必要があることを意味している」と、世界資源研究所で国際的気候プログラムのリーダーであるデイビッド・ワスコウ氏は言っている。

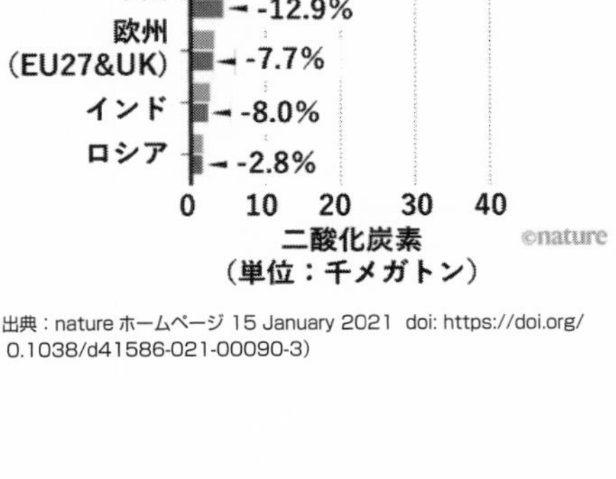

出典：nature ホームページ 15 January 2021　doi: https://doi.org/0.1038/d41586-021-00090-3）

精華大学のリューのチームのデータは、このパンデミックが種々の国で経済活動を如何に変化させたかについて、国毎に大きな隔たりがあることを示している。2020 年初期には、中国では、ロックダウンをしたので、最大の削減効果が見られたが、そのアウトブレイクを抑制した後で、経済及び工業的生産は急激に回復し、2019 年よりも、2020 年全体は上回った。米国では、約 6.5 億トンの二酸化炭素放出量の削減となり、この量は、世界の二酸化炭素削減の 4 分の 1 以上であった。次いで、インドが、約 2 億トンの削減量で続いた。

二酸化炭素排出量の急速な反跳

同じく、ジェフ・トレフソン氏は、英国ネイチャー誌（2021 年 11 月 4 日）で、「COVID-19 パンデミックの一時的な抑制に続いて、二酸化炭素排出が急激に後戻りしている」とのタイトルで、二酸化炭素排出に関する現状を伝えた（9102）。

COVID-19 パンデミックの間、政府の強制的なロックダウンで引き起こされた世界的な二酸化炭素排出量の削減は、2021 年末には消し去られることになるであろう。化石燃料の燃焼から放出される二酸化炭素放出量は、2021 年には、364 億トンになり、前年に比べて 4.9%増加すると思われる。これは、多くの科学者が予想する以上の急速な回復である。この急激な反跳は、部分的には、中国とインドでの石炭需要の増加で引き起こされていてので、それらの政府による二酸化炭素削減の実質的な努力をしなければ、次年度に増加し始めると思われる。

化石燃料からの炭素排出量は、パンデミック下の制限で、レストラン及び工場の停止、飛行機の運航停止そして国境閉鎖のために、2020 年、5.4 %低下した。

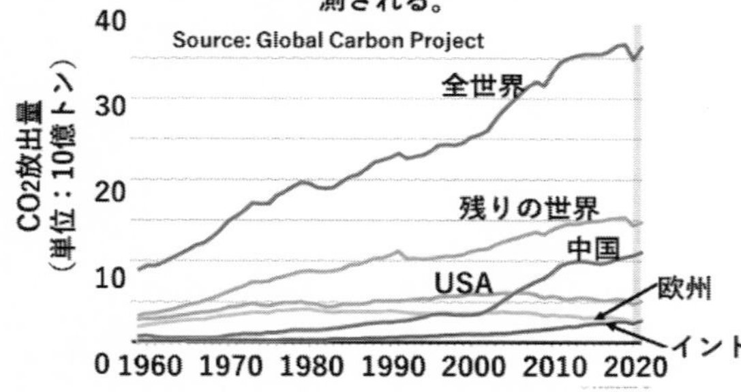

（出典：nature ホームページ　04 November 2021　doi: https://doi.org/0.1038/d41586-021-03036-x）

第 26 回国連気候変動枠組み条約締約国会議（COP26）　が、2021 年 10 月 31 日から 11 月 12 日まで、英スコットランド・グラスゴーで行われた。このグラスゴーサミットは、国家、企業及びグローバルなレベルで、いくつかの重要な誓約を生み出した。

例えば、インドは、2070 年までに、正味ゼロ排出量とした。インドのモディ首相は 11 月 1 日、COP26 で演説し、2070 年までに温暖化ガス排出の実質ゼロをめざすと表明した。インドが排出ゼロ目標を示すのは初めて。主要排出国では、多くの国が排出ゼロ目標を表明済みで、インドが COP26 でどんな対応を示すかが注目されていた。長期で排出を実質ゼロにする目標を巡っては、日米欧など先進国が 50 年までと期限をおいているほか、中国やロシア、サウジアラビアといった新興国は 60 年に設定している。インドはさらに 10 年遅い 70 年にした。中ロなどの新興国よりも経済成長が遅れている実態を考慮した。モディ首相は、インドの人口は世界の 17% を占める一方、排出量は 5% にすぎないと説明した上で、経済成長にも力を入れると説明した（日本経済新聞 2021 年 11 月 2 日）。また、およそ 105 カ国は、地球温暖化を引き起こす能力で、二酸化炭素に次いで 2 番目の強力な温室効果ガスであるメタンの放出削減を表明し、そして、130 カ国以上の国が温室効果ガスの主要なソースである森林破壊を 2030 年までに止めることを約束した。

2015 年のパリ協定（COP21）で設定された目標である産業革命前からの平均気温上昇「1.5 度未満」を軌道に乗せるためには、2030 年までに、排出量を約半分にする必要があると、気候変動に関する国際連合の政府間パネルは推定している。風力発電、太陽光パネル及び蓄電池のような再生可能エネルギーの使用は増加しているが、カリフォルニア大学アーバイン校の地球システム科学者で、カーボンモニターのメンバーであるスティーブン・デイビス氏は、「これらの技術が広く浸透して、将来の電力需要をカバーし、そして、化石燃料に置き換わり始めるには、5 年から 10 年かかるであろう」と恐れている。

米国、欧州、インド及び中国は、温室効果ガスの最も多い排出国である。米国及び欧州では、化石燃料の使用は、パンデミック前、減少していたが、二酸化炭素排出は、2021 年に急激に上昇し、2019 年レベルの約 4%減に止まると予測されている。インドの炭素排出量は、2021 年、12.6%増加すると予測され、即ち、27 億トンに達し、世界全体の約 7%に相当し、欧州の排出量とほぼ同等である。世界で最も多い排出国である中国では、パンデミックの間、政府の経済刺激策のために、石炭消費の再燃が見られた。全体的に、中国の化石燃料排出量は、

2021 年に、4%上昇して、111 億トンとなり、パンデミック前のレベルを 5.5% 超えた。

このように、悲惨な予測のみではない。約 23 カ国は、放出量で世界全体の 4 分の 1 を占めるが、これらの国は、パンデミック前の 10 年以上の期間、経済を拡大してきているが、化石燃料放出量を抑制しているのも事実である。

9.2 パンデミック時のプラスチック廃棄物

中国南京大学環境科学部の Yiming Peng らは、「COVID-19 が原因のプラスチック廃棄物放出及びグローバルな海洋でのその運命」と題した論文を、米国科学アカデミー紀要（PNAS）（2021 年 11 月 8 日）に発表した（9201）。

COVID-19 パンデミックは、医療部門及び公衆衛生安全におけるプラスチックの必要不可欠の役割を証明した。2021 年 8 月 23 日時点で、世界で約 2.12 億人の人が、SARS-CoV-2 に感染し、その大部分の確定症例は、アメリカ（47.6%）、アジア（21.22%）そして、欧州（17.26%）であった。入院患者とウイルス検査の急増が、実質的にプラスチック医療廃棄物の量を増加させた。フェイスマスク、手袋、そして、フェースシールドなどの個人用防護具（PPE）に対する巨大な需要を支えるために、多くのシングルユースプラスチック（SUP）法が撤回または延期された。さらに、ロックダウン、ソーシャル・ディスタンシング及び公的集会の制限が、前例の無いスピードで、オンラインショッピングや、しばしばプラスチックを含んでいる包装材料への依存を増加させた。

このコントロールできないプラスチック廃棄物は、巨大なように思える。一方、パンデミックに関連した、不適切に管理されたプラスチック廃棄物の大きさ及び運命は不明である。Peng らは、MITgcm 海洋プラスチックモデルを用いて、パンデミックのプラスチック放出に対する影響を定量化した。

その結果、2021 年 8 月 23 日時点で、193 カ国からパンデミック関連プラスチック廃棄物が、8.4 ± 1.4 百万トン生じた。そのうち、25.9 ± 3.8 千トンが世界の海に放出され、グローバルな河川からのプラスチック放出全体の 1.5 ± 0.2%を占める。このモデルは、この放出の空間的分布は、3 年以内に、世界の海洋において急激な変化を起こすと予測している。2100 年までに、パンデミック関連の不適切な管理によるプラステックデブリのほとんどが、ビーチ

（70%）に、あるいは、海床（28.8%）に残ることになる。約 15.6 億枚のフェイスマスクが 2020 年海洋に堆積した。そして、極付近のプラスチック蓄積ゾーンが北極圏で形成されると思われる。病院廃棄物がグローバルな放出の大部分（73%）を占め、その大部分はアジア（72%）から出る。従って、発展途上国における医療廃棄物のより良い管理が求められる。また、プラスチック廃棄物のわずか 7.6%が、PPE 使用から、4.7%が包装材料から生じている。

第 10 章
対策

10.1　オミクロン株とマスク

1. N95 マスク着用

オミクロン株対策として、米国 CDC は、医療用の N95 マスク着用を推奨するのか？（ワシントンポスト誌 2022 年 1 月 10 日）

米国 CDC は、マスク着用指針の改訂で、“医療従事者が使用している高度に防御的な N95 または KN95 マスク”を一貫して着用できる人はそのようにすべきであると推奨しようとしている。感染力の高いオミクロン株のために、感染及び入院数が急上昇していることから、専門家らは、バイデン政権に布マスクよりもむしろ高品質のマスクで飛沫感染するウイルスを防御することを推奨するとともに、マスク着用の重要性を強調するように繰り返し要請した。CDC が最初のマスク着用指針を 2020 年に発出したとき、保健担当高官は、医療従事者が使用できない状況を避けるため、高品質のマスク着用の要請はしなかったが、もはや、N95 マスクの危機的な不足はないと述べている。CDC の指針は、“もし一日中 KN95 または N95 マスク着用に耐えられるのであれば、そうすべきである”との文言になると思われる。

N95 マスクは、米国国立労働安全衛生研究所（NIOSH）により承認され、CDC によれば、粒子の 95％までフィルターできる設計になっている。KN95 は、同様な中国基準に合致することになっているが、中国規制当局はそれを保証していないと、プロジェクト N95 の実行責任者であるアンナ・ミラー氏は言っている。プロジェクト N95 は、米国の非営利団体で、無償の N95 と子供のマスクを配布する。

米国 CDC は、2022 年 1 月 14 日、マスク着用の指針を改定して、より多くのアメリカ人が N95 または KN95 マスクのような高性能のマスクを着用するように助言した（10111）。

連邦保健当局は、“これらのタイプのマスクの供給量の不足から医療部門のみに使用されるべきである”との懸念は解消されたので、“これらのマスクの多くの人での適正な着用は、最も予防的である”と明確に示した。“CDC のロシェル・ワレンスキー所長は、アメリカ人は、多層性布マスク、N95、K95 またはその他の、よく顔面にフィットするマスクを着用するように推奨した”と、ホワイトハウスのジェフ・ジーンツ氏は 1 月 12 日の記者会見で述べた。

2. マスクの SARS-CoV-2 感染防止効果（バングラデシュ）

コミュニティでのマスク着用による感染防止効果の定量化は非常に難しいと思われたが、米国イェール大学のジェイソン・アバラックらは、バングラデシュでのクラスターランダム化試験で、コミュニティレベルでのマスク着用によるCOVID-19 感染予防効果を定量化して報告した（10121）。

アバラックらは、バングラデシュの田舎（600 の村の成人 342,183 人）で、2020 年 11 月から 2021 年 4 月まで、コミュニティ（村）レベルでマスク着用促進のクラスターランダム化試験を実施した。村と家庭レベルでのマスク促進戦略の実施・非実施を、布マスクと外科用マスクの対比も含めて、交差ランダム化した。実施した村の住民（介入群）は、無料のマスク、マスク着用の重要性に関する情報、コミュニティリーダーによる役割モデル及び対面での 8 週間のリマインダーを受けた。他方、対照群は、何らの介入も受けなかった。

主要評価項目は、有症候性 SARS-CoV-2 抗体陽転、そして、副次的評価項目は、適切なマスク着用、物理的ディスタンシング、ソーシャル・ディスタンシング及び COVID-19 疾患症状とした。血液検体は、10 週～ 12 週のフォローアップ時に有症候性対象者から採取した。

結果

介入群は、178,322 人、対照群は、163,861 人。適切なマスク着用は、対照群の 13.3%に対して介入群では 42.3%に増加した（調整%ポイント差＝ 0.29）。この 3 倍にもなるマスク使用は、介入期間中及びその後 2 週間も維持された。物理的ディスタンシングは、対照群の 24.1%に対し、介入群で29.2%に増加（調整%ポイント差＝ 0.05）。ソーシャル・ディスタンシングに

マスク使用の介入効果（バングラデシュ研究）

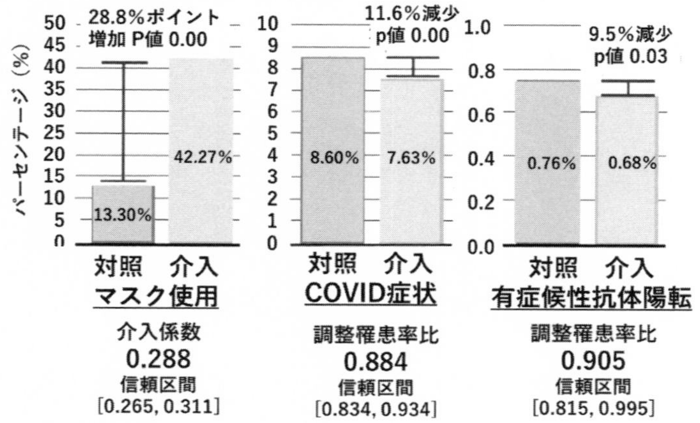

（出典：SCIENCE ホームページ 2 Dec 2021　DOI: 10.1126/science.abi9069）

ついては、変化がなかった。5 カ月後、マスク着用に関する介入の影響は薄れたものの、介入群は対照群より 10%高いままであった。

結論

COVID-19 パンデミック中におけるバングラデシュの田舎でのコミュニティレベルのマスク促進のランダム化試験は、介入がマスク使用を増加させ、有症候性 SARS-CoV-2 感染を減少させたことを明らかにした。従って、コミュニティでのマスク着用の促進は、公衆衛生を改善できることがわかった。

10.2　ロックダウン政策は、COVID-19 死亡率低下に効果がない

“ロックダウンのような非医薬的介入が COVID-19 死亡率を低下させる効果がある”との英国インペリアル・カレッジ・ロンドンのニール・ファーガソンらの疫学的研究における予測などに基づき、公衆衛生専門家や政治家は、強制的なロックダウンをパンデミック抑制の効果的な方法として、採用した。しかしながら、ロックダウン政策はCOVID-19死亡率を抑制する上で効果的なのだろうか？これらの疑念に答えるべく、応用経済学、グローバルヘルス、及び企業研究を専門とするジョンズ・ホプキンス研究所のジョナス・ハービーらは、ロックダウンのCOVID-19死亡率に及ぼす影響に関する文献をレビューし、メタ解析を行なっ

た（1011）。

2020年7月1日までに公開された1,048件の研究が、ロックダウンの死亡率への影響を見ている研究であった。この1,048件の中で、ハービーらの選定基準に合致した34件の研究を解析した。その解析の結果、

1）全体として、ハービーらのメタ解析は、“ロックダウンが死亡率に対して大きな、重大な効果を示す”ことは確認できなかった。

2）ロックダウンの厳密性（オックスフォード大の厳密性指標に基づく）の中での相関性を調べた結果、欧州と米国でのみ平均的なロックダウンがCOVID-19死亡率を、推奨のみに基づくCOVID-19政策に比べて、0.2%低下させたことがわかった。

3）屋内退避命令（シェルター・イン・プレイス）（ステイ・アット・ホームと同義）もまた非効率であった。それらは、COVID-19死亡率を2.9%低下させただけであった。

4）特定の非医薬的介入（NPI：ロックダウン対非ロックダウン、フェイスマスク、ノンエッセンシャルビジネスの閉鎖、国境封鎖、休校及び集会の制限規制）を調べた研究は、COVID-19死亡率に対する目立った効果の広範な証拠も見られなかった。しかしながら、ノンエッセンシャルビジネスの閉鎖は、ある程度の効果（COVID-19死亡率の10.6%の低下）はあるように思えた。それらは、バーの閉鎖に関連しているように見えた。

5）マスクもまた、COVID-19死亡率を低下させたかもしれないが、ユニバーサルなマスク着用を調べた1つの研究のみに基づく結果である。

6）国境封鎖、休校そして集会の制限のCOVID-19死亡率への効果は、それぞれ、－0.1%、－4.4%そして1.6%であった。

7）ロックダウンもまた、非ロックダウンに比べて、COVID-19死亡率を低下させなかった。

結論として、ロックダウンは、パンデミックの期間、少なくともCOVID-19パンデミックの第1波の期間で、死亡率を低下させる有効な方法ではなかった。この結果は、WHOの1918年インフルエンザパンデミックの報告で、ソーシャル・ディスタンシングが劇的に感染伝播を停止または抑制したようには見えなかったとの結果と一致している。

ロックダウンの実施は、COVID-19 パンデミックの独特な側面である。ロックダウンは、過去の世紀のいかなるパンデミックでもこれほどの規模で実施されたことはなかった。しかしながら、COVID-19 パンデミックの初期のフェーズでのロックダウンは、破滅的な影響を与えた。ロックダウンは、経済活動を低下させ、失業者を増大させ、学校での勉強を減らし、政治的な不安を引き起こし、家庭内暴力を引き起こし、自由民主主義を弱体化した。これらの社会的コストは、ロックダウンの恩恵と比較考量されなければならない。このメタ解析から、ロックダウンの恩恵はあったとしても少ないことがわかった。以上より、ロックダウンは、パンデミック政策の手段として、直ちに、却下すべきであるとの結論となる。

第１１章
経済・特許

11.1　モデルナ社 mRNA-1273 の特許権者は？

「米国国立衛生研究所（NIH）の科学者が、モデルナ社の mRNA ワクチンの開発において、重要な役割を果たした。そして、NIH は、ワクチン特許の共同所有権者としての権利を守りたい」と NIH 所長のフランシス・コリンズ博士は 2021 年 11 月 10 日、ロイター社に言った（1111）。

ニューヨーク・タイムズ誌（2021 年 11 月 9 日）の報道によれば、モデルナ社は、2021 年 7 月に出願した、COVID-19 ワクチンの中心的な特許において、共同発明者として、NIH の 3 人の科学者を除外した。

モデルナ社は、2021 年の COVID-19 ワクチンの売上が 150 ～ 180 億ドル（約 1.7 ～ 2 兆円）になると予測されている。同社の最初でかつ唯一の商品であるワクチンである。そして、2022 年には、220 億ドル（約 2.5 兆円）と予測されている。

モデルナ社は、NIH に属するアメリカ国立アレルギー・感染症研究所（NIAID）の科学者がモデルナ社の mRNA ワクチンの開発で“実質的な役割”を果たしたことは認めているが、NIH の特許に対する主張に対しては、同意していない。コリンズ博士は、“モデルナ社との特許係争を、ある期間、友好的に解決しようと努力してきたが、失敗した”と述べた。

NIH は、“3 人の科学者（マスコラ博士、グラハム博士及びコルベット博士）がモデルナワクチンで使用されている遺伝子配列のデザインの手助けをしているので、特許出願に名前を載せるべきである”と、主張している。グラハム博士はその後退職し、コルベット博士は、現在、ハーバード大学で勤務している。

モデルナ社は、“NIAID の科学者が mRNA-1273 配列それ自体に対する特許の請求項に対して共同発明した”とは認めていない。モデルナ社の科学者のみが、現行ワクチンに使用されている mRNA 配列を発見した”と述べている。そして、モデルナ社は、“投与量に関連した特許のようなその他の特許出願においては、NIH の科学者を認めている。しかし、コアとなる特許に関しては、米国特許法の厳密な規則に基づくならば配列の発明者として、モデルナ社の科学者のみが記載される“と述べた。

COVID-19 ワクチンは、今世紀における最も重要な医薬発明の 1 つである（1112）。連邦政府の寄与を適切に認めることは、これらのワクチン開発における公的セクターの役割を理解する上で、重要である。mRNA-1273 ワクチン開発における、NIH の研究者と納税者からの基金の重要な役割を考えれば、米国政府がこのワクチンの生産及び価格設定に関して、もっと踏み込んだ管理を行うことが重要と思われる。

開発初期から、モデルナ社は、公的科学部門からの莫大な恩恵を得てきている。モデルナの創立者は、修飾 RNA（modified + RNA = Moderna）の概念の下で、会社の命名をした。この概念は、ペンシルベニア大学で NIH のファンドを得た研究者、ドリュー・ワイスマン博士とカタリン・カリコ博士によって開拓されたものである。モデルナ社が設立された後、わずか 3 人のみの会社であったが、連邦政府からの基金の最初の投入がなされた。国防省が、mRNA 技術のリスク回避及び私的投資者への有望性のシグナルにおいて、重要な役割を果たした。ジカウィルスが出現した後、連邦政府は、さらに 1 億ドル（約 120 億円）を投資した。

この連邦政府との緊密な共同関係は、結果的に、NIH とのパートナーシップ構築に至った。モデルナ社は、何年にもわたり、政府の科学者と、その他のウイルスに対するワクチン開発を一緒にしてきた。このパンデミックが始まったとき、彼らの焦点は、COVID-19 に絞られた。NIH の研究者は、ワクチンの発見及び開発にモデルナ社と非常に緊密に仕事をした。従って、その開始時点から、“NIH-モデルナワクチン”と呼ばれた。このような経緯で、NIH は、ワクチンに使用されている遺伝子配列をモデルナ社に送付したと主張しているが、モデルナ社は、独立的に自分たちで遺伝子配列を発明したと言っている。

しかしながら、事実として、モデルナ社は巨大な連邦政府のサポートを受けている。NIH からの、研究人材及び専門家、そして、大規模の臨床試験などの提供以外にも、モデルナ社は、米国政府からのファンドで、約 100 億ドル（約 1.2 兆円）も受け取っている。

ワクチン開発時の各過程で、このような巨大な寄与を受けたにもかかわらず、モデルナ社は、独占的に、ワクチン生産及び価格設定に関する決定をコントロールするようになった。モデルナ社は、そのワクチンの 90%を富裕国に輸出するばかりではなく、アフリカやアジアの国々は報道によれば 1 回あたり 29 ドル（約 3500 円）にも近い価格（富裕国の一部よりもはるかに高い価格である）を支払っている。低所得国でのワクチン接種率は 8%以下であるにもかかわらず、モデルナ社は、それらの低所得国ではなく、ブースター接種供給を優先させている。

米国政府は、まずは、mRNA-1273 に関する基本特許出願に関して、NIH の科学者の名前を連ねることから始める必要がある。もし、米国がその特許出願で、共同発明者及び共同特許権者となれば、連邦政府は、その他の製造業者に、その発明をモデルナ社の許可を得ることなく、使用させることができるので、将来的な生産の障害を除去できることになる。勿論、短期的に生産を増やすためには、連邦政府は、1950 年制定の国防生産法の発動も可能で、モデルナ社に、その他の製造業者にそれらの技術を共有するように、要求できる。

例えば、世界保健機関（WHO）は、南アフリカに技術移転のハブ機関を設立して、自分たちのための NIH- モデルナ COVID-19 mRNA ワクチンを作ろうとしている。しかしながら、生産のタイムラインを何年も短縮するように技術の共有化に関する WHO からの懇願にもかかわらず、モデルナ社は、それを拒絶している。

本特許事例に基づき、政府と産業界の共同研究に関する問題点・課題を、英国ネイチャー誌（2021 年 11 月 30 日）が纏めている（1113)。

1．モデルナ社と NIH の争点は何か？

ワクチンは、SARS-CoV-2 のスパイクタンパク質の修飾型をコードする mRNA を含んでいる。この修飾は、このタンパク質が安定的な立体構造を維持して、免疫応答を誘導し易いように設計されている。NIH は、過去に、“これらの修飾は NIH の NIAID とその他の共同研究者により開発され、2017 年にその他のコロナウイルスである MERS で同様な修飾が公開されている”

と主張している。医薬やワクチン開発では、発明者が複数の特許、しばしば10 件以上の特許を出願するのが普通である。モデルナ社は、COVID-19 ワクチンに関して、いくつかの特許を出願しているが、その中で、ワクチンで使用されている mRNA 配列に係わる特許には、NIH の科学者の名前がない。米国特許商標庁に対する 2021 年 8 月の声明では、モデルナ社は、NIH が共同発明者として 3 人の名前を提出したが、その出願からそれら 3 人を除外するとの決定をした。「この懸案の特許は、それがワクチンの主要成分をカバーしているので、特に重要である。医薬品における活性成分に関する請求項は、重要で、なぜなら、競合他社がその周辺のデザインが不可能となるからである」と、ニューヨーク市のコロンビア大学ロー・スクールの知的財産権の専門家であるクリストファー・モーテン氏は述べている。

2. 共同研究者が特許の発明者で争うのは異常なのか？

“特許で、誰が、功績があるのかで論争するのは普通のことであり、特に研究機関の間で起こるものである”と、ミシガン大学ロー・スクールの特許法及び医薬規制を研究しているレベッカ・アイゼンバーグ氏は述べている。発明者は、米国特許法で定義されていて、着想の有無を基準としている。大学、政府機関及び会社の研究所の個々の発明者はしばしば彼らの特許権を彼らが働いている組織に譲渡している。しかしながら、共同研究の場合は、特許に誰の名前を入れるかに関する合意形成は難しくなることもある。“事前に、特許権の所有者が誰であるかを表明することはできるが、必ずしも誰が発明者であるかを特定化することはできない”と、アイゼンバーグ氏は、言っている。

1990 年代、NIH は、HIV 薬 AZT の開発で、医薬品会社の共同研究者と特許係争に巻き込まれたことがある。AZT 特許に意義を申し立てようとした 2 つのジェネリック会社が、「NIH の研究者が特許のいくつかから不正に外されていた」と異議を唱えた。この事例の場合、特許は、“無効となっていたであろう”、若しくは、“NIH はそれらの特許をライセンスする権利を持っていたであろう”と異議申し立てをした。しかしながら、裁判所は、“その医薬品会社は、NIH のアッセイ法を使用する前に、彼らの特許出願の準備を既にしていた”と弁論した医薬品会社を支持した。この解析は、彼らが既に発明していたものの価値を単に確認するだけであったと、その医薬品会社は主張した。

３．特許軽視は、将来の官民間でのパートナーシップに影響を与えるか？

米国政府は、しばしば、初期の研究には資金を提供して、それから、発明の後期のステージで、知的財産権の管理をだいたい企業パートナーに任せる。製薬会社は、しばしば多大な投資をし、治療薬の最終段階では、何億ドル（約数百億円）レベルの投資をする。政府は、一般的には、初期の研究への資金提供に報いる方法として、主に納税者への潜在的な恩恵を考えてきた。

しかしながら、この考えに対する政治的な感覚が変化し始めた。2020 年の民主党大統領候補選挙では、現在の副大統領のカマラ・ハリス氏も含めて、何人かの候補者は、政府が知的財産権に対して、もっと主張するように強く訴えた。特に、“もしそうすることにより処方薬の価格を支配できるのであれば”主張するようにと、訴えた。そして、2019 年には、政府は、カリフォルニアのギリアド・サイエンシズが HIV 治療薬のリトナビル予防薬の製造に政府の特許を侵害しているとして、訴訟するという異例の手続きを取った。

それから、パンデミックが来た。そして、特許がワクチン製造を制限するとの懸念も起こった。2021 年５月の世界貿易機関での会合で、米国は驚くべき声明を発表した。米国は、COVID-19 ワクチン特許保護の放棄を支持した。このことと、モデルナ社特許からの NIH 研究者の除外に対する NIH の対応から、政府は、知的財産権の管理にもっと積極的な対応を取るだろうことが示唆された。

2020 年、コロンビア大学ロー・スクールのモルテン氏らは、COVID-19 の治療に使用されてきている抗ウイルス薬レムデシビルに関する特許を解析した。彼らは、“政府の研究者が恐らくそのレムデシビルの開発に寄与したが、特許を止めてしまった”と断定した。しかしながら、引き続いての政府の調査は、NIH の科学者の仕事は、その特許の発明に寄与しなかったと結論付けた。

４．今、何が起こっているのか？

2021 年９月、モデルナ社は、“NIH に共同特許所有権を与え、そして、NIH 当局が適合すれば、特許のライセンスをすることができる”と述べた。

しかしながら、“このことは、発明者の立場とは異なっている。共同特許権者の条項は、交渉する必要があり、条件付である”とモルテン氏は述べている。

NIH は、訴訟を選択して、モデルナ社が不適切に NIH の研究者を除外したと、法廷で主張するであろう。もし、裁判所が、“NIH が正しく、そして、その除外は意図的ではない見落としであった”との決定をすれば、特許は、補正されるかもしれない。しかしながら、もし、裁判所が、モデルナ社が知っていながら NIH の寄与に関して、特許庁を欺いたことがわかったならば、特許は無効となるであろう。

このような場合、“モデルナ社の研究者がワクチンに使用されている mRNA 配列を決定した時期”、そして、“このモデルナ社の決定の日付が NIH のチームがモデルナ社と mRNA 配列を共有した日付の前であるかどうか”を調べるため、ラボノートを詳しく調べることも含まれると、モルテン氏は述べている。

この事例のワクチン生産に与える潜在的な影響ははっきりしない。モデルナ社は、既に、パンデミック期間中、COVID-19 ワクチンに関する特許権を主張しないと述べている。“特許が一般的にワクチン生産の重要なハードルではない”と、スタンフォード大学ロー・スクールのリサ・ウーレット氏は述べているからである。

いずれにしても、NIH とモデルナ社との特許係争は、何年も続くかもしれない。

11.2　モデルナ社への特許侵害訴訟

モデルナ社の COViD-19 ワクチン（mRNA-1273）ワクチンは、主要技術として、SARS-CoV-2 のスパイクタンパク質に対する mRNA そのものと、その分解されやすい mRNA を包む脂質ナノ粒子作成技術からなっている。アービュータス・バイオファーマとロイバントサイエンシズの子会社であるジェネバントサイエンシズは、2022 年 2 月 28 日、モデルナ社に対して、モデルナ社の COVID-19 ワクチンが彼らの特許を侵害しているとして、訴訟を起こした（1121）。アルナイラム・ファーマシューティカルズも、2022 年 3 月 16 日、同様に、モデルナ社に対して、自社の特許を侵害しているとして、訴訟を起こした（1122）。

図　mRNA-LNPの模式図

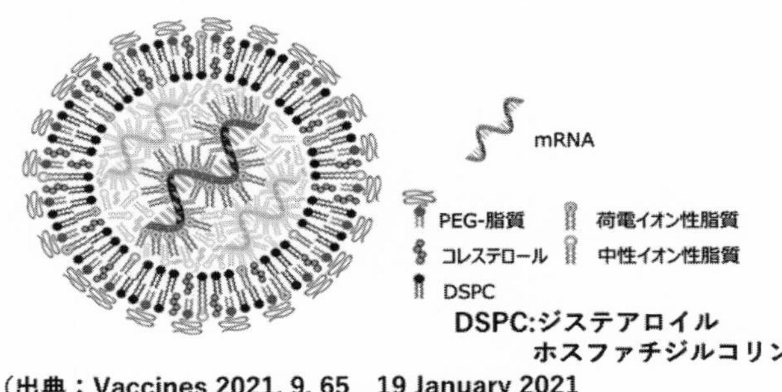

（出典：Vaccines 2021, 9, 65　19 January 2021
https://doi.org/10.3390/vaccines9010065より）

mRNA は単独では非常に分解しやすい物質であるため、細胞内へ送達するためには、安定的に運搬する介助物質が必要である。その解決策として、原告らの会社は、脂質ナノ粒子（LNP）技術を用いた。この LNP で mRNA を保護して、細胞膜を通過させることができる。アービュータス社の技術の脂質成分は、1）リン脂質とコレステロールのような構造脂質、2）“カチオン性”（正の電荷をもった）脂質（ある pH 領域では正電荷をもつ“イオン化可能な”脂質を含む）、そして、3）複合脂質〔ポリエチレングリコール（PEG）のようなポリマーに結合した脂質〕からなる。特定の脂質成分を特定の比率で組み合わせた核酸 - 脂質粒子は、核酸を、はるかに効率的に細胞膜を通過させて細胞内への送達を可能にすることを、アービュータス社の科学者は発見した。ジェネバントサイエンシズ社は、この技術のライセンスをアービュータス社から受けて、COVID-19 に対する mRNA-LNP ワクチンを開発している。

モデルナ社／ NIH のプレプリントでは、モデルナ社がアービュータス社の LNP 技術を用いていること及びその特許侵害を詳述している。この論文の中で、モデルナ社は、SARS-CoV-2 のスパイクタンパク質の修飾バージョンをコードしている mRNA が合成され、精製され、そして、LNP でカプセル化されていることを説明している。その LNP は、脂質のモル比で、50：10：38.5：1.5（イオン化可能な脂質：DSPC：コレステロール：PEG- 脂質）である。モデルナ社 /NIH のプレプリントは、告発された製品が、カチオン性のイオン化可能な脂質の 50 モル%；リン脂質（DSPC）の 10 モル%；コレステロールの 38.5 モル%；そして、粒子の凝集を防ぐ複合脂質（PEG- 脂質）の 1.5 モル%の比率からなる脂質からなっていることを示している。これらの成分は、アービュータス社の米国特許 8,058,069 の請求項 1 の範囲内にある。このモデルナ社／ NIH のプレプリントがネイチャー誌に発表される段階で、彼らが用いている LNP 技術に関する関連箇所の詳細が単純に削除されていた。モデルナ社の COVID-19 ワクチンの前臨床試験は、2020 年 7 月 28 日、ニューイングランド・ジャーナル・オブ・メディシンのウェブサイトに公開されたが、mRNA は、LNP に“以前に記述したように”カプセル化したことを示していて、モデルナ社／ NIH プレプリントと同じ脂質モル比を明らかにしている以前のモデルナ社の公開文献を引用している。さらに、2021 年 5 月 14 日、モデルナ社は、国際特許出願（WO 2021/159130）をした。その中で、実施例 1 で、モデルナ社ワクチンの第 1 相臨床試験で用いている粒子は、モデルナ社／ NIH プレプリントで示された脂質モル比と同じ比率で調整されていた。モデルナ社は公式にアービュータス社の特許の侵害を否定した。緊急使用許可（EUA）の下で販売され、その後、完全承認の下で販売されているモデルナ社 COVID-19 ワクチンの LNP は、第 1 相臨床試験の LNP とは異なっているとの根拠で表面的には否定している。しかしながら、上級副社長のシャウン・ライアン氏は、2021 年 2 月 23 日、米国連邦巡回控訴裁判所への IPR（当事者系レビュー）不服申し立ての 1 つを支持するため、“偽証した者は偽証罪によって罰せられるという条件”下の誓約書を提出した。その誓約書の中で、彼は、第 1 相臨床試験で用いられた“脂質キャリア粒子”は、モデルナ社／ NIH プレプリント及び WO 2021/159130 に記載されていて、それらは、8,058,069 特許の少なくとも請求項 1 の範囲内であるが、製品での使用で最終的に承認された粒子と同じであると述べている。

2022 年 2 月 24 日付けで、モデルナ社は、2022 年全部で約 190 億ドル（約 2.3 兆円）の事前売買契約を行った。100 億回分以上の事前売買契約書の締結である。2020 年 12 月 18 日から 2022 年 2 月 24 日までに、モデルナ社 COVID-19 ワクチンの 2 億回分以上が米国で投与された。

原告であるアービュータス社とジェネバントサイエンシズ社は、彼らの LNP 技術が COVID-19 パンデミックへの英雄的な戦いで、かかる重大な影響を与えたことを誇りに思っているし、モデルナ社の COVID-19 ワクチン、そして、ブースターの製造または分配を、差し止めまたはその他の方法で妨害しようとしているのではない。原告全ては、米国特許法の下で、単純に公平性の問題として、モデルナ社に、補償を求めているだけであると記載されている。

また、アルナイラム・ファーマシューティカルズ社も、モデルナ社で使用しているLNP技術が、彼らのLNPに関する特許（米国特許番号11,246,933）を侵害しているとしている。

11.3　経済（IMFの世界経済見通し・成長率予測）

WHOは2021年11月24日にSARS-CoV-2の変異株B.1.1.529系統を監視下の変異株（Variant Under Monitoring; VUM）に分類したが、同年11月26日にウイルス特性の変化の可能性を考慮し、「オミクロン株」と命名し、懸念される変異株（Variant of Concern; VOC）に位置づけを変更した。この南アフリカで初めて報告されたオミクロン株は感染力が強いため、瞬く間に、世界に拡大した。このオミクロン株感染拡大防止対策として、各国、移動制限等のそれぞれの対策を実施した。さらに、中国における不動産部門の減速や民間消費の予想を下回る回復により限定的な成長見込みとなった（IMF　2022年1月25日発表）。その後、ロシアのウクライナ侵攻が2022年2月24日に開始され、世界の経済成長に大幅な負の影響を与えることになった。従って、世界経済成長率は2021年の推計6.1%から減速して、2022年と2023年は3.6%となる見込みである（IMF2022年4月19日）。

表　IMF世界経済見通し・成長率予測（2022年4月19日）

	2020年	2021年	2022年 予測	2023年 予測
世界全体	−3.1	6.1	3.6	3.6
先進国	−4.5	5.2	3.3	2.4
米国	−3.4	5.7	3.7	2.3
欧州エリア	−6.3	5.3	2.8	2.3
ドイツ	−4.6	2.8	2.1	2.7
フランス	−8.0	7.0	2.9	1.4
イタリア	−8.9	6.6	2.3	1.7
スペイン	−10.8	5.1	4.8	3.3
日本	−4.6	1.6	2.4	2.3
英国	−9.8	7.4	3.7	1.2
中国	2.3	8.1	4.4	5.1
インド	−7.3	6.9	8.2	6.9
ロシア	−3.0	4.7	−8.5	−2.3
ブラジル	−4.1	4.6	2.5	1.4
メキシコ	−8.3	4.8	2.0	2.5
南アフリカ	−6.4	4.9	1.9	1.4

（出典：IMFホームページ　2022年4月19日、2020年データは2021年10月データを使用 https://www.imf.org/ja/Publications/WEO/Issues/2022/04/19/world-economic-outlook-april-2022）

第 12 章
見えざる新型コロナウイルスからの教訓

12.1　ゼロコロナ政策

COVID-19 を食い止めることに成功した国のいくつかは、その疾患が流行性になるリスクを最小化しながら、自分たちを守るバリアを恐る恐る低くする方法を探し始めた（1211）。

中国、オーストラリア、ニュージーランド、シンガポールそして台湾はすべて、2020 年、国境を封鎖し、入国を許可された数少ない人は、ホテルでの厳密な隔離がなされた。内部的には、それらの国々は、ロックダウンやその他の制限を行って、早期に、そのアウトブレイクを鎮圧した。結果として、住民は、ほとんどの時間、通常に近い生活スタイルで過ごすことができた。

“ゼロ COVID” 政策（科学者は “排除” の言葉を使う）をした国は、軽減政策を選んだ国よりも一般的にはより良い結果となった。排除政策を選択した OECD 国は、オーストラリア、アイスランド、日本、ニュージーランド及び韓国で、軽減政策を選択した OECD 国は、オーストリア、英国、及び米国等である。100 万人・日当たりの死亡数及び GDP の変化の両指標とも、排除政策を選択した OECD 国は、軽減政策を選択した OECD 国よりも、優れていることがわかる。排除政策群では、米国や欧州の軽減政策群に比べて、人口当たりの死亡率はより低く、ロックダウンの期間に関しても、より短くそして、厳格さもより少なく、そして、経済的回復もより早かった。

感染力の非常に強いデルタ株の感染拡大、国境封鎖による経済的重荷、ロックダウン疲れ、そして、ワクチン利用の増加が、この方程式を変えつつある。香港大学の疫学者、ベン・カウリング氏は、「長期的に見れば、“ゼロ COVID” は、現実的には経済的に持続可能ではない」と述べ、同じく香港大学の福田敬二氏は、「国々は、異なるアプローチ法を試行する必要があり、感染の予防及び抑制と社

図　OECD国で、排除政策を選んだ国と軽減政策を選んだ国との比較（死亡数とGDP）

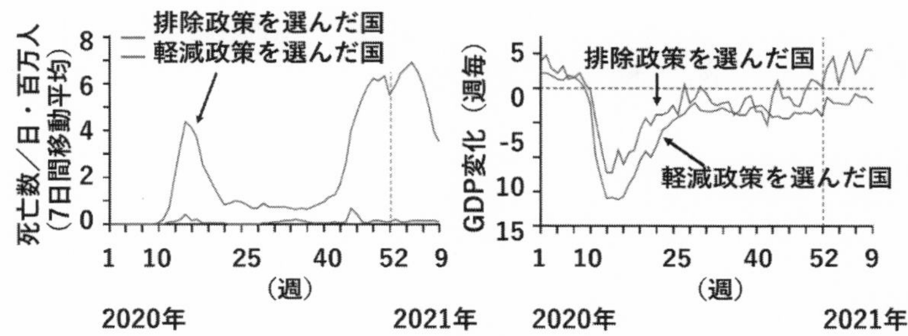

（出典：一部抜粋、Lancet ホームページ April 28, 2021 DOI: https://doi.org/10.1016/S0140-6736(21) 00978-8 より）

会活動の正常化の間の正しいバランスを見つけなければならない」と追加した。

オーストラリアとニュージーランドは、かつて、同様な戦略をとったが、彼らはそのバランスを求めながら、今や、急速に戦略を分散化させている。その他で、排除戦略をとっている国に、中国がある。

中国のゼロコロナ対策とオミクロン株出現

中国武漢で初めて報告された新型コロナウイルスの封じ込め対策として、中国は、ゼロコロナ政策を、IT 全体主義の下で、強行に実施してきた（参照：新型コロナとの死闘 Part 1）。

上海在住の米国サイエンス誌への寄稿特派員のデニス・ノーマイル氏が、中国のゼロコロナからの静かなる戦略変更の計画について、2022 年 3 月 1 日付の記事で配信した(1213)。但し、2022 年 3 月 5 日に開始された中国全人代では、改めて、ゼロコロナ政策の継続を発表した。

ノーマイル氏は、“中国は、3 月 1 日公表時点で、COVID-19 感染症例数及び死亡数がそれぞれ 154,000 例及び 5,200 例以下であり、中国の強引なゼロコロナ政策は、驚くほどに、うまくいっている” と述べている。しかしながら、感染力の強いオミクロン株が中国に入り、ゼロコロナ政策の社会経済的コストが高まるにつれて、中国の研究者は、その他の世界が実施しているような、コロナウイルスとの共存の選択肢の検討をし始めた。中国は、香港の凄まじい事態を避けようとしている。香港では、2022 年 2 月 28 日だけで、新規感染者が 34,000 人以上で、87 人の死亡が報告されている。

中国のゼロコロナ政策は、大量検査、接触者追跡、感染者の隔離、国際・国内線の制限及び完全な都市封鎖（ロックダウン）に基づいている。このシステムは、2022 年 1 月中旬からのオミクロン株のいくつかのアウトブレイクも含めて、感染拡大を押さえ込んだ。しかしながら、アウトブレイクがより頻繁になり、拡大してきた。

人々の生活及び生活スタイルに課された巨大な不便さ及び困難によって、中国の政策に、ある種の調整がなされるかもしれない。中国の全ての経済指標が持続的な低下に向かっている。

人口が 740 万人の半自治の都市、香港は、都市全体のロックダウンを避けた自分たち自身のゼロ COVID アプローチ法に従った。2021 年 12 月までは、この手法は、比較的うまく行ったが、オミクロン株の到来と共に、感染症例が、多くの感染弱者と免疫のない集団の中で、急上昇した。全体のワクチン接種率は、76%であるが、70 歳代の人で、わずか 46%、そして、80 歳代の人で 29%がワクチンの完全接種であった。多くの高齢者が、ワクチンの副反応に関する初期の報告に怖がり、そして、水際で感染を食い止めるとの自信を持っていた。死亡は、ワクチン接種を避けた人に集中した。

“中国は、14 億人もの人口を抱える国なので、COVID-19 対策の解除は、いわばウイルスの培養につながるかもしれず、新規変異株が出現する大きな機会を与えることになる。これは、国家の問題ではなく、現実的にはグローバルな問題になるであろう”と、香港大学の医学部長のガブリエル・レオン氏は、述べていた。

中国最大の経済都市である上海市は、2022 年 3 月 28 日、感染者急増を受け市内を 2 つの地区に分けて順番にロックダウンを開始したが、その後、措置を全市に拡大。2,600 万人の住民全てに対する新型コロナウイルス検査を実施している（ロイター　2022 年 4 月 4 日）。

「人民日報」の姉妹紙である環球時報（Global Times）（2022年4月3日配信）の記事（1214）によれば、4 月 3 日、中国本土は、13,146 例の COVID-19 症例を報告した。確定症例数が 1,455 例、無症候性症例数が 11,691 例（無症候性率：89%）であった。最も感染症例が多く見られた中国北部の吉林省では、流行を首尾良く抑えているが、感染曲線は、減少のサインを示していない。4 月 3 日、吉林省の感染症例数は、4,455 例であった。そして、新規オミクロン変異株が上海に近い中国東部の江蘇省で検出された。世界で今まで検出されたことのない変異 VOC ／オミクロン変異株 BA.1.1 で、この地域に新たなる脅威を与えることになった。国務院副総理の孫春蘭氏は、上海を訪問し、“ダイナミックなゼロコロナ政策が断固たる迅速な行動で展開されなければならない”と強調した。保健当局によれば、4 月 3 日時点で、全体で 32.7 億回のワクチン接種がなされている。上海は同日、438 例の確定感染症例と 7,788 例の無症候性症例（無症候性率 95%）を報告している。

中国ダイナミックゼロコロナ政策の今後

鍾南山（しょうなんざん）は、2002 年から 2003 年にかけての SARS の感染拡大時に、感染の中心地となった広東省で広州市呼吸器疾病研究所の所長をしていた。その鍾南山氏らが、中国のダイナミックゼロコロナ政策を修正するような論説を 2022 年 4 月 6 日、オンライン上で発表した（1215)。中国では、ダイナミックゼロコロナ政策が疾患の有効な予防とコントロールの維持のために採用されてきたが、社会経済的な展開を正常化するため、そして、グローバルな再開に適応させるために、再開する必要がある。長期的なダイナミックゼロコロナ政策は、結局は続けることはできない。中国が再開するためには、1）国家的なワクチン接種の強化、2）医薬品の研究開発を加速化して、重症化及び死亡への進展リスクを減少させる努力、3）コミュニティでの抗原検査の優先的実施、4）潜伏期及び回復期の間の感染症例の経時的フォローアップ調査の強化、そして、5）ある指定した都市または地域での先行調査の実施が、推奨されるとした。オミクロン株に対する世界の対応等に準拠した修正的対応と思われる視点を提供することになった。但し、中国政府とは見解が異なる内容であった。

12.2　アフリカ（パンデミックの拡大）

パンデミックを通して、アフリカは、新型コロナウイルスに関して、報告された感染症例数及び死亡者数の割合は、比較的少なかった。南アフリカのクワズール・ナタール大学（UKZN）のエドゥアン・ウィルキンソンらは、1 年間にわたるゲノム解析により、アフリカでのパンデミックがどのように拡大していったかを報告した（1221）。

アフリカ大陸での COVID-19 の最初の症例は、2020 年 2 月中旬から 3 月初めにかけて、ナイジェリア、エジプト及び南アフリカで報告された。そして、ほとんどの国が、2020 年 3 月末までに、感染症例報告をした。これらの初期の感染症例は、コミュニティでの感染レベルが高かった国から飛行機で戻ってきた旅行者に集中していた。多くのアフリカ諸国は、国際的な旅行コントロール、帰国旅行者の隔離、そして内部のロックダウン対策などの初期の公衆衛生及び社会的手段を施して、ウイルスの拡散を抑え、保健サービスの時間を準備した。この流行の最初のフェーズは、アフリカ北部とアフリカ南部で報告症例が多く、その他の地域ではほとんど症例数がないという不均一な感染状況であった。

パンデミックの開始時期から、ゲノムのサーベイランスは、アフリカでの COVID-19 対応の重要なものであった。ナイジェリアでは、最初のゲノム配列は、最初の感染症例の発表日からたったの 3 日目であった。同様に、ウガンダでは、配列解析プログラムが、迅速に立ち上げられ、ウイルスの追跡が容易になった。そして、配列決定のための検体の収集は、最初の感染症例の確定日からすぐに始まった。南アフリカでは、同国でのゲノムサーベイランスのネットワーク（NGS-SA）が、2020 年 3 月に設立されて、数週間以内に、ゲノム解析がアウトブレイクとコミュニティでの感染伝播の特性を明らかにする手助けとなった。

南アフリカではこの NGS-SA のお陰で、2020 年 11 月、B.1.351（501Y.V2、ベータ株）を検出できた。この変異株は、後に、WHO により、感染力の増加及び中和抗体に対する抵抗性の観点から、懸念される変異株（VOC）に分類された。

アフリカにおける遺伝的多様性と系列のダイナミクス

2021 年 3 月末までに、GISAID（鳥インフルエンザ情報共有の国際推進機構）データベースの 10,326 件のゲノムのうち、8,746 ゲノムが品質管理及びメタデータの要求必要事項を満たしている。アフリカからのこれらのゲノムを、世界中からの 11,891 件の代表的ゲノムと、系統樹的なフレームワークで比較した。

この結果、全体的に、2020 年の最初から 2021 年 2 月までに、アフリカへの SARS-CoV-2 ウイルスの流入が少なくとも 757 件（95% CI：728 ～ 786）検出され、それらの半数以上は、2020 年 5 月末以前に起こった。パンデミックの初期では、それらの流入は、アフリカ以外の国、主に欧州からがほとんどであった。そして、パンデミックが進むにつれて、その他のアフリカ諸国からの流入と変化していった。その中心は、南アフリカ、ケニアそしてナイジェリアが主要な流入源のように思えた。注目すべきは、アフリカ南部地域で、特に、南アフリカが、この地域におけるその他の国への流入の 80%もの源である。北部アフリカ地域は、その他の地域とは異なり、欧州及びアジア（特に、中東）からの流入がその他のアフリカ諸国からよりも多かった。

アフリカは、ウイルスの世界的な拡散に寄与し、少なくとも、324 件がアフリカからその他の国に流出した。流入源と一致して、ほとんどの流出先は、欧州（41%）、アジア（26%）そして北米（14%）であった。流入数とともに、流出数は 1 年にわたって比較的均等に起こった。しかしながら、流出イベント数の増加は、2020 年 12 月と 2021 年 3 月の間に起こった。この時期は、アフリカでの感染の第 2 波及び世界中の旅行制限の一部の解除と一致した。

パンデミックの初期では、系列 B.1 が優勢であった。この系列は、アフリカに複数回流入して、アフリカの 1 国以外全ての国で検出された。南アフリカでの出現の後、B.1.351 株（ベータ株）がアフリカで検出される最も多い系列となった（n=1,769、約 20%）。本ベータ株は、南アフリカで 2020 年 10 月 8 日に、始めて検出された。

系列 A のウイルスが、いくつかのアフリカ諸国に流入したが、アフリカでの検体ゲノムの 1.3%を占めるのみであった。最初は、系列 A ウイルスが、多くの局地的なクラスターのアウトブレイクを引き起こしていたが、後に、それらの大部分は、パンデミックが進むにつれて、系列 B ウイルスでとって変わられた。この理由は、スパイクタンパク質の D614G 変異により、B 系列ウイルスが感染力を増加したためと思われる。しかしながら、一部のアフリカ諸国では、系列 A ウイルス占有率が増加しているとの証拠もある。

結論

この系統地理学的解析から、欧州とアフリカとの間の強い疫学的繋がりがあることが明らかとなった。欧州由来のアフリカへのウイルス流入が 64%、そして、アフリカから欧州への流出が 41%を占めていた。アフリカ大陸南部でのCOVID-19 検査と一貫したゲノム調査の高い率のお陰で、B.1.351 のようなVOC 及び C.1.1. のような VOI の初期の検出に成功した。これらのアフリカ南部での変異株の発見以来、いくつかのその他の VOI が、例えば西アフリカでのB.1.525 や東アフリカでの A.23.1 のように、世界の異なる場所で出現した。

アフリカでの VOI 及び VOC の支配は、アフリカ大陸でのワクチンの集団接種に対して重要な意味を持っている。1 つには、ほとんどのアフリカ諸国でのゆっくりとしたワクチン集団接種は、ウイルスが増殖して、進化してしまう環境を作ってしまい、新たなる VOC が出現してしまうことになる。

アフリカにおける集団接種のペースは、痛ましいほど遅いが、希望がないわけではない。セイシェル島のような小さな島では、2021 年 5 月までに、人口の 70%がワクチン接種を受けている。但し、アフリカのほとんどの国では、2021 年 5 月時点では、ワクチン接種率（第 1 回目）は、全体の 1.0%以下であった。

このパンデミックがアフリカで制御できなければ、アフリカひいては世界全体の人々に深刻な影響を与えかねないワクチン逃避変異株の出現を見ることになるかもしれない。

12.3 ベネズエラ

公式には、ベネズエラは、パンデミック開始から 2,900 万人の住民のうち、326,000 人以上が感染して、約 3,900 人が死亡したと報告した。この累積死亡者数は、100 万人あたり、135 人となる。これとは対照的に、隣国のコロンビアとブラジルでは、100 万人あたりの死亡者数は、それぞれ、2,440 人と 2,700 人である（1231）。

南アメリカのデータを見てみると、ベネズエラの死亡者数は、現実を反映していない。この異常なほどの過小評価は、検査及びそのインフラが欠失しているためである。そして、政府がパンデミックを軽視していることによる意図的な結果

疑わしきCOVIDデータ

ベネズエラ政府報告によるCOVID-19死者累積数は、国境を接する隣国3カ国よりも圧倒的に少ない。南アメリカにおける異常値となっている。このあまりにも少ない数値は、不正確な計測のシグナルである。

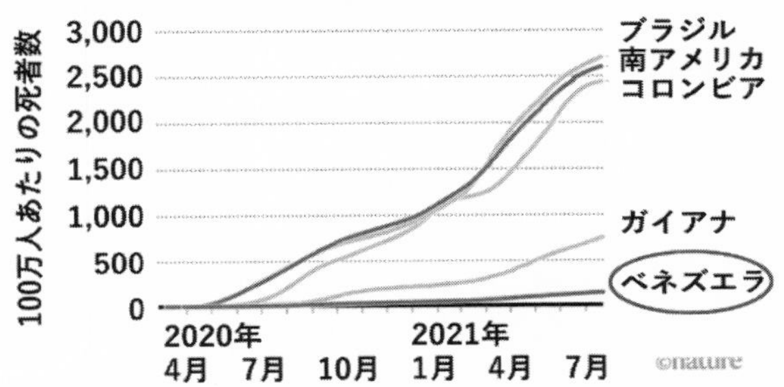

(出典：Our World in Data ホームページ及び
Nature ホームページ　25 August 2021 doi: 10.1038/d41586-021-02276-1.)

でもある。

ベネズエラの経済は、過去 10 年間で、腐敗、財政政策の失敗、そして、重要な輸出品である原油価格の高騰のために、崩壊した。少なくとも 540 万人の人々が結果的にベネズエラを離れ、国連によれば国内に残された人の約 90%が貧困の中で生活している。

この経済的な崩壊により、逆説的ではあるが、SARS-CoV-2 の感染拡大が遅くなった可能性はある。国境を越えた旅行は困難となり、ほとんどのベネズエラ人は、スーパースプレッダーの事例が発生する可能性のあるレストランまたはバーに行くことはできなくなった。しかしながら、政府によるデータは、病院から上がってくるデータとつじつまが合わない。

明らかに、「政府の数値は、完全に間違っていて、不正確で、役立たないものである。そして、全く意味がない」と、米国ボストンの NGO、医療改善研究所の副所長のペドロ・デルガード氏は、述べている。

本当の姿は

ベネズエラの本当の感染者及び死亡者数は、少なくとも政府が報告している数値の 5 倍から 7 倍であると、ベネズエラの中央大学の感染症研究者、ジュリオ・カストロ氏は言っている。政府の公式的統計の数値が低い理由の 1 つは、ベネズエラでの COVID-19 診断検査の不足にある。例えば、PCR 検査は、カラカスにある 2 箇所の承認されたラボでのみ、実施できる。それらのラボは、検査能力限界で稼働していてが、数週間の遅れがでている。カラカス以外からは、ガソリン不足のために、検査所に行けないことも理由としてある。

国境を越えて

COVID-19 の統計の問題はベネズエラだけではなく、ペルーでも起こっている。2021 年 5 月、ペルー政府は、研究者からの、政府の統計は真の状況を伝えていないとの指摘を受けて、公式的な死亡者数の更新を行ったところ、公式的な死亡者数は、約 3 倍に跳ね上がった。

米国のような富裕国でも、過剰な死亡者数があり、政府が報告している数よりも、誤診断などの種々の要因により、20%高い。

ベネズエラの保健省は、2016 年の国家疫学報告以来、死亡の統計を発表していないので、ベースラインとなる基礎的なデータが存在していない。疫学的データのみならず、その他の指標データも存在していない。

ベネズエラでは、少なくとも、12 人の医療専門家が、“パンデミック期間のベネズエラの状況に関して遠慮無く意見を述べた”ために、拘留されている。「ベネズエラ政府は、感染者や死亡者数を低くして、大規模な抑制不能な流行があるとの印象を与えないようにしている」とカストロ氏は述べている。

12.4　キューバ：自国製ワクチン開発成功

COVID-19 パンデミックが始まったとき、キューバは、世界の他国のワクチン開発を期待しない決断をした。米国の 60 年もの経済封鎖で米国製品のキューバへの輸出が禁止されていて、キューバでは、ワクチンや治療薬の米国からの入手は困難であった。ハバナのフィンレイワクチン研究所の最高責任者であるビンセント・ベレス・ベンコモ氏は、「“自国民を守るためには、独立的である”というこの決断は最良の選択であった」と述べている（1241）。

キューバ（フィンレイワクチン研究所及びキューバ遺伝子工学・バイオ技術センター）が開発しているワクチンは、3 種類ある。

1）**ソベラーナ 02**：本抗原は、組換え SARS-CoV-2 RBD（25 μg）を化学的に破傷風毒素（TT）に結合させ、そして、アルミナ 500 μg に吸着させたものである。RBD を神経毒素タンパク質の無害な断片に結合させることにより、それぞれの成分単体よりも、もっと強力な免疫応答を誘導することができる技術である。髄膜炎や腸チフスに対する結合ワクチンは、世界中で使用されていて、そして、キューバは、このタイプのワクチンで、何年も、子供に免役してきた実績がある。

2) ソベラーナ・プラス：本抗原は、2 量体 RBD（50 μ g）をアルミナ 1250 μ g に吸着させ、全般的なブースターとして使用する。

3) アブダラ（CIBG-66）：本抗原は、単量体 RBD サブユニット（SARS-CoV-2 武漢株のスパイクタンパク質の 331 から 530 残基）。3 回の接種。このアブダラワクチンの技術は、キューバが開発し、そして、長年使用してきた B 型肝炎に対する既存のワクチンの技術を用いている。

フィンレイワクチン研究所のマリア・ユージニア・トレド - ロマらは、査読前の論文で、ソベラーナ 02 のワクチン有効性及び安全性に関する報告をした（1242）。

ランダム化、二重盲検、プラセボ対照、第 3 相臨床試験（参加者は 2021 年 3 月 8 日から 31 日に募集した）が、19 歳から 80 歳の 44,031 人の参加者を下記の 3 群に分けて、実施された。本試験の評価項目は、有症状 COVID-19 に対するワクチン有効率と安全性である。本試験中のハバナでの SARS-CoV-2 単離株は、ベータ株が 74.0％で、徐々にデルタ株 100％に変化していった。

1. ソベラーナ 02 の 2 回接種群
2. ソベラーナ 02 の 2 回接種及び第 3 回目のソベラーナ・プラス接種群
3. プラセボ群

結論として、このソベラーナ 02 ワクチンは、ベータ変異株及びデルタ変異株が優勢であった時にも、有効かつ交差反応的な予防効果を示した。第 3 回目のソベラーナ･プラス接種により、ワクチンの重症化予防率は、92.4％まで高まった。

タンパク質ベースワクチンの長所及び短所

ソベラーナ 02 やアブダラのようなタンパク質ベースワクチンは、その他のタイプのワクチンに比べて、いくつかの有利な点を持っている。

1）ファイザー・ビオンテック社やモデルナ社の mRNA ワクチンと異なり、タンパク質ワクチンは、超低温下での保存の必要性はなく、遠く離れた場所への輸送もより簡単になる。

2）アデノウイルスベクターワクチン（アストラゼネカ社やジョンソン･エンド･

ジョンソン社）よりも、タンパク質ワクチンは、副反応が少ない。アデノウイルスベクターワクチンの場合は、血液凝固にも関連している。

3)ソベラーナ 02 ワクチンの副反応は最小で、第３相臨床試験でも、参加者の 1%以下が発熱の副反応が見られただけである。

タンパク質ベースワクチンの欠点は、タンパク質を合成するために、種々のタイプの細胞を用いることである。

1）ソベラーナ 02 の場合は、ハムスター卵巣細胞（CHO）を用いて生産するが、このタイプのワクチンを作るその他の方法に比べて、より時間がかかってしまう。

2）そして、破傷風毒素タンパク質を用いた結合ワクチンは、子供の髄膜炎ワクチンのような、このタイプの他のワクチンが接種された人では、有効性が低下する。

12.5　インド：本当の COVID-19 死亡者数は（公式統計の陥穽）？

パンデミックの初期、インドでの COVID-19 致死率が非常に低い数値であったため、"死亡のパラドックス" と思われていた。トロント大学の著明な疫学者、プラバート･ジャーらが、インドのCOVID-19死亡数をナショナル･サーベイデータと医療施設での死亡のデータをベースにして計算した（1251）。

2022 年 1 月 1 日時点で、インドでは、SARS-CoV-2 感染症例数が 3,500 万人以上で、米国に次ぐ多さである。インドの公式的な累積 COVID-19 死亡者数は、48 万人であり、人口 100 万人あたり約 345 人となる。この死亡率は、アメリカの約 7 分の 1 となる。2020 年の国連の人口部門（UNPD）の推定では、インドでは、1000 万人の死亡があり、300 万人以上は登録されず、800 万人以上は、医療証明を受けていない。プラバート･ジャーらは、"家庭内で、COVID-19 で死亡した人がいるかどうか" を尋ねる電話による約 14 万人のサーベイデータ及び病院や類似の施設の政府の報告データを解析に用いた。

その結果、サーベイに基づく推定では、2020 年 6 月 1 日から 2021 年 7 月 1 日までの 13 カ月で、COVID-19 死亡の推定値は、320 万人（310 万人～ 340 万人）となり、この期間の全死亡者の 29%（28%～ 31%）を占めた。この値は、100 万人あたり 2,300 人から 2,500 人となり、米国と比較できるレベルとなった。インドでの COVID-19 死亡の大部分は、2021 年 4 月 1

COVID-19の感染者数及び死亡数（インド）
（2020年1月3日～2022年1月10日）

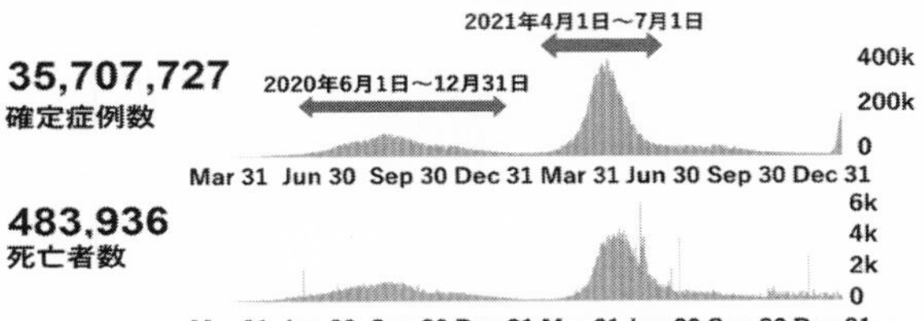

Source : WHOデータ　https://covid19.who.int/region/searo/country/in

インドでの過剰な死亡数の推定

データソース	対象期間	月数	国連推定死亡数（千人）	過剰な死亡（下限、上限）（千人）	国連推定死亡に対する過剰死亡の%（下限、上限）
サーベイに基づく推定（全土）	2020年6月1日～12月31日	7	5979	486 (461, 510)	8.1 (7.7, 8.5)
	2021年4月1日～7月1日	3	2539	2739 (2602, 2876)	107.9 (102.5, 113.3)
	2020年6月1日～2021年7月1日	13	10956	3225 (3063, 3386)	29.4 (28, 30.9)
施設に基づく死亡（全土）	2020年7月1日～12月31日	6	1295	180 (169, 191)	13.9 (13.1, 14.8)
	2021年4月1日～5月31日	2	375	450 (362, 539)	120.2 (96.5, 143.9)
	2020年7月1日～2021年5月31日	11	2301	630 (531, 730)	27.4 (23.1, 31.7)

（出典：Scienceホームページ 2022 Jan 6　DOI: 10.1126/science.abm5154）

日から7月1日の3カ月に集中している（270万人）。100万人あたりの死亡数は、死亡の登録がはるかに完全なブラジル（2,800人／百万人）またはコロンビア（2,500人／百万人）の範囲のすぐ下であった（1252）。

政府のデータ（病院及び類似施設）ソースから、パンデミック前に比べて、すべての原因の死亡率は医療施設において、27%（23%～32%）高かった。

本解析から、2021年9月までのインドでの累積COVID死亡は、公式報告よりも、6～7倍高いことがわかった。このインドでの推定値が確定されれば、WHOの2022年1月1日時点での全世界のCOVID-19推定死亡数540万人に対して、上方修正の必要があることになる。

12.6　日本：コロナパンデミック時の自殺率の増加

横浜市立大学付属病院化学療法センターの堀田信之センター長らは、新型コロナパンデミックの期間中における日本での自殺の傾向に関して分析を行なった（1261）。日本の人口は、2009年の1.28億人から2021年の1.26億人へと徐々に減少し、平均年齢も、43歳から47歳に上がった。2019年4月から2020年3月の期間で10万人当りの年間自殺率は、男性で20.9人、女性で 8.7 人であった。パンデミックの初期のフェーズ（2020 年４月から６月）では、月当りの自殺率（10 万人あたり）に有意な増加はなかったが、2020 年７月以降、月毎の自殺率は上昇した（女性の場合、2021 年４月で 10 万人当り 0.92 人の死亡、2020 年４月で 10 万人当り 0.62 人の死亡；男性の場合、それぞれ、1.96 人の死亡と 1.65 人の死亡）。20 歳代の人で自殺の発生率が顕著であった（女性の場合、2021 年４月で 10 万人当り 1.10 人の死亡、2020 年４月で 10 万人当り 0.89 人の死亡；男性、それぞれ、2.34 人の死亡と 1.88 人の死亡）。自殺の発生率は、2009 年以来、失業率と同じ傾向を示した。

このように、季節性とは関係なく、若い女性の死亡数が増加した。ドイツのベンケらの報告でも、ステイ・アット・ホーム命令がより大きな不安及び孤独さと相関し、より若い成人が社会的行動の制限によるうつや不安に対して特に弱いグループであった。

12.7　日本：コロナパンデミック時のがん検診の減少

厚生労働省の人口動態統計によれば、2019 年の日本人の死亡率（人口 10 万対）によってみた死因順位は、悪性新生物 (304.2)、心疾患（167.9)、老衰（98.5)、脳血管疾患（86.1)、肺炎（77.2）と続いている。新型コロナウイルスパンデミックが長期化する中､通常の医療行動にも変化が顕著に現われた。日本対がん協会会長の垣添忠生氏は、がん検診の減少に危機感を表明した。“国立がん研究センターによると、2020 年に新たにがんの診断や治療を受けた人が、前年より６万人も減ったという。5%近い大幅な減少である。がん医療で肝心なことは、「早期発見・早期治療」である。がん撲滅に全力を挙げてきた私には、これほど多くの人が早期発見・早期治療の機会を逃している事実を看過できない。新型コロナウイルスの感染拡大により、内外の関心は感染症に集中している。日本対がん協会によると、2020 年に自治体が実施したがん検診を受けた人は、コロナ前の 2019 年に比べて３割も減った。検診減少で、がん発見を逃したケースは 2,100 に上る恐れがある”と、垣添忠生氏は述べている（読売新聞 2022 年４月３日)。

12.8　東京オリンピック・パラリンピックは安全だったのか？

菅義偉首相（開催当時）は、東京オリンピック･パラリンピックの開催を“安全･安心な大会”にするとのワンフレーズで、科学界の否定的な意見には全く耳を傾けずに、強硬開催し、終了した。オリンピックは、2021 年 7 月 23 日から 8 月 8 日まで、パラリンピックは、8 月 24 日から 9 月 5 日までの日程であった。

米国マウントサイナイ医科大学のアニー・スパロウ氏が、2021 年 10 月 7 日配信の MEDPAGE TOADY 誌にその総括をしている（1281）。

国際オリンピック委員会（IOC）は、東京夏期大会に対するほとんど厳しくない感染対策アプローチ法で成功したと主張したが、IOC のデータをよく見てみると、データ欠如も含めて、東京 2020 は“IOC が喧伝する成功物語”であったのかどうかに関して、疑念が残る。

東京 2020 大会での COVID-19 拡散

IOC の主席アドバイザーであるブライアン・マッククロスキー氏は、「手指消毒及びソーシャル・ディスタンシングなどの基本的公衆衛生手段が、拡大的な検査と相まって、大会を“安全で安心”なものとし、海外からの入国者と日本国民との間の COVID-19 感染伝播を予防した」と述べた。

この主張は、低い感染症例数及び検査陽性率 0.03% を強調したデータのまさに部分的な発表に基づくものである。これは、「IOC のオリンピック“バブル”が保たれた一方、東京でのその他の地域での COVID-19 症例が新記録となり平均の陽性率が 20%であった」との仮定的な証拠である。

しかしながら、この低い陽性率を算出するために、IOC は、欺瞞的に、陽性症例の選択的報告により分子の数を減少させて、そして、同一の参加者の検査数を繰り返し行うことにより分母の数を人為的に大きくさせている。2021 年 7 月 1 日から 9 月 6 日まで、全部で、1,017,190 回の検査が 9 万人余りのオリンピック・パラリンピック参加者に対してなされ、平均で、1 人当たり 10 回の検査となる。同時期に、1,400 万人の東京の居住者に対して、888,819 回の検査が実施され、1 人当たり 0.1 回の検査となる。

IOC の最終集計 312 症例は、IOC のそれぞれの集計、オリンピックでの

552 症例とパラリンピックでの 323 症例の合計 875 症例と矛盾するが、IOC は、この矛盾に関して何ら説明していない。14 人の安全担当の日本人警察官のような 500 人余りの感染した請負業者をカウントしないのか、あるいは、40 人のボランティアの感染者を除外する決定をしたのであろうか？

感染症例数に関する別の切口では、全く異なる物語となる。感染伝播は、ワクチン接種率が十分に行き届いていなかった日本人集団よりも、高いワクチン接種率であったオリンピアンの方が、2 倍高かった。パラリンピアンでは、感染拡大は、さらにより高かった。もし、オリンピック村が、国であったならば、10 万人あたりの週当りの 15.5 症例数率は、日本よりもかなり高いレベルで、ロシア及びブラジルと同程度である。IOC が宣伝している成功物語では全くなくなる。このように、IOC の見解とスパロウ氏の東京オリンピック・パラリンピックに対する評価は全く異なるものであった。真実は何なのかに関しては、データの不足、欠如等により、科学的な考察が困難である。

12.9　日本：ソーシャルキャピタルと COVID-19 死亡率

ソーシャルキャピタルとは、米国政治学者、ロバート・パットナムの定義として、“人々の協調行動を活発にすることによって、社会の効率性を高めることのできる、「信頼」「規範」「ネットワーク」といった社会組織の特徴を持ち、物的資本や人的資本などと並ぶ新しい概念である。人的資本は、教育によってもたらされるスキル・資源・知識のストックを表す個人属性”と説明されている（厚生労働省ホームページ）（1291）。

心疾患、糖尿病、高血圧などの基礎疾患をもつ人や高齢者では、COVID-19 による死亡のリスクが高いことは、パンデミック初期から報告されてきた。このような個人的な背景とは別に、集団的社会的な観点から、COVID-19 の死亡に対する考察がなされてきた。

東京都健康長寿医療センターの村山洋史氏らは、日本の都道府県毎のソーシャルキャピタルレベルと COVID-19 による死亡率の関連性の解析を行なった（1292）。

日本でのCOVID-19の最初の死亡例は、2020年2月13日に起こり、その後、2021 年 8 月 31 日までに、16,080 人の死亡症例があった。2021 年 9 月までに、東京では、緊急事態宣言が４度発出された。1）2020 年４月７日～5 月 25 日、2）2021 年１月８日～３月 21 日、3）2021 年４月 25 日～6 月 20 日、そして、4）2021 年 7 月 12 日～9 月 30 日までの４回。ソーシャルキャピタルデータは、2020 年に実施された“COVID-19 と社会”インターネットサーベイ（JACSIS）研究から収集した。JACSIS 研究は、楽天インサイト社による日本全土の代表的なウェブベースの自己報告性のアンケート調査である。15 歳から 79 歳の全部で 28,000 人が本研究の対象者である。サーベイ期間は、日本でのパンデミックの第 2 波の後半（2020 年 7 月～ 9 月）である。最終的に用いたデータは、25,482 人のデータである。COVID-19 による死亡は、2020 年 10 月 1 日～ 12 月 31 日（最初の 3 カ月）、2021 年 1 月 1 日～ 3 月 31 日（2 番目の 3 カ月）、そして、2021 年 4 月 1 日～ 6 月 30 日（3 番目の 3 カ月）における 47 都道府県別の 10 万人あたりの COVID-19 の累積死亡率を計算した。重回帰分析は、COVID-19 死亡の累積数を従属変数として行なった。各変数の分散は、サンプルサイズが小さいために、潜在的に大きい可能性があったため、ソーシャルキャピタルや共変数など全ての変数を三分位して回帰分析を実施した。結果は、95%信頼区間とともに、回帰係数として示した。

本研究のソーシャルキャピタルは、5 つの指標を用いた。1）地域信頼、2）互酬性の規範、3）政府に対する信頼、4）近所付き合い（近所の絆）、そして、5）社会参加の 5 つである。“互酬性の規範”は、文化人類学、経済学、社会学などにおいて用いられる概念であるが、コミュニティでの相互援助システムであり、そして、相互監視システムでもある。

1）都道府県別の累積 COVID-19 死亡率（10 万人あたり）

2020 年 10 月 1 日～ 2021 年 6 月 30 日の 9 カ月間の累積死亡率（10 万人あたり）を都道府県別に比較した。期間は、3 カ月毎に区切って比較した。最も死亡率が高かったのは、大阪府 27.98 人（10 万人あたり）で、最も少なかったのは、島根県の 0.15 人（10 万人あたり）で、約 186 倍違っていた。ワースト 5 は、大都市圏を中心に、大阪府、北海道、兵庫県、東京都そして愛知県であった。ベスト 5 は、島根県、鳥取県、富山県、鹿児島県、そして、山梨県であった。

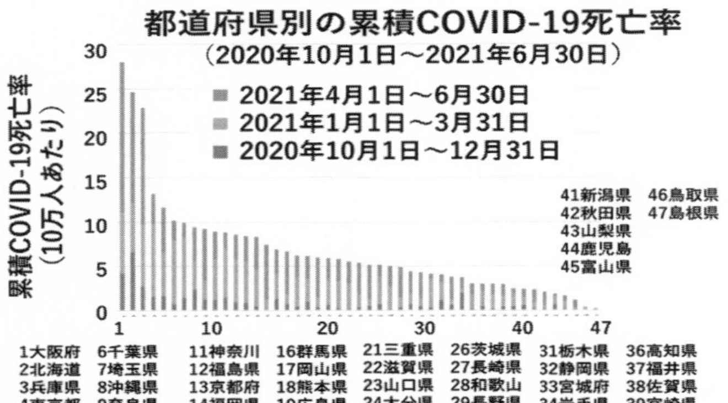

（出典：Int. J. Environ. Res. Public Health 19 October 2021 https://doi.org/10.3390/ijerph182010982）

2）ソーシャルキャピタルとCOVID-19死亡率の相関関係

３カ月毎の３つの期間の重回帰分析を、人口密度、平均月収レベル、そして病院のベッド数を調整した後で、行なった。その結果、“互酬性の規範”と“政府信頼”が、最初と２番目の３カ月の２期で、COVID-19死亡率の低さと相関関係が見られた。３番目の３カ月(2021年４月１日～６月30日)では、“近隣の相互主義規範”との相関関係は、変化が無かったが、政府信頼の相関関係は、弱まり、そして、有意性がなくなった。“地域信頼”、“近所付き合い(近隣との絆)”、そして、“社会参加”に関しては、いずれの期間でも、COVID-19死亡率との有意な相関関係はなかった。

結論

ソーシャルキャピタルには、３つの側面があり、構造的、認知的、そして、関係的なソーシャルキャピタルである。認知的ソーシャルキャピタルは、共通の理解に基づき、共通の価値観、態度、そして、信念で特徴づけられる。

日本では、この認知的ソーシャルキャピタル（互酬性規範と政府信頼）が大きくなれば、COVID-19死亡率がより少なくなったことがわかった。この互酬性規範は、観察期間全期間を通して、COVID-19死亡率と相関関係が見られたが、政府信頼は短期及び中期の期間でのみ、COVID-19死亡率と相関関係が見られた。日本社会においては、ソーシャルキャピタル、特に認知的ソーシャルキャピタルがCOVID-19パンデミック期間中で重要な役割を果たしたことがわ

表　ソーシャルキャピタルと COVID-19 死亡率との相関（重回帰分析）

変数	範疇	COVID-19死亡		
		2020年	2021年	
		10月1日～12月31日	1月1日～3月31日	4月1日～6月30日
		相関（95％信頼区間）		
地域信頼	第1三分位（低）	参照値	参照値	参照値
	第2三分位（中）	0.09 (−0.79, 0.98)	0.28 (−1.06, 1.62)	0.93 (−1.55, 3.40)
	第3三分位（高）	−0.65 (−1.54, 0.25)	−0.66 (−2.00, 0.69)	−1.15 (−3.64, 1.34)
互酬性の規範	第1三分位（低）	参照値	参照値	参照値
	第2三分位（中）	−0.89 (−17.60, −0.19)	−0.38 (−1.70, 0.94)	−1.64 (−4.13, 0.86)
	第3三分位（高）	−1.10 (−2.03, −0.17)	−1.43 (−2.84, −0.03)	−2.54 (−5.20, −0.02)
政府信頼	第1三分位（低）	参照値	参照値	参照値
	第2三分位（中）	−0.29 (−1.16, 0.58)	−1.24 (−2.53, −0.05)	1.09 (−1.38, 3.57)
	第3三分位（高）	−0.84 (−1.73, −0.04)	−1.20 (−2.51, −0.01)	−0.73 (−3.24, 1.79)
近所付き合い	第1三分位（低）	参照値	参照値	参照値
	第2三分位（中）	−0.28 (−1.21, 0.64)	−0.56 (−1.87, 0.75)	1.74 (−0.83, 4.31)
	第3三分位（高）	−0.81 (−1.71, 0.10)	−1.23 (−3.01, 0.45)	−0.33 (−2.85, 2.19)
社会参加	第1三分位（低）	参照値	参照値	参照値
	第2三分位（中）	−0.72 (−1.60, 0.17)	−0.83 (−2.15, 0.48)	−0.22 (−2.77, 2.33)
	第3三分位（高）	−0.53 (−1.43, 0.38)	−1.18 (−2.53, 0.16)	−0.57 (−3.18, 2.03)

(出典：Int. J. Environ. Res. Public Health 19 October 2021 https://doi.org/10.3390/ijerph182010982)

かった。そして、COVID-19 死亡率に関する都道府県別の不均衡は、ソーシャルキャピタルによって説明できる。この研究から、ソーシャルキャピタルと COVID-19 死亡率の相関関係は、ソーシャルキャピタルと期間の次元により変化するかもしれないことが示唆された。

COVID-19 パンデミック期間中、人々は不安及び鬱が増加し、パンデミックがメンタルヘルスの格差を増長させた。コミュニティでの相互援助システムが人々のストレスを緩和し、そして、ステイ･アット･ホームの隔離命令を遵守することができるようになった。コミュニティでの相互監視がCOVID-19死亡率の低下と関連した可能性も考えられる。日本では、このような“互酬性の規範”が、COVID-19 死亡率の低下と結びつき、結果的に、各都道府県での COVID-19 死亡率の差異として現われた一因であるのかもしれない。

第 13 章
議論のある話題

13.1　人体実験

SARS-CoV-2 ヒトチャレンジ試験について、英国インペリアル・カレッジ・ロンドンのガース・ラペポート氏らが見解を述べている（1311）。国際保健機関（WHO）は、2020 年初期、SARS-CoV-2 ウイルスチャレンジ試験に対する「理論的根拠と倫理的基準」を考えるため、そして、「実務的な推奨」を発行するための作業及び諮問グループを、“実行可能性は初期には確かではなかった”が、設立した。しかしながら、臨床的なデータが蓄積されていくと、COVID-19 は、若者（18 歳から 30 歳の基礎疾患のない人）では、ほとんどが、軽度または無症候性で、そして、自然に治るものであることがわかっていった。この観察結果が、ヒトチャレンジ試験の展開を前進させるための決定をサポートした。2 つの重要な考慮事項は、このような研究の正当化とリスクの管理と最小化である。

COVID-19 に対して有効なワクチンや治療薬が利用できない時に戻れば、ヒトチャレンジ試験の潜在的な科学的価値は、明らかである。しかしながら、いくつかの有効率が高いワクチンの承認と VOC（懸念される変異株）の出現により、このような試験がまだ必要で、正当化できるかどうかに関して、疑念が生じた。ヒトへのチャレンジ試験は、自然感染研究では置き換えることのできない側面を持っている。1）異なるウイルス株と感染量、2）明白で無い暴露のタイミング及び 3）患者の不均一性のような交絡因子を排除することになるので、研究から、感染初期における防御的宿主因子及び即時応答を明らかにすることができる。確実に高い感染率を生じさせ、そして、感染のタイミングのきめ細かい制御が可能となるので、チャレンジ試験は、“新規のワクチン候補、改定処方、そして、予防的、先制的、または、発症後の治療”に関して、迅速な直接的比較を可能ならしめるという側面がある。

「ヒトへの SARS-CoV-2 ウイルスチャレンジ試験は、倫理的なのか？」とのタイトルで、米国ジョージタウン大学医学・哲学部門・ケネディ倫理研究所の医療倫理学者、ダニエル・サルマシ氏が、見解を述べている（1312）。

英国での試験は、“若い健常参加者を意図的に SARS-CoV-2 に暴露させて、感染を成立させるにはどの程度のウイルス量が必要であるか”の評価と、“ワクチンの有効性”を解析するものである。それぞれの参加者には、約 6,200 ドル（約 68 万円）のお金が支払われる。このような試験のまさにその考え方が非倫理的であるように見えるが、研究のために、ヒトへの意図的な感染には長い歴史がある。このような研究は、“チャレンジ研究”または“制御下のヒト感染試験”と呼ばれていて、感染症の自然史、治療、または予防を研究する目的で、病原体への意図的な暴露を含んでいる。

チャレンジ試験は、第二次世界大戦中に行われたドイツや日本の実験、米国の戦後のグアテマラでの性感染症実験、そして、1972 年に終ったばかりのウィロウブルック州立学校での肝炎実験のように、波乱に富んだ倫理的歴史がある。しかしながら、最近の研究のほとんどは、倫理的に実施されており、同意と参加者の健康を確実にしている。チャレンジ試験は、黄熱病ワクチンのように、重要な医学的な進展に寄与してきた。これらの試験は、治療薬の開発を早めて、研究コストを削減し、そして、多くの人々、パンデミックでは、数億人もの人々を助ける潜在的可能性を持ちうる。しかしながら、目的が必ずしも手段を正当化するものではない。“最初の段階で倫理的な原則を持つ”という重要性は、それらの原則が特に異常事態の下では、立脚されるべきものであるからである。パンデミックだからという例外主義は、避けるべきである。

SARS-CoV-2 チャレンジ試験に関して、ある研究者は、強力に擁護した。従って、英国の COVID-19 チャレンジ試験が如何に倫理的基準に対して設定されたかを調査することは重要なことである。

インフォームドコンセント

インフォームドコンセントは、必要ではあるが、研究参加者を守るため、特にチャレンジ試験に対しては、それだけでは、充分ではない。臨床的に参加者へ恩恵を与えることよりもむしろ、医学的知識を発展させる意図があるけれども、人の医学的研究は、医学的活動の一部であり、それは、職業として、医学的倫理によって条件付けられている。医師は、ヒポクラテス以来、危害を避けることの倫理的な重要性を受け入れてきた。チャレンジ試験では、参加者は、名も知らない将来の患者を助けるために、意図的にリスクに身を任せることになる。そして、彼らが直面するかもしれない危害の可能性及び潜在的な大きさを制限するための特別な義務がある。この同意は、いくつかの倫理的留意事項の 1 つに過ぎない。

1）チャレンジ研究に対する社会的及び科学的根拠は、強力であるべきである。まず、病気が、重大であり、高い罹患率及び / または死亡率を持ち、あるいは、少なくとも、高いまん延率を持っている。英国研究に関しては、COVID-19 は広くまん延していて、そして、罹患率及び死亡率は高く、そして、ワクチンは重要な介入手段である。しかしながら、チャレンジ試験に対する根拠は、既にいくつかの安全で効率的なワクチンが存在するという事実により、弱くなっている。パンデミックが進行しているので、標準的集団ワクチン試験の代替物がまだ利用可能である。さらに、試験を安全なものにするために、若い健常人の集団を選択した。それゆえに、結果は、最もリスクの高い人、即ち、高齢者や基礎疾患を持って人に対して、うまく一般化できない可能性がある。

2）すべての合理的なことは、参加者のリスク軽減のためになされるべきである。そして、そのレベルは、最も可能性の高いリスクが短期間の軽度から中等度の症状、例えば、1 日または 2 日間の発熱、悪寒、そして、倦怠感であるようなレベルに設定すべきである。既知のリスクの確率及び程度を考慮するだけではなく、まだ完全に理解させていない疾患に関連した未知のリスクも考慮すべきである。最後に、救援オプションで、もし、参加者が中等度から重症の疾患に罹患した場合の有効的な治療が倫理的に必要である。英国研究では、重症化リスクの低い参加者を選択しているが、COVID-19 は、未だ新規で、良く理解されていない。時折、リスクの低いグループの人でも、重症化しうる。そして、長期のリスクに関しては、未知である。さらに、もし、参加者が重症化に至った場合、良好なレスキュー治療がない。

3）正義の観点から、囚人のような弱者集団に対して、このような研究を行うことは除外すること。この COVID-19 で既に不均衡に負荷を負わされている社会経済的及び人種・民族的グループに重点を置いて参加者を募ることもまた、公正ではない。理想的には、参加者が選択された集団は、“その介入が価値のあるものと証明されたならば、それへのアクセスが保証されること”である。英国試験は、顕在的な公正の問題は見られない。病気になった参加者の医療は、英国では保証されている。その試験は、広く公表されていて、社会から取り残された集団にターゲットを当ててはいないが、比較的高価な支払い対価は、経済的な逆境にある人々に対して、より魅力的なようにも思える。

4）チャレンジ試験に対するインフォームドコンセントは、注意深く実行されなければならず、潜在的な参加者が“未知のリスクがどの程度であるか”も含めたリスクを理解し、そして、自律的な選択をすることを確実にしなければならない。代理の同意は、許可されるべきではない。英国試験は、インフォームドコンセントに対しては適切な仕組みをもっているが、報酬は、人の搾取やごまかしに関する疑念を生じさせるほどに、べらぼうに高い。

COVID-19 パンデミックにより、緊急的な必要性を呈しているが、本解析が示唆していることは、SARS-CoV-2 ウイルスを用いたチャレンジ試験に対する倫理的な正当性は標準に達していないことである。1）代替物があること、2）この研究集団が、一般化できる結果をもたらさないこと、3）レスキュー治療がないこと、4）感染の長期リスクが未知であること、そして、5）報酬のレベルが疑いたくなるほど高いことである。しかしながら、これらのことが、“SARS-CoV-2 チャレンジ試験がより良く正当化されるであろう”将来的な条件であることを意味しているのではない。アリストテレスがかつて賢くも助言しているように、“倫理的な決定は、常に、ある特定的なものにかかっている”からである。

2021 年 2 月 17 日、英国ロイター社が、“英、意図的にコロナにさらす「チャレンジ試験」承認　世界初”の記事を配信した（1313）。健康な人を、意図的に新型コロナウイルスをさらす「チャレンジ試験」が世界で初めて承認された。試験を主導する研究者は「ウイルスがどのように人に感染し、人から人に広がるのかを理解する」ことを目的とした。その結果が、2022 年 2 月 1 日、英国ネイチャー誌に掲載される予定の査読前の論文として、英国インペリアル・カレッジ·ロンドンの感染症部門のベン·キリングレイらによって、公開された（1314, 1315）

試験対象者は、18 歳から 29 歳のボランティアで、SARS-CoV-2 ワクチン接種または感染歴の無い人であった。SARS-CoV-2 野生型を経鼻的に、低用量の 10TCID50、接種した。TCID50 は、50％組織培養感染量（tissue culture infectious dose）の略語で、ウイルスを感受性の細胞に感染させて 50％の頻度で細胞変性を引き起こすウイルス量を表わす。ウイルス接種後、少なくとも 14 日間、被験者は隔離され、ウイルス学的退院基準を満たした後、退室できる。フォローアップは、1 年間続ける。

SARS-CoV-2ヒトチャレンジ試験
タイムスケジュール

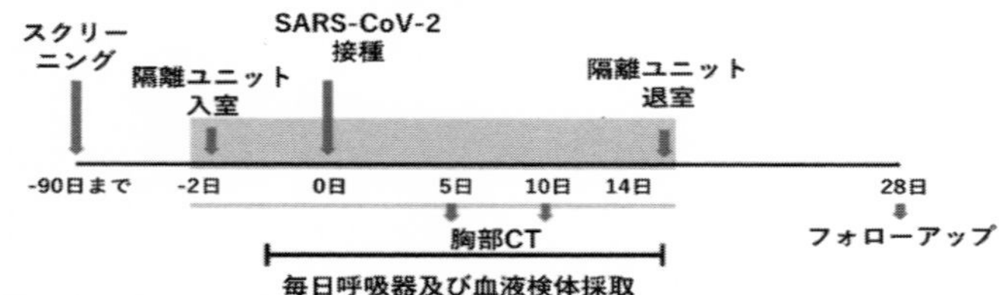

接種：34人にSARS-CoV-2（D614G野生株）10TCID$_{50}$を点鼻にて接種
●18人で感染がPCRで確認されたが、残りの16人は、感染しなかった。
（＊TCID$_{50}$：ウイルスの感染力を50％組織培養感染量で表した力価）

（出典：Nature Medicine 31 March 2022 https://doi.org/10.1038/s41591-022-01780-9）

試験参加者 36 人に、アルファ変異株が流行する前の SARS-CoV-2 野生株ウイルスが接種されたが、そのうち 2 人は、スクリーニングと接種の間で、抗体陽転したため、解析から除外して、最終的には 34 人を本研究の対象とした。

その結果、18 人が、SARS-CoV-2 PCR 試験で感染が確認され、残りの 16 人は、感染しなかった。

1）18 人の感染者で、喉スワブ検体の場合、接種後 40 時間（約 1.67 日）で、ウイルスが qPCR で検出可能となり、鼻の検体よりも、有意に早く検出された。鼻検体の場合、接種後 58 時間（約 2.4 日）で検出できた。ウイルス量のピークは、喉では 112 時間（約 4.7 日）、鼻では 148 時間（約 6.2 日い）で観察された。しかしながら、ピーク時のウイルス量は、鼻検体の方が喉検体よりも有意に多かった。

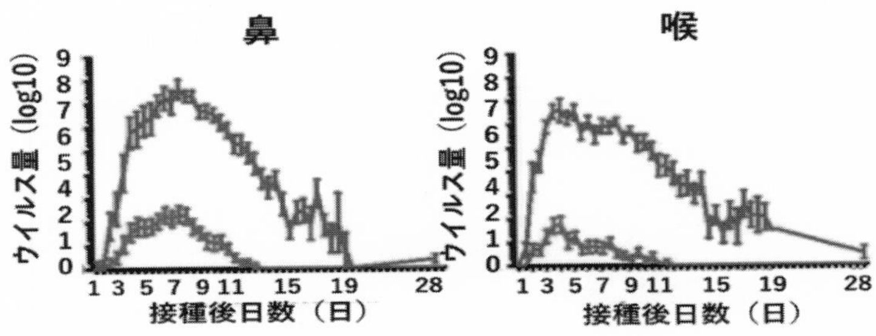

（出典：Nature Medicine 31 March 2022 https://doi.org/10.1038/s41591-022-01780-9）

2）血清中和抗体は、SARS-CoV-2 チャレンジ感染に続いて急速に出現：全ての感染者で、中和抗体力価 NT50 は、急速に増加した。スパイクタンパク質結合抗体は、中和抗体力価よりは立ち上がりは遅かったが、同様に増加した。

3）SARS-CoV-2 ヒトチャレンジ感染は軽度の症状を引き起こすが、安全性プロフィールに関しては、重症なシグナルの証拠はなかった。感染後、毎日の自己報告による症状は、接種後２～４日から現われた。症状は、上気道で、最も多く観察され、鼻づまり、鼻炎、くしゃみ、及び喉の痛みであった。全ての症状は、軽度から中等度であった。

4）SARS-CoV-2 ヒトチャレンジ感染は嗅覚異常を引き起こす：嗅覚異常の検査は、ペンシルベニア大学嗅覚同定検査（UPSIT）を用いて、実施した。未感染者では、隔離期間中に、嗅覚異常はなかったが、12 人の感染者（67%）では、ある程度の嗅覚異常が報告された。完全な嗅覚喪失は、９人（50％）で起こったが、28 日までに、症状は急激に改善した。180 日後

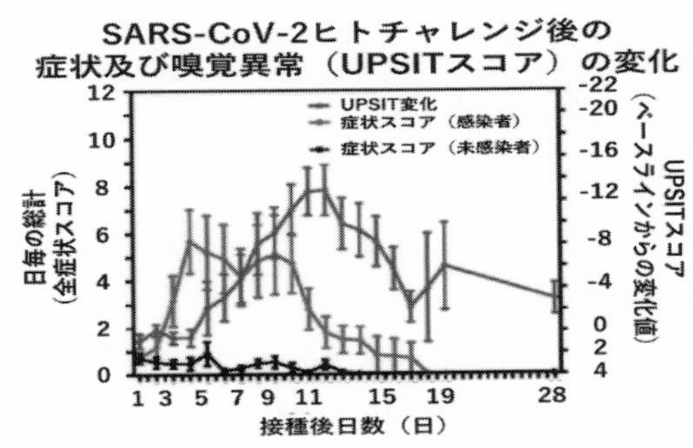

（出典：Nature Medicine 31 March 2022 https://doi.org/10.1038/s41591-022-01780-9）

には、嗅覚異常は、5人となった。そのうち1人は、180日後も嗅覚異常があった。

5）抗原検査（LFA法:ラテラルフローアッセイ）は、定量的培養アッセイ法（生存ウイルス測定法）と強い相関を示した。

要約すると、

1）18歳から29歳の健常者34人に、少量のSARS-CoV-2ウイルスを意図的に経鼻接種した。18人（53%）が感染した。

2）感染1日から2日で、迅速抗原検査で、ウイルスの存在を検出することができた。

3）経鼻接種後、平均2日でウイルスが送達され、症状が見られ始めた。そして、喉でウイルス放出が起こった。症状のピークは接種後5日目で、鼻検体でのウイルス量のピーク値と一致した。喉よりも鼻の方がウイルス量は多かった。感染性ウイルスは、感染後、平均10日で鼻から単離されなくなった。

4)感染が確認されたわずか2人のみが、完全に無症候性であった。他の16人は、軽度から中等度の症状であった。そして、12人（66%）が嗅覚異常を示した。1人は、6カ月後も軽度の嗅覚異常があった。

これらの実験に対して、米国イェール大学の免疫学者、岩崎明子氏は、“今まで、感染が生じた時期から、症状と免疫の両方を追跡できる研究はなかったので、本研究は、感染のまさに初期の時点から何が起こるのかを理解する上で、初めてのかすかな光である。しかしながら、本研究で使用されたSARS-CoV-2野生株は、より感染力の強いデルタ株やオミクロン株とは、異なる作用をするように思えるので、異なる変異株を用いた異なる実験が必要であるだろう。症状の継続及びウイルス増殖の程度が幾分異なるかもしれないし、ウイルスの場所すらも異なる可能性がある”と述べている（1316）。

一部の批判者は、ヒトチャレンジ研究に、“概して、ボランティアのリスクは、社会に対する貢献を上回っていると反対している。しかしながら、共同研究者の呼吸器医師かつ免疫学者であるピーター・オッペンショー氏は、“これらの研究をしないことが倫理的なのであろうか？自分たちは、独特な見識を得た。私たちは、一歩踏み出してくれたボランティアの博愛的な行為を唯々認めそして感謝する必要がある”と述べている。

本研究から得られたこれまでの明察は、参加者のリスクを正当化すのに十分であるのかどうか疑問に思っている科学者もいる。例えば、長期的な副反応の可能性もある。米国シカゴのノースウェスタン大学の生物倫理学者であるシーマ・シャー氏は、“自分の心の中では、これらの研究が倫理的に正当化されたのかどうかは、いまだ、完全には明確化されていない。彼らがその他の何かを見いだしたのかどうかを見て見たいものである”と述べている。

本研究の参加ボランティアは、4,565 英国ポンド（6,200 米国ドル、約 71 万円）を受け取った（1317）。

13.2　COVID-19 に感染しない人がいる？

免疫細胞が、SARS-CoV-2 感染を“流産（失敗）”させ（不稔感染：abortive infection）、PCR または抗体検査の陽性化を未然に防いでいる。不稔感染とは、ウイルス感染は起こるが、その後のウイルスの増殖と放出は起こらない感染である。英国ネイチャー誌（2021 年 11 月 11 日）に、「ある一部の人は COVID-19 感染にどのようにして抵抗するのか？医療従事者からのヒント」と題した記事を、マックス・コズロフ氏が配信している（1321）。

複製・転写複合体（RTC）特異的 T 細胞

英国ユニヴァーシティ・カレッジ・ロンドンの感染・免疫部門のレオ・スワドゥリングらは、「抗体陰性・PCR 陰性 SARS-CoV-2 不稔感染の人で、既存の複製酵素特異的 T 細胞が増加している」との論文を発表した（1322）。

複製・転写複合体（RTC）は、オープンリーディングフレーム（ORF）1ab（RNA ポリメラーゼ共役因子非構造タンパク質（NSP）7「NSP7））、RNA ポリメラーゼ NSP12、そして、ヘリカーゼ NSP13 の複合体で、そのコア RTC に対する T 細胞応答が調べられた。これらはパン・コロナウイルス活性をもった既存の免疫応答に対する仮想的標的である。なぜなら、これらは、ウイルスの生活環の初期に、重要な役割をしているために、非常に高度に保存されているように思える。このことと一致して、HBV、HCV、HIV や JEV を含むその他のウイルスに対する免疫がウイルスに暴露した血清陰性の人で報告されているが、それらの T 細胞は、血清陽性の感染者よりも、ポリメラーゼのような非構造タンパク質をより標的にしているように見える。

英国の何十人もの医療従事者からのデータで、目を見張るような可能性が示唆された。一部の人は、新生の SARS-CoV-2 感染を体内から非常に急速に排除するので、ウイルス検査も、ウイルスに対する抗体産生も陰性となっている。このような感染に対する抵抗性は、メモリー T 細胞と呼ばれる免疫細胞によって提供されている。恐らく、普通の風邪を引き起こすコロナウイルスに暴露した後で、産生されているメモリー T 細胞かもしれない。

検体は、パンデミックの最初の何週間かで、採取された血液で、約 60 人の英国の医療従事者からである。これらの人は全て、病院で勤務していて、COVID-19 に罹患するハイリスク群であったが、本研究に登録された後、4 カ月間、ウイルスに対する抗体検査は陰性で、抗体を産生したことはなかった。

これらの血清陰性参加者の中の 20 人で、T 細胞の増殖が見られた。免疫システムが感染に対して戦う体制に入ったとのサインである。このうち 19 人は、IFI27 と呼ばれる免疫システムタンパク質のレベルも増加した。IFI27 は、インターフェロンで誘導される、SARS-CoV-2 感染の初期のマーカーであり、SARS-CoV-2 感染又は PCR 陽性の 1 週間前に、検出される。これらのデータは、“不稔感染を示していて、ウイルスが体内に侵入するが、定着には失敗すること”を意味している。

著者らの仮説は、“T 細胞が、ウイルス複製に関わる複製・転写複合体（RTC）と呼ばれるウイルスタンパク質の集合体を不能にすることにより、SARS-CoV-2 を停止させる”というものである。著者らは、この仮説を支持する証拠を見つけ出した。血清陰性参加者の非常に高い割合の人が、COVID-19 に感染した医療従事者よりも、この RTC を認識する T 細胞をもっていたとの知見である。

さらに、パンデミック前に採取された血液検体からの T 細胞ですら、SARS-CoV-2 を認識することができ、そして、その大部分は、強力に RTC を認識していた。これらの T 細胞は、普通感冒を引き起こすコロナウイルスの感染で生成されたが、その細胞がどのようにまたはいつ発生したのか直接的証拠がないので、その他のトリガーが、それらの T 細胞の生成に寄与した可能性もあると、著者らは述べている。

既存ワクチンの大部分は、SARS-CoV-2 のスパイクタンパク質を標的にしている。スパイクタンパク質は、異なるコロナウイルス間では、かなり変化しているが、複製･転写複合体は、多様な型のコロナウイルスで、類似しているために、ウイルスのこの部分が汎用コロナウイルスワクチンに対する有望な標的になる。幅広いコロナウイルスに対する防御ワクチンとして、有望である。

非スパイクタンパク質に対する T 細胞

英国インペリアル・カレッジ・ロンドンのリア・クンドゥらは、“普通感冒のような他のヒトコロナウイルスに感染した時に誘導された高いレベルの既存の T 細胞が COVID-19 感染を防御しているかもしれない”との論文を発表した（1323）。共著者のアジット・ラルバーニ教授は、“これらの T 細胞は、ウイルス表面のスパイクタンパク質よりもむしろ、ウイルス内のタンパク質を攻撃することにより、感染防御している”と述べている。本研究から、非スパイクタンパク質と交差反応性の既存のメモリー T 細胞が、SARS-CoV-2 未感染の濃厚接触者を感染から防御している可能性が明らかとなり、次世代の COVID-19 ワクチン開発においては、非スパイクタンパク質抗原を含める必要があることがわかった。

2022 年 1 月、テニスのノバク・ジョコビッチ選手が全豪オープン参加のためのオーストラリアへの入国で、ワクチン接種証明がなく、自然感染による免疫で入国できるかどうかで、問題となった。現行の COVID-19 ワクチンは、ファイザー･ビオンテック社 BNT162b2 ワクチン、モデルナ社 mRNA-1273、ジョンソン・エンド・ジョンソンの Ad26.COV2.S、そして、アストラゼネカ社ワクチン ChAdOx1 nCoV-19 が中心であるが、いずれも、スパイクタンパク質に対する免疫誘導を目的とした設計になっている。自然感染の場合は、SARS-CoV-2 ウイルスは 5 種類の異なったタンパク質を持っているので、現行のワクチン誘導免疫よりも幅広いレパートリーの免疫誘導ができることは確かである。

イスラエルのマッカビ・ヘルスケア・サービスのサイバン・ガジットらの査読前の論文では、“SARS-CoV-2 未感染のワクチン接種者では、SARS-CoV-2 既感染者よりも、デルタ株のブレイクスルー感染が、13.06 倍多かった（95% CI、8.08 ～ 21.11）”と報告している（1324）。但し、自然感染による集団免疫達成は、拙著「新型コロナとの死闘 Part 2」で記載したように、その代償があまりにも大きいので、ワクチン接種により完全ではないが、ある程度の免疫を作っておくことが重要と思われる。

13.3 mRNA ワクチンは急性冠症候群の発症リスクを増加させるのか？

非常に議論の余地のある mRNA ワクチンの副反応に関する問題提起が、心臓外科医のスティーブン・ガンドリー氏から、2021 年 11 月 13 日から 15 日に開催されたアメリカ心臓学会学術集会でなされた（1331）。

ガンドリーらのグループは、新規な急性冠症候群（ACS：acute coronary syndrome）の今後 5 年間に発症するリスクを予測する“スコア”を計算するために、複数のタンパク質マーカー測定に、臨床的に検証された測定法である「PLUS 心臓テスト」（カリフォルニア、GD バイオサイエンシズ社製）を用いている。このスコアは、IL-16、炎症性サイトカイン、可溶性 Fas、アポトーシス誘導因子、そして、肝細胞増殖因子（HGF）に基づいている。この HGF は、T 細胞の上皮及び心臓組織への走化性に対するマーカーとして役割を果たしている。標準値より上昇すると、PLUS スコアも増加するが、標準値よりも低下すると、PLUS スコアが下がる。本スコアは、ガンドリーらの患者で、8 年間にわたり、3 ～ 6 カ月毎に測定されてきた。

最近、モデルナ社とファイザー・ビオンテック社の mRNA ワクチンの出現とともに、PLUS スコアが、劇的に変化することが、多くの患者で明らかとなった。全部で 566 人の患者（28 歳～ 97 歳、男女比 1：1）で、予防的心臓病医療の中で、COVID-19 ワクチンの 2 回目接種から 2 週間から 10 週間後の検体で、PLUS テストを実施した。そして、ワクチン接種の 3 週間から 5 週間前に採取された検体の PLUS スコア値と比較した。

その結果、

1）IL-16：標準値の上の 35 ± 20 からワクチン接種後標準値の上の 82 ± 75
2）可溶性 Fas：標準値の上の 22 ± 15 からワクチン接種後標準値の上の 46 ± 24
3）HGF：標準値の上の 42 ± 12 からワクチン接種後標準値の上の 86 ± 31

と、それぞれのマーカー値は上昇した。これらの変化から、PLUS スコアを計算すると、5 年間の急性冠症候群を引き起こすリスクが 11%から 25%へと増加したことがわかった。この報告書の時点では、これらの変化は、ワクチンの第 2 回目接種から少なくとも 2.5 カ月、持続していた。

結論として、「mRNA ワクチンは、血管内皮の炎症及び心筋の T 細胞浸潤を劇的に増加させ、そして、そのために、ワクチン接種後の血栓症、心筋症及びその他の血管イベントを増加させているのかもしれない」と、ガンドリーらは述べている。

13.4　日本人に死亡者が少ない理由：ヒト白血球抗原 HLA-A24 の関与？

日本人での SARS-CoV-2 感染者の重症・死亡事例が他国と比べて、比較的少ない理由として、京都大学の iPS 研究所の山中伸弥教授から、"ファクター X" が存在するのではないかと、パンデミックの初期から提唱されてきた。理化学研究所の清水佳奈子上級研究員らから、日本人に多いヒト白血球抗原（HLA）タイプの HLA-A24 に関する発表が 2021 年 12 月 8 日になされた（1341、1342）。日本人の約 60%に見られる HLA-A24 の型が、もしかしたら、ファクター X の 1 つであるかもしれないとの興味深い内容であった。

SARS-CoV-2 感染阻害には、中和抗体と T 細胞（ヘルパー T 細胞、CD8 陽性細胞傷害性 T 細胞＝キラー T 細胞）が重要な役割を果たしている。このキラー T 細胞の表面には、異物を認識する分子、T 細胞受容体（TCR）がある。細胞がウイルスに感染すると、ウイルスの一部が細胞表面に出てくるので、そのエピトープ（抗原決定基）が、キラー T 細胞によって認識され、その結果、ウイルス感染細胞が破壊される。このキラー T 細胞が感染細胞と認識するためには、エピトープが HLA 分子に結合する必要がある。HLA の型は遺伝するので、人種によって HLA 型が異なっている。

このように、抗ウイルスキラー T 細胞は、ウイルス感染細胞を排除する能力があるので、キラー T 細胞応答は、COVID-19 の重症度とも関連しているかもしれない。SARS-CoV-2 特異的メモリーキラー T 細胞が回復期患者の 50 ～ 70%で発症から 6 カ月後でも検出されている。これらの応答するエピトープは、S（スパイク）、膜、核カプシド及び ORF3a に存在している。感染患者または回復期患者の種々の研究から、メモリーキラーT細胞の重要性が示唆されてきた。

SARS-CoV-2 に交差反応する、季節性コロナウイルスに対する既存のキラーT細胞は、SARS-CoV-2 に暴露していない健常人のわずか 20%のみに検出されるだけである。この非暴露健常人では、免疫優勢エピトープの大部分は、非 S（スパイク）、ORF1a、核カプシドから由来しているが、S タンパク質の低い相同性のために、S タンパク質領域ではない。

清水佳奈子上級研究員らは、S タンパク質に対するキラーT細胞の交差反応性が十分に研究されていなかったので、非暴露健常人における S タンパク質上の交差反応性免疫優性エピトープの同定を行った。

上述したように、SARS-CoV-2 特異的キラーT細胞は、非常にまれではあるが、SARS-CoV-2 に暴露していない健常人でも検出できる。既存のヒトコロナウイルス（HCoV）特異的キラーT細胞が、機能的に活性のある SARS-CoV-2 交差反応性T細胞に変わったかを明らかにするため、本研究で、SARS-CoV-2 に暴露していない健常人からの季節性コロナウイルス特異的キラーT細胞を調べた。その結果、それらによって認識されうる SARS-CoV-2 スパイクタンパク質領域の HLA-A24 に高結合性の免疫優性エピトープが同定された。ヒトコロナウイルスには、普通感冒を引き起こす季節性コロナウイルス（HKU1、OC43、NL63、229E）、SARS 及び MERS が存在する。ヒトは、通常、季節性コロナウイルスの感染経験があるため、その「メモリーキラーT細胞」が体内に存在している。この同定されたエピトープ（QY1 ペプチド）は、4つの季節性コロナウイルスの該当するペプチドのアミノ酸配列と高い相同性を持つことも分かった。このことから、季節性コロナウイルスの既感染により生じたメモリーキラーT細胞が、SARS-CoV-2 由来のペプチドにも交差反応する可能性が示された。

また、造血器腫瘍患者は SARS-CoV-2 感染も含めて感染を受け易く、固形がん患者に比べて、死亡率がより高い。成人の造血器腫瘍患者で COVID-19 の場合、34%の死亡リスクがある。

本研究では、SARS-CoV-2 の QY1 ペプチドに対するキラーT細胞の反応性を調べた結果、健常人では、18 人中 15 人（83.3%）が反応したのに対し、造血器腫瘍患者では 27 人中 4 人（14.8%）しか反応しなかった。造血器腫瘍患者では、病気の進行、あるいは化学療法により、キラー T 細胞の免疫が健常人に比べて極めて低下していることを示している。QY1 ペプチドの周辺にエピトープ群が集中する「ホットスポット」の存在も明らかとなり、そして、そのホットスポットに対応するペプチドを用いて、キラー T 細胞の反応性を調べた結果、健常人では 100%、造血器腫瘍患者では 65%がホットスポットに反応した。

要約すると、

1）ヒト白血球抗原 HLA-A24 は、日本人で、約 60%持っているが、欧米人では、10 ～ 20%である。
2）この HLA-A24 型に着目して、このタイプの細胞が SARS-CoV-2 に感染した場合の細胞表面に表れるペプチドを解析した結果、キラー T 細胞に効率的に反応する QY1 ペプチドの同定に成功した。
3）同じ免疫タイプで、SARS-CoV-2 未感染者の細胞に QY1 ペプチドを投与すると、83.3%で、キラー T 細胞が反応した。

このような結果から、日本人で、SARS-CoV-2 感染者で重症者、死亡者が少ない理由として、この HLA-A24 タイプを持っているヒトが感染した場合、普通感冒コロナウイルスで既に免疫が誘導されていた、そのメモリーキラー T 細胞が SARS-CoV-2 にも交差反応的に応答する可能性が示唆された。

13.5　SARS-CoV-2 感染及びワクチン接種における抗イディオタイプ抗体

COVID-19 パンデミックの制圧には、ワクチンが重要な役割を果たすが、まれに、健常人に、アレルギー反応、心筋炎及び免疫介在性血栓症及び血小板減少症などの毒性的な効果を引き起こす。これらの多くの現象の多くは、免疫介在性であるように思える。

米国カリフォルニア大学デイビス校のウイリアム・マーフィーとダン・ロンゴが、「SARS-CoV-2 感染及びワクチン接種における抗イディオタイプ抗体の果たしうる役割」と題した報告をした（1351）。

抗イディオタイプ抗体免疫応答ネットワークの仮説は、1974 年に、ニールス・イェルネにより、考案された。その仮説は、「抗原に対する抗体応答が、それ自身、その後の抗原特異的抗体に対する抗体応答を誘導するというメカニズム」である。イェルネは、ロンドン生まれのデンマークの免疫学者で、1984 年に免疫制御機構に関する理論の確立とモノクローナル抗体の作成法の開発により、ジョルジュ・ケーラー、セーサル・ミルスタインと共にノーベル生理学・医学賞を受賞している。

ある抗原に対して誘導される特異的なすべての抗体（Ab1）は免疫原性領域、特に、それらの可変領域の抗原結合ドメイン（Fab）にその領域を持っていて、免疫グロブリンのV（Variable）、D（Diversity）及びJ（Joining）遺伝子の組み換えの結果、ユニークなアミノ酸配列となり、“イディオトープ”と呼ばれる。そして、この部分が、Ab1に対する特異的な抗体を誘導することができる。同様な図式はT細胞に対しても提唱されている。

この結果生成する、Ab1に特異的な抗イディオタイプ抗体（Ab2）のいくつかのパラトープ即ち抗原結合ドメインは、構造的に、オリジナルな抗原の結合ドメインに類似しうる。このように、Ab2の抗原結合領域は、潜在的にAb1応答における初期の標的抗原の正確なミラー像となりうる。そして、Ab2抗体は、ワクチン研究において、抗原に対する代替物としての利用の可能性が検討されてきた。Ab2抗体は、オリジナルな抗原が標的としていた同じ受容体に結合する能力も持っている。それ故に、正常細胞上のオリジナルな受容体へのAb2の結合は、その細胞に対する深刻な影響を介在する可能性を持っていて、特に長期的に、例えば、オリジナルな抗原それ自身が消え去ったずっと後に、病理的な変化を起こすかもしれない。

抗イディオタイプ抗体の概念図

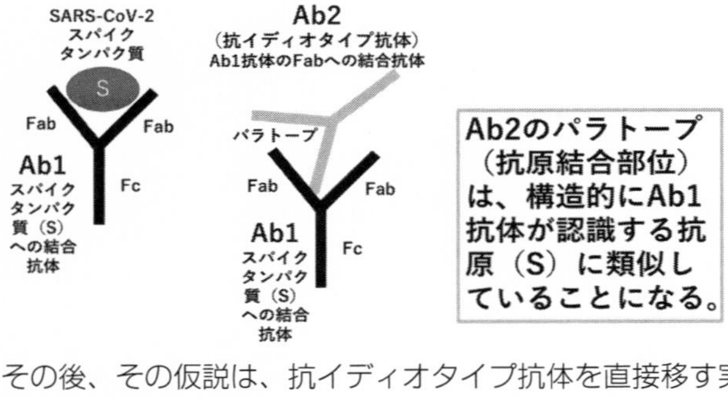

免疫細胞応答のこの調節的な側面は、1983年、プロッツにより、ウイルス感染の後に起こる自己免疫のあり得る原因として仮説化され、その後、その仮説は、抗イディオタイプ抗体を直接移す実験により支持された。

SARS-CoV-2ウイルスは、そのスパイクタンパク質が宿主細胞の受容体ACE2に結合して、細胞に侵入する。ACE2の、アンジオテンシン応答の調節での重要な役割を考えると、多くの生理学的な影響が ACE2 の関与で引き起こされうる。スパイクタンパク質、それ自体は、多くのメカニズムにより、ACE2 信号伝達を抑制する直接的な効果を持っていて、そして、Toll 様受容体に直接的に作用して、炎症性サイトカインを誘導することができる。

抗イディオタイプ応答は、ACE2 機能に影響を与えて、同様な効果を引き起こすかもしれない。しかしながら、SARS-CoV-2 ワクチンに対する抗体応答に関する、今までの前臨床及び臨床評価は、Ab1 応答とウイルス中和機能のみに焦点が当てられていた。但し、抗イディオタイプ応答の可能性を調べることは、本質的な困難さがある。この応答がポリクローナルで、応答のキネティックスが動的であり、そして、Ab1 と Ab2 抗体が同時に存在するからである。さらに、ACE2 の細胞及び組織での発現も、変化しているという困難さが伴う。

ワクチン投与後の心筋炎の出現は、いくつかのウイルス感染の後で誘導される心筋炎と驚くべき類似性が見られる。Ab2 抗体は、神経組織に ACE2 発現があれば、SARS-CoV-2 感染またはワクチンの神経学的な効果を介在することもできると思われる。SARS-CoV-2 感染の特異的な神経病理学的効果及びこれらの効果の Ab2 介在神経学的効果との類似性がその他のウイルスモデルで観察されている。

従って、ウイルス及びワクチンに対するすべての抗体及び T 細胞応答を、経

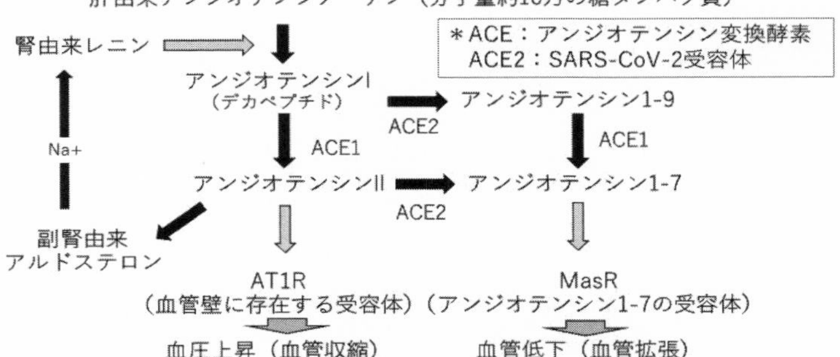

（出典：一部改変、化学と生物（2015）53 (4) 228-235、松井 利郎、レニン-アンジオテンシン系と血圧調節、doi.org/10.1271/kagakutoseibutsu.53.228 より）

時的な Ab2 応答も含めて、慎重な姿勢で、完全に明らかにする必要があるであろう。

このように、ウイリアム・マーフィーは、“SARS-CoV-2 スパイクタンパク質により誘導される自己免疫のメカニズムが、長期 COVID 及びいくつかの稀なワクチン副反応の両方を説明するかもしれない”と提案し、より基礎的研究がなされるように呼び掛けた。マーフィーは、“ワクチンは、すべてが安全であるとただ言うことよりも、もっと重要であることを理解してもらうために、大衆に、科学的にすべてのことは実施されていることを再確認してもらい、ワクチン接種を強く促したい”と述べている。

米国サイエンス誌（2022 年 1 月 20 日）のサイトに、“まれなケースで、コロナウイルスワクチンは、長期 COVID 様症状を引き起こすかもしれない”との記事が配信された（1352）。

長期 COVID は、SARS-CoV-2 感染者の約 5%から 30%の何らかの部位に影響を与える。

動物実験のデータではあるが、多くの現行ワクチンが標的としている SARS-CoV-2 のスパイクタンパク質に対する抗体が、副次的なダメージを引き起こすかもしれないと、ドイツの神経変性疾患センター（DZNE）のハラルド・プリュスは述べている。プリュスらが、2020 年、COVID-19 に対する抗体治薬を探していたとき、SARS-CoV-2 に対する強力な効果をもつ 18 種類の抗体を同定した。そのうち 4 種類の抗体がマウスの正常組織も標的としていて、自己免疫の問題を引き起こすサインである。

また、2021 年 5 月のネイチャー誌で、米国イェール大学の岩崎明子らは、“免疫システムと脳を標的とする自己抗体を急性 COVID-19 患者で検出した”と報告している。2021 年 1 月には、シーダース・サイナイメディカルセンターの循環器医師、スーザン・チェンらは、自己抗体が感染後 6 カ月まで持続することも報告した。

2021 年 8 月、米国ノースウェスタン大学のグループは、COVID-19 の後、神経学的合併症をもった人で、T 細胞のサブセットが、SARS-CoV-2 感染で起こるように、持続的に活性化されていることを報告した。このことは、ある種の「異常な免疫応答」または「持続的なウイルス」を示唆している。

長期 COVID に対して、血液中の微小な血栓に着目している研究者もいる。南アフリカのステレンボッシュ大学の生理学者、レシア・プレトリウスらは、2021 年 8 月、感染が消え去った後でも、顕微鏡的な血栓が残存していることを報告した。プレトリウスは、すべての COVID-19 ワクチンが、時折、より微細な血栓問題を引き起こすかもしれないと考えていて、そして、実際、ワクチン接種が微小血栓を形成するとの予備的な証拠を持っていると述べている。

上述の DZNE のハラルド・プリュスは、ワクチン接種後の症状がある一部の患者で自己抗体を検出した。そして、マウスで、ワクチン接種後の自己抗体の出現の検討をしている。いくつかのグループは患者のワクチン接種群の症状がスパイクタンパク質の受容体である ACE2 に対する自己抗体であるのかどうかの研究を行っている。

ワクチン接種後の副反応を研究している研究者はすべて、"SARS-CoV-2 感染からの合併症のリスクは、いかなるワクチンの副反応のリスクを上回っている"と、強調している。

13.6　COVID-19 と普通感冒コロナウイルス

4 種類の季節性コロナウイルスのうち、その 2 種類（OC43 と HKU1）は、ベータコロナウイルスで、SARS-CoV-2 もベータコロナウイルスに属する。残りの 2 種類（229E と NL63）は、アルファコロナウイルスに属する。その季節性コロナウイルスは、普通感冒の約 30%を引き起こしている。米国医師会雑誌（JAMA）（2022 年 1 月 26 日）に、「COVID-19 と普通感冒－既存のコロナウイルス抗体が SARS-CoV-2 の免疫を妨害しているかもしれない」との表題で、ジェニファー・アバッシー氏が、最新の知見を纏めている（1361）。

背景

COVID-19 パンデミックが始まってから、科学者は、季節性コロナウイルスに対する免疫が、如何に、SARS-CoV-2 感染に影響を与えるだろうかと、研究を重ねて来たが、全体的な知見は、一貫性がなかった。米国セント・ジュード・チルドレンズ・リサーチ病院のモーリーン・マックガーギル氏は、「今までの一貫性のない報告を留意しつつ纏めると、普通コロナウイルス免疫の高いレベルが、"恩恵的"であったと結論した論文が 7 報、他方、その免疫は、"有害"であったとの報告が4報、そして、3報は、“影響がなかった”とする論文であった」と述べている。

これらの矛盾した結果は、“それらの研究が、同一の個人におけるデータの比較を行っていないためである”と、マックガーギル氏は考えて、同一の個人に関して、SARS-CoV-2 感染前後の検体を採取し、普通感冒コロナウイルスに対する既存抗体の SARS-CoV-2 感染に及ぼす影響の研究を行い、2022 年 1 月に、“Cell Host & Microbe”誌に、“普通感冒コロナウイルスに対する既存免疫”が“SARS-CoV-2 に感染する可能性へ影響を及ぼすのかどうか”、または、“感染後の多様な結果を説明できるのかどうか”に対する研究結果を掲載した(1362)。

マックガーギルらの実験内容

病院の参加者 1200 人以上からのデータ解析を行った。

1)参加者は、ベースラインの血液検体を提供し、そして、毎週、鼻腔スワブ検体で SARS-CoV-2 感染のスクリーニングが実施された。

2)検査陽性者は、続いて、2 回のタイムポイントで血液検体を提供した。

3)感染しなかった人は、COVID-19 ワクチン接種を受けた後に、血液検体を提供した。

このように、ベースライン(感染前またはワクチン接種前)の血液検体採取が重要であることは、2009 年の H1N1 インフルエンザパンデミック時に学習された。このベースライン時の検体があるために、SARS-CoV-2 感染前後の、同一個人からの抗体レベルの測定が可能となった。この点こそ、今までの一貫性のない研究の実施方法と異なる点であると、マックガーギル氏は述べている。

解析結果

1. ほとんどすべての参加者は、4 種類全ての普通感冒コロナウイルスに対する既存免疫を持っていたが、抗体レベルは、個人間で、劇的に変化していた。
2. ほとんどの参加者は 4 種類全ての普通感冒コロナウイルスに対する IgG 抗体をもっていたが、IgM 抗体は、最も少ない保有率であった。
3. 既存の季節性ベータコロナウイルス抗体は、SARS-CoV-2 感染後に増加した。

この免疫現象は、“バックブースター”と呼ばれている。何人かの参加者では、季節性コロナウイルスの 1 種類に対する IgG 抗体が、感染 5 日以内に増加した。患者の 50%以上では、季節性ベータコロナウイルス両者に対する IgA 抗体が 10 日以内に増加した。

SARS-CoV-2感染後、OC43及びHKU1特異的抗体が増加

（本図は、IgG抗体を示してあるが、IgA抗体でも同様な傾向、IgM抗体では、4つ全てで、特異的抗体の増加はほとんど無かった）

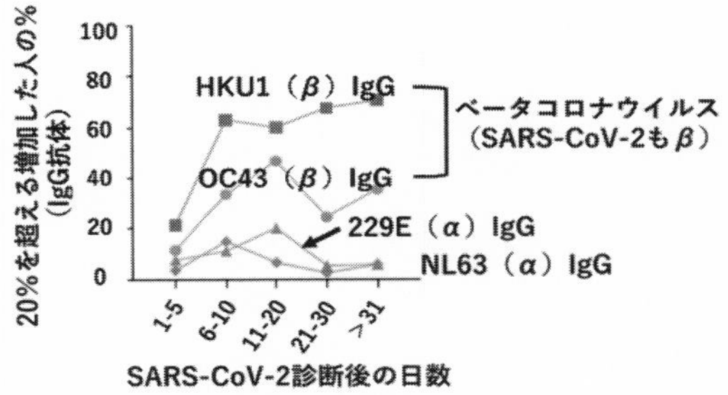

（出典：Cell Host &Microbe 誌ホームページ　January 12, 2022 DOI: https://doi.org/10.1016/j.chom.2021.12.005）

SARS-CoV-2感染後のIgM抗体出現は、IgGまたはIgA抗体出現に先行していない

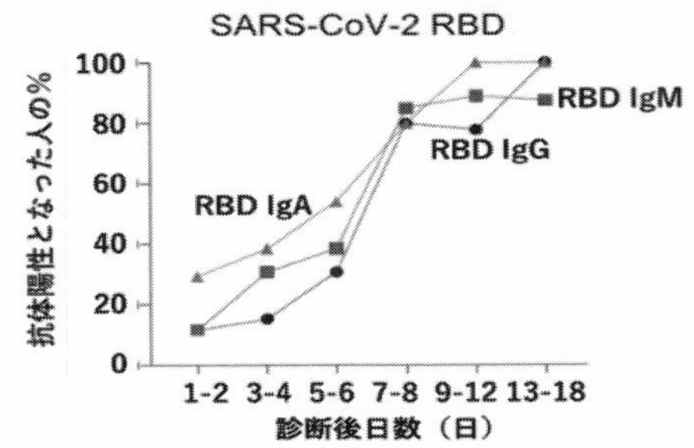

（出典：Cell Host &Microbe 誌ホームページ　January 12, 2022 DOI: https://doi.org/10.1016/j.chom.2021.12.005）

4. しかしながら、高レベルの既存の普通感冒抗体は、SARS-CoV-2 感染からの防御と関連していなかった。
5. 対照的に、高レベルの既存の普通感冒抗体は、感染後の SARS-CoV-2 に対するより高い抗体レベルと関連していて、そして、それが、疾患の重症化の指標となった。

6. ベースラインの季節性コロナウイルス抗体レベルもワクチン接種後に増加したが、その季節性コロナウイルス抗体レベルのどちらも、ワクチン接種後のSARS-CoV-2 抗体レベルと相関しなかった。

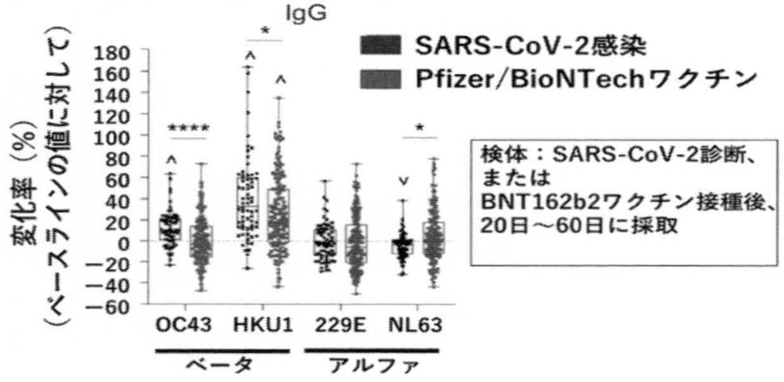

（出典：Cell Host &Microbe 誌ホームページ　January 12, 2022 DOI: https://doi.org/10.1016/j.chom.2021.12.005）

7. マウスの実験動物モデルでは、普通感冒コロナウイルスタンパク質での免疫が、マウスの SARS-CoV-2 中和抗体の生成を著しく阻害した。

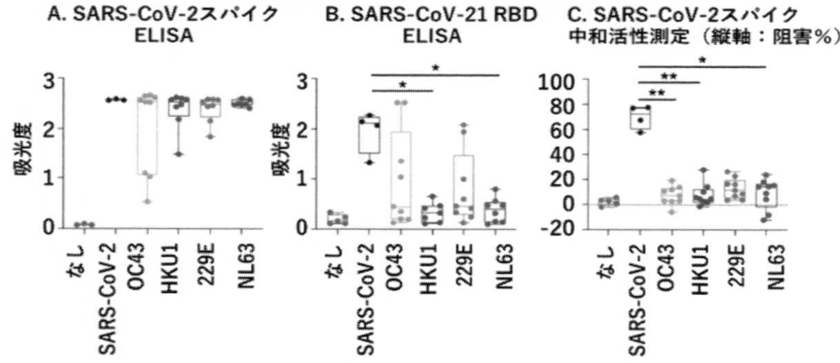

（出典：Cell Host &Microbe 誌ホームページ　January 12, 2022 DOI: https://doi.org/10.1016/j.chom.2021.12.005）

これらの結果から、既存のベータコロナウイルス IgA と IgG 抗体は、ワクチン接種後ではなく、SARS-CoV-2 感染後の、SARS-CoV-2 に対するより高い抗体応答と相関していることがわかった。感染後の SARS-CoV-2 抗体の増加は、重症化と相関したので、これらの知見から、既存のベータコロナウイルス IgA と IgG 抗体は、SARS-CoV-2 に対する免疫応答に対して負の影響を与える可能性が提起された。

推論

マックガーギル氏によれば、「普通感冒コロナウイルスに対する免疫は、SARS-CoV-2 感染初期にブーストされる」との知見は、メモリー B 細胞が初期の免疫応答に寄与していることを意味している。さらに、本研究で、IgM 抗体が、IgG または IgA 抗体の前に観察されなかったことから考えると、初期の抗体応答は、さらに適合したナイーブ B 細胞よりもむしろ、メモリー B 細胞から由来している。

高齢者

高齢者の既存のコロナウイルス抗体のレパートリーは若い人のレパートリーよりも、適合性に劣るかもしれないので、その結果、若者での COVID-19 の重症化が少ない理由の説明が可能である。従って、高齢者は、以前に蔓延していたウイルスに対しては十分に防御されるかもしれないが、新規のウイルスに対する強力な免疫を獲得することができないのかもしれない。

今後

マックガーギル氏らの実験では、マウスを普通感冒コロナウイルスのスパイクタンパク質でプライム免役して、それから、SARS-CoV-2 のスパイクタンパク質でブーストした。マウスの免疫応答は、これらのスパイクタンパク質の共有部分で誘導されたが、直接的な防御能を与える傾向はなかった。このことから、“普通感冒コロナウイルスに対する高レベルの既存の抗体またはこのような抗体を生成する B 細胞が、SARS-CoV-2 に対する防御的な免疫応答をさほど作動させていないであろう。「普通感冒コロナウイルスに対する既存抗体が SARS-CoV-2 感受性を増加させることまたは COVID-19 の重症化に至らせる」との考え方は、さらなる証明が必要であり、これは、今の時点での単なる推測に過ぎない”と、米国ワイル・コーネル・メディシンのパトリック・ウィルソン氏は、述べている。

13.7　19 世紀のパンデミックは、COVID 1.0 であったのか？

“ロシアかぜ”は、1889 年から 1890 年にかけて、世界中で約 1,400 人に 1 人を殺し、COVID-19 パンデミックの 2 年間と同じくらいに死者を出しながら、ほとんど忘れられている。その後、1895 年にかけて何度も再流行を繰り返した。研究者は、“それもまたコロナウイルスによって引き起こされたとの証拠があり、今日の自分たちへの教訓を与えるかもしれない”と言っている（1371）。

COVID-19 同様、ロシアかぜの波は、何年も次から次へと舞い戻った。感染者のある者は、“長期 COVID”同様な症状で苦しめられたようで、極度の倦怠感と精神障害を引き起こした。英国を拠点にする歴史家のマーク・ホニグスバウム氏は、“ロシアかぜが、インフルエンザよりもむしろコロナウイルスによるとすれば、人々がどのようにして、ワクチンが出現する前の時代に起こった感染と死亡の繰り返されるこの波に対応することができたのかは、自分たちに何かを教えてくれるであろう”と述べている。

しかしながら、悪いニュースとして、“このもっと昔のパンデミックが、COVID-19 が長期間消え失せることのない、おぞましい未来に向かって進んでいることを啓示している”かもしれないことである。

ロシアかぜは、最初のアウトブレイクがロシアのサンクトペテルブルグを襲ったことで命名された。このウイルスは全ての大陸を襲い、さらに衝撃的なことには、マダガスカル、オーストラリア、ニュージーランド、アイスランド、グリーンランド、そして、北極圏の北部都市であるスウェーデンの町のような隔絶された場所をも襲ったことである。ポルトガルの 90%もの人が感染したと思われている。

米国インディアナ州では、2019 年の論文によれば、そのウイルスは 1889 年 11 月に出現した。最初の 3 カ月間は、ほんの一握りの人が感染したが、次の 3 カ月間で、全てのクラスの 80%もが感染した。そのウイルスは、普通、警告もなく、前兆症状も無く犠牲者に近づき、遠慮無く、彼らを跪かせた。このパンデミックは、目覚ましいほど、COVID-19 に似ている。ホニグスバウム氏は、“それは、現代の輸送手段及びグローバルな通信技術に緊密にリンクしたイベントであった。その中で、恐怖、パニックそして、誤情報がニュースメディアで増幅されていった”と、述べている。その当時、医師は、ロシアかぜは、インフルエンザで引き起こされたものと思い、そのような名前にしたが、最近数年間では、科学者は、SARS、MERS及びCOVID-19出現の1世紀以上前に襲った、最初のグローバルなコロナウイルスパンデミックであったのかしれないと考えている。2005年のベルギーの研究に基づく、有名な説として、“コロナウイルスがウシから人に乗り移り、パンデミックとなった“との説である。

普通感冒コロナウイルスの1種であるOC43コロナウイルスは、ウシのコロナウイル（BCoV）と密接な関係にある。それらは、共通な祖先を1890年ごろに持っている。このことが、多分、そのウイルスがウシから人に乗り移った時であり、“その日付は、ロシアかぜの最初の報告と一致しているので興味深い“と、ホニグスバウム氏は、言っている。

回顧的疫学研究から、ロシアかぜは、巨大なウシの群れがいる北カザフスタンの不毛の草地地帯に起源があるかもしれない。ロシアかぜが、ウシの感染力の高い呼吸器疾患の破壊的なアウトブレイクの後で起こっていた。

臨床的症状

スイスのウイルス学者、ハラルド・ブリュッソウ氏は、“ロシアかぜとCOVID-19は、ヒトのインフルエンザウイルスではむしろ非典型的であるいくつかの症状も含めて、症状に共通性がある”と述べている。ブリュッソウらの2021年の論文によれば、高熱、空咳、頭痛と目の痛み、そして、嗅覚・味覚喪失の共通の症状があった。さらに、その他の共通点として、肥満者及び高齢者での再感染とより高い再感染率がある。対照的に、はるかに致死的であった1918年のスペインかぜパンデミックは、たぶん、免疫がない世代の若者を襲った。ロシアかぜパンデミック中の感染に引き続き、現在長期COVIDと呼ばれているものに類似した兆候に関するいくつかの文献もある。そして、間接的な証拠ではあるが、ロシアかぜは、インフルエンザでは非典型的ではあるが、数年にもわたって、感染拡大が起こっていた。

コロナウイルス説に対する反論

この説に対しては、懐疑論もある。米国国立科学教育センターの元インフルエンザ研究者のアン・ライド氏は、“この考え方全体が全く時間の無駄のような憶測である。インフルエンザとコロナウイルスの症状は、非常に変動的でそして重なり合っている。例えば、自分の母親も含め多くの人が、1968 年のインフルエンザパンデミック時に、嗅覚喪失があった。1989 年の 2、3 例の臨床的報告からこの特別な症状は、パンデミックがコロナウイルスから引き起こされたことを意味するとの結論に飛躍してしまうのは、大げさであろう。もしロシアかぜがコロナウイルスにより引き起こされたとしても、この展開からは学ぶことはほとんどない”と述べた。ロシアかぜの本を書いたデンマークの歴史教師のジョン・バン・プラウ氏もまた、コロナウイルスとの関連の可能性に疑問を持っていて、ライド氏のように、“嗅覚喪失は、コロナウイルス症例に限定的ではなく、スペイン風邪パンデミック時にも起こっていた”そして、“ロシアかぜパンデミックが主に高齢者に影響を及ぼしたとしているが、多くの若者もロシアかぜパンデミックで死亡していることを忘れている”と述べている。

このパンデミックは、留まり、もしかして、もっと留まるかもしれない

専門家の推定では、ロシアかぜは、世界の人口 15 億人のうち、約 100 万人を殺した。これは、0.00066%となり、その当時生きていた人約 1,500 人あたり 1 人の死亡となる。COVID-19 の推定死亡数は、世界の人口 79 億人のうち、現時点（2022 年 2 月 13 日 WHO データ）で、580 万人で、約 1,400 人あたり約 1 人の死亡となり、ロシアかぜパンデミック時と同等である。

ブリュッソウ氏は、ロシアかぜは、1889 年から 1892 年に、3 つの波で、世界を襲ったと信じているが、それは、もっと長く続いていたかもしれないと認めている。そして、「ロシアかぜが“コロナウイルス”パンデミックであったとするならば、現在の COVID-19 アウトブレイクがもっと長く続くだろうことを意味している。しかしながら、自分たちは 1 年以内にワクチン開発ができた時代に生きているので、過度に悲観的になりたくはない。ロシアかぜが長期間続いたのであれば、自分たちは、持続的な形で、パンデミックと一緒に生きる戦略を開発しなければならない」と述べた。

米国ラホヤ免疫研究所のウイルス学者のシェーン・クロッティ氏は、長期的な将来について、“私たちは、SARS-CoV-2 が本当に特別なもので、1000 年に 1 回の出来事であると考えるべきではなく、コロナウイルスは、たぶん、以前にも起こっていて、そして、たぶん、今後も起こりうる”と述べた。

13.8　mRNA ワクチンが逆転写されて肝臓細胞 DNA へ挿入

スウェーデン・ルンド大学のマルクス・アルデンらは、ヒトの肝臓細胞株を用いた実験で、ファイザー・ビオンテック社 BNT162b2 ワクチンが細胞内で DNA の中に逆転写されることを報告した（1381）。

「がらくた DNA」の 1 種であるレトロトランスポゾン“LINE-1”は、細胞内の内因性逆転写酵素であり、そして、自らの DNA 配列を移動させる転位因子である。ヒトゲノムの約 17%が LINE-1 配列で構成されている。米国ホワイトヘッド研究所のリグオ・ジャンルらの最近の研究では、“内因性の LINE-1 は、感染したヒト細胞のゲノムに SARS-CoV-2 配列の逆転写及び挿入を仲介する”ことが示されている（1382）。さらに、内因性の LINE-1 の発現が、SARS-CoV-2 感染も含めて、ウイルス感染で、しばしば、増加している。従って、この実験結果が、部分的な SARS-CoV-2 RNA をコードしている BNT162b2 でも起こるかもしれないとの懸念を抱かせた。ファイザー社が欧州医薬品庁に提出した薬力学的データの中で、マウスとラットに、放射性標識した LNP（脂質ナノ粒子）とルシフェラーゼ - ヌクレオシド修飾 RNA を筋肉内注射し、BNT162b2 の生体内分布を調べた実験がある。放射能は、最初のタイムポイント（0.25 時間）でほとんどの組織で検出され、注射部位と肝臓が分布の主要部位であった。最大濃度は、投与後 8 ～ 48 時間で観察された　LNP 送達システムで誘導される一過的な肝臓効果は以前に報告されてきているが、ヌクレオシド修飾 RNA 無しの、空の LNP は重大な肝障害に至らないことも示されている。

従って、本研究は、BNT162b2 の肝臓細胞株への影響を調べ、そして、BNT162b2 が内因的なメカニズムにより DNA に逆転写されるのかどうかの検討を行なった。

BNT162b2 ワクチンは、3 週間間隔で、2 回接種（1 回当たり 0.3mL に 30 μｇの BNT162b2）され、注射部位の局所的な濃度は、最も高い 100 μg/mL となる。以前のインフルエンザ mRNA ワクチンの研究結果も踏まえて、本研究の肝臓細胞に対して、0.5、1、及び2μg／mLの投与量を用いて実験を行なった。

アルデンらは、BNT162b2ワクチンのヒト肝臓細胞株Huh7に対する効果を調べるために、Huh7細胞に、BNT162b2溶液を上記の濃度となるように添加した。BNT162b2添加あるいは無添加で、6、24及び48時間培養を続けた。その後、定量的PCRを、培養細胞から抽出したRNAに対して実施した。

その結果、

1）Huh7肝臓細胞株で、高レベルのBNT162b2が検出され、そして、LINE-1の遺伝子発現の変化があることが分かり、LINE-1の細胞核での分布が増加した。

2）Huh7細胞株へのBNT162b2暴露後6時間の早さで、BNT162b2がDNAに逆転写された。この逆転写に対して考えられるメカニズムは、"LINE-1を通して起こり、そして、LINE-1の核タンパク質分布がBNT162b2により増加した"との考え方である。

3）BNT162b2ワクチンは、LNP（脂質ナノ粒子）で覆われている。生体内実験で、LNPが肝臓細胞で細胞内に蓄積することは証明されていて、BNT162b2の前臨床試験で、BNT162b2がヒト細胞株HEK293K細胞に入り、BNT162b2抗原の強固な発現することは報告されていた。

4）本研究は、ヒト肝臓細胞株を用いて実験を行なったが、肝臓細胞にワクチン由来のSARS-CoV-2スパイクタンパク質があるのかを調べることも価値がある。BNT162b2ワクチン接種後自己免疫性肝炎を発症したとの報告もある。このスウェーデンの研究で、肝臓細胞の表面にスパイクタンパク質が発現されていることも明らかにしているので、これが、免疫システムの標的となり、恐らく、自己免疫性肝炎を引き起こしている可能性もある。BNT162b2ワクチンの第1回目の接種後1週間で、自己免疫性肝炎を発症した健常な35歳女性の最初の報告症例の著者は、"ワクチン接種により誘導されるスパイクタンパク質に対する抗体が、発症し易い人で、自己免疫性状態のトリガーとなった可能性があるかもしれない"と述べている。

COVID-19 mRNAワクチンは、新規な技術ではあったが、開発から1年以内というスピードで緊急使用許可を得て、大規模な接種がなされてきた。新規技術である故に、課題も残されている。例えば、ワクチンの長期的な安全性及び有効性の評価がある。

本研究で用いた Huh7 細胞株は、がん細胞株で、分裂しない体細胞とは異なり、DNA 複製が活発である。さらに、Huh7 細胞は、RNA 代謝に含まれるタンパク質を上方制御していることも含めて、異なった遺伝子及びタンパク質の発現をしていることがわかっている。しかしながら、骨髄や上皮の基底層のようないくつかのヒト組織は、胚発生の期間同様に、細胞増殖は活発でもある。従って、BNT162b2 がこのような条件下でもゲノムの完全性を保持するのかどうかを確認する必要がある。さらに、LINE-1 の有効的なレトロ転移が、ヒトニューロンのような細胞分裂しない末端分化細胞でも報告されている。

BNT162b2 mRNA は、0.5 μ g/mL の濃度で、簡単に Huh7 細胞に入ることがわかった。局所的な注射部位の濃度 0.5%に相当するこの濃度で、LINE-1 の遺伝子及びタンパク質発現の変化を誘導して、6 時間以内に、BNT162b2 の逆転写が検出されている。従って、今後、BNT162b2 のその他の型の細胞及び組織への影響を試験管内及び生体内系で明らかにすることが重要である。

第 14 章
現状及び今後

14.1　COVID-19 による本当の死亡者数は？

米国ワシントン大学と保健指標評価研究所（IHME）のハイドン・ワンらは、2020 年から 2021 年の COVID-19 関連死亡率の体系的解析により、COVID-19 パンデミックによる超過死亡率の推定を行なった（1411）。74 の国と地域に対して、2020 年と 2021 年のパンデミック時とそれ以前の 11 年間までの全ての原因による週毎または月毎の死亡数の報告データを用いて解析し、191 の国と地域における COVID-19 パンデミックによる超過死亡率を推定した。

2020 年 1 月 1 日～ 2021 年 12 月 31 日の世界中の COVID-19 死亡者の報告数は、590 万人であった。それに対して、IHME の推定では、1,820 万人（95%不確定区間、1790 万人～ 1960 万人）となり、報告数に比べて、約 3 倍の数値となった。インドが最も高い超過死亡数 407 万人となり、報告数 489,000 人の 8 倍高い数値となった。米国での超過死亡率は、10 万人あたり 179.3 人で、ブラジルの 186.9 人と同等であった。パンデミックによる真の死亡数を知ることは、有効的な公衆衛生対策決定に重要である（1412）。

世界全体では、COVID-19 による推定超過死亡率は 10 万人あたり 120.3 人であり、21 カ国で 10 万人あたり 300 人を超えた。最も高い推定超過死亡率は、ボリビアの 10 万人あたり 734.9 人であった。次いで、ブルガリア、エスワティニ、北マケドニアそしてレソトと続いた。アイスランドが最も低い推定超過死亡率で、10 万人あたり－ 47.8 人となった。オーストラリア、シンガポール、ニュージーランド及び台湾もまた超過死亡率がマイナスの数値となった。ワンらは、「パンデミックの期間、“不安” や “うつ” の発生率が高くなり、自殺者数の増加に至るかもしれない」と納得できる証拠を認めているが、今まで、日本

COVID-19の本当の死亡者数は？

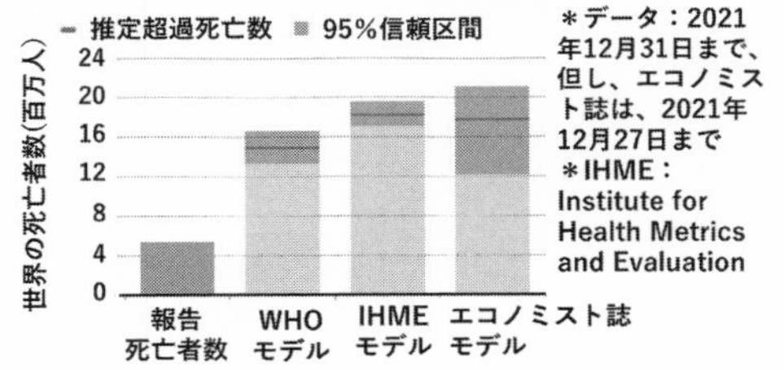

©nature
Sources: Our World in Data/The Economist/IHME/WHO
(出典：Nature ホームページ 05 May 2022 doi: https://doi.org/10.1038/d41586-022-01245-6 より)

以外で自殺率が増加したとの証拠があまりない。日本では、パンデミック中に自殺による報告死亡数が増加した。

このIHMEの超過死亡率の推定は、英国エコノミスト誌の推定と、同様な結果であった（1413)。但し、エコノミスト誌のモデルでは、推定超過死亡数は、約 1,800 万人であるが、95%不確定区間が大きく、1,710 万人から 1,960 万人である。イスラエルのヘブライ大学のアリエール・カーリンスキー氏は、超過死亡率の推定の研究を行なっている経済学者である。同氏は、“1,800 万人の超過死亡数は、合理的であるが、IHME の個々の国におけるいくつかの超過死亡数は、その他の推定値とかなりずれている。IHME は、日本の推定で、馬鹿げた推定をしている。実際の報告数 18,400 人に対して、推定超過死亡数が 111,000 人で、報告数の 6 倍以上となっている。私は、彼らがどのようにしてこの数値を得たのかわからない”と述べている。米国ワシントン大学の統計学者で、WHO の COVID-19 グローバル死者数プロジェクトのジョナサン・ウェイクフィールド氏は、“IHME モデルは、いくつかの奇妙な点を含んでいる”と述べていて、この IHME のアプローチ法は、彼に、このモデリングの不確定区間及びその他の統計的側面の信頼性に対して疑いを抱かせている。

これに対して、筆頭著者のワンは、“異なるモデルと技術は、異なる国々の結果と不確定レベルとなるであろう。例えば、IHME モデルは、国の超過死亡を推定するのに 15 の変数を用いているが、エコノミスト誌のモデルは、100 以上の変数を用いている”と答えた。WHO も同様の推定をした（図)。

14.2　今後の予測（仮説）

米国ヴィル・バイオテクノロジー社のアマリオ・テレンディらは、「パンデミック後の COVID-19 の将来の軌跡」と題した報告をした（1421)。

2020 年の初め、SARS-CoV-2 感染者数の急激な増加が世界的に観察された。

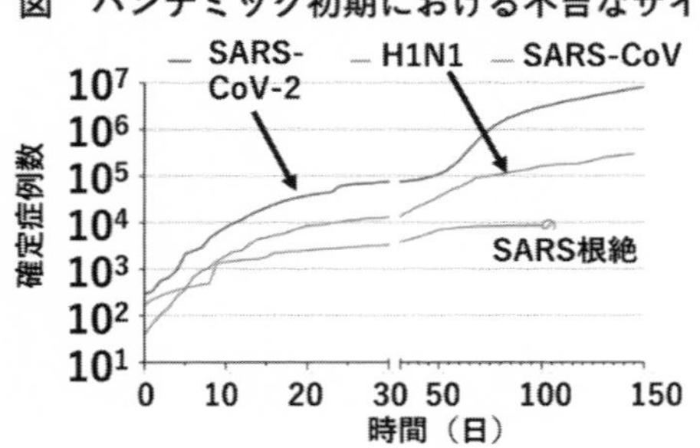

図　パンデミック初期における不吉なサイン

SARS-CoV-2感染者数は、2020年1月末に向けて、驚くべき増加があった。この増加曲線は、2003年3月19日から計測が開始されたSARS-CoVの歴史的な感染症例数の増加のみならず、2009年4月24日から計測開始された2009ブタH1N1感染の増加曲線とも対照的な増加となった。しかしながら、いずれのパンデミックも、恐らく現在推定されているよりも、もっと広範なものであったと思われる。

＊データは、Github (https://github.com/CSSEGISandData/COVID-19) 及びWHOから。

急激な増加は、2003 年の SARS-CoV 流行のみならず、2009 年のインフルエンザ H1N1 パンデミックによる数とは対照的な増加であった。多くの国で、有効率の高いワクチン接種が開始され、ウイルスは、消え去るだろうと期待を抱かせた。しかしながら、この期待は 2 つの理由で薄いものとなった。1）世界的なワクチンへのアクセスの不均衡とワクチン忌避によるまだら模様のワクチン接種率、そして、2）ワクチンは、重症化は防ぐかもしれないが、必ずしもウイルス感染伝播を防止しないかもしれないことの 2 点である。さらに、集団ワクチン接種は、パンデミックの終末の信号となるかもしれないが、パンデミックの終末が必ずしも SARS-CoV-2 の終末に至るとは限らない。

過去のパンデミックの観察事項

普通感冒を引き起こすコロナウイルス（HCoV-229E、HCoV-HKU1、HCoV-NL63、及び HCoV-OC43）とは対照的に、SARS-CoV-2 は、より悪性度が高い。しかしながら、より深刻なコロナウイルス SARS-CoV 及び MERS-CoV とは、SARS-CoV-2 の場合、無症候性感染が頻繁に起こる点が異なる。従って、他のコロナウイルスとの比較により、SARS-CoV-2 の将来の動きを予測することはできないかもしれない。

ウイルス進化、感染性及び重症化

一般的に、呼吸器ウイルス感染は、ウイルスの上気道での増殖、そして上気道からの放出により介在されるが、重症化は下気道への侵入及びそこでの増殖に関連している。上下気道両方でウイルス増殖を増加させる変異が、「それらの変異が感染力を増加させるのみならず、結果として、より高い悪性度を示し、疾患がより重症化する」ならば、それらの変異は、選択的に有利となるであろう。

SARS-CoV-2 の場合、ヒト ACE2 受容体の使用をさらに最適化するか、または細胞指向性及び感染に影響を与える共受容体の能力を変化させる変異は、感染力と悪性度の両方を増加させるように思える。対照的に、ヒト上気道の温度である 33℃での増殖を増加させ、下気道の温度である 37℃での増殖を減少させる変異は、感染力を増加させるが、悪性度を低下させることになると思われる。

パンデミック期間における SARS-CoV-2 の進化は、どうなっているのか？パンデミック初期では、“ウイルスが感染力を増加させて、新規のヒト宿主での増殖への適合を反映しているかのように進化する”と考えるのが合理的である。SARS-CoV-2 の D614G 置換は、感染力を増加させて、優勢株としてまん延した。さらに、英国で出現した B.1.1.7 株（アルファ株）及びインドで出現した B.1.617.2 株（デルタ株）は、感染力がさらに増加して、これらの株が侵入した地域での優勢株となっていった。インフルエンザウイルスと比較して、SARS-CoV-2 は、世界的な変異株に進化するほどの異例の能力を示して、極端に短期間に、そして、既存免疫によるかなりの選択圧がかかる前に、侵入地域での変異株を打ち負かした。しかしながら、SARS-CoV-2 が結果的にさらに悪性度の高いウイルスに進化するかどうかは、予測しがたい。なぜなら、悪性度は、必ずしも、ウイルス適合性を増加させる選択的な表現的特徴ではないからである。

SARS-CoV-2 により引き起こされる疾患の重症度は、集団免疫の増加とともに、減少するに違いない。しかしながら、普通感冒コロナウイルスで見られた、悪性度が低いレベルへの進化は、起こらないかもしれないし、または、数十年かかるかもしれない。

種間での感染拡大

SARS-CoV-2 は、ヒトのみならず、コウモリ、ネコ、イヌ、フェレット、ハムスター、シロアシネズミ、カワウソ、オジロジカ、そして種々の非ヒト霊長類の幅広い動物種に感染する。ヒトから動物への人獣共通感染は、農場のミンク、イヌ及びネコで、動物園のライオン及びトラ同様に、記録されている。ウイルスの進化は、動物宿主で起こり、一連のゲノム変化が、ヒト - ヒトへの感染で見られるゲノム変化に加わることになる。

他の種での SARS-CoV-2 の定着は、進化的に異なる形で、ヒト集団で再出現するためのウイルスの隠れ家を提供することでもある。また、ヒトと動物で、何十年も別々に循環した後に、ヒトウイルスは、免疫の選択圧のために、抗原的に多様化しているかもしれないが、動物のウイルスでは多様化は起こっていないかもしれない。このことが、パンデミックの後に生まれた若い個々人の集団に至り、旧来の SARS-CoV-2 株に対する既存免疫のないこの若い集団が、抗原的にオリジナルな SARS-CoV-2 パンデミック株に関連している動物 SARS-CoV-2 ウイルスに感染し易くなる。事実、これが、ブタインフルエンザウイルスで引き起こされた 2009 年のパンデミックに対する最も妥当な説明となる。このブタインフルエンザウイルスは、1918/1919 パンデミックウイルスからのヒト H1N1 ウイルスの子孫であるが、20 世紀の初めにヒトで循環していた H1N1 ウイルスに抗原的に関連していた。

COVID-19 の今後の 3 つのシナリオ

1）最もやっかいなシナリオ：このパンデミックの急速な抑制は難しく、高いレベルの感染と相まって、重症疾患が進行し、そして、ウイルスの更なる進化を助長してしまうシナリオである。

2）より可能性のあるシナリオ：インフルエンザのように、季節性疾患の流行へと移行する。

3）流行病への移行のシナリオ：インフルエンザや SARS-CoV-2 よりもはるかに低い影響をもたらす、または、その他のヒトコロナウイルス感染に類似の流行病への移行である。

14.3　インフルエンザの今後（予測）

COVID-19 パンデミックに対する対策により、その他の呼吸器ウイルスが予期せぬ形で、戻ってきている。いくつかのウイルスは、制圧され、その他のウイルスは、ゆっくりとまん延して、さらに、シーズンオフに再燃している。英国ネイチャー誌（2021 年 10 月 7 日）に、「COVID-19 対策を解除すると、どうして、恐ろしいインフルエンザの再燃を後押しするのか」とのタイトルで、ニコラ・ジョーンズ氏は、記事を配信している（1431）。

風邪とインフルエンザの季節が始まると、COVID-19 拡大防止対策としての旅行制限やマスク着用などの社会的介入がなくなるにつれて、インフルエンザは結果的に再燃して、多分、猛威を振るうことになるであろう。

季節性インフルエンザは、世界で年間 29 万人から 65 万人の人を殺しているが、2020 年と 2021 年のほとんどは、世界の多くで実質的に消え去った。WHO のインフルエンザに関する世界的なウイルスデータ追跡のツールである FluNet データによれば、インフルエンザ検査の陽性率は、2020 年 4 月以来、おおよそ、フラットな状態が続いている（図）。

インフルエンザのブレイク

米国では、2020 年から 21 年のシーズンで、インフルエンザの死亡はわずか 646 人であった（これまでの年平均は何万人）。そして、わずか 1 人の小児のインフルエンザ死亡であった。オーストラリアでは、2021 年（報告時まで）季節性インフルエンザの死亡はなかった。前年度は、100 人から 1200 人の間であった。

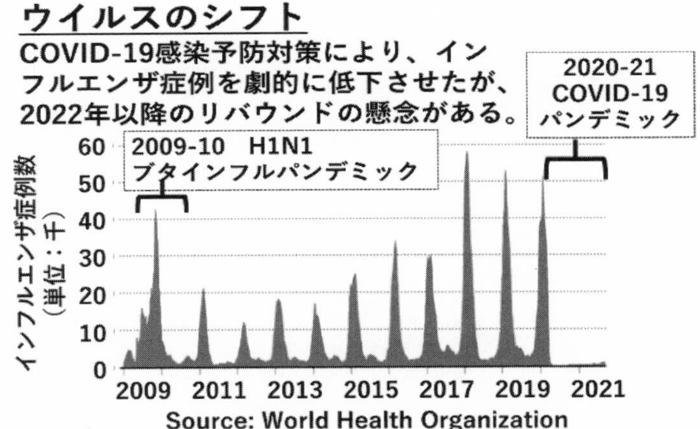

出典：Natureホームページ　07 October 2021 doi: https://doi.org/10.1038/d41586-021-02558-8

インフルエンザ発生数の低下は、コロナウイルス感染拡大防止対策の部分的な解除にも関わらず、持続した。このことにより、インフルエンザをある特定の国に運びこむことにおいて、国際的な旅行の関連性が改めて認識された。“インフルエンザは、熱帯地方で低レベルであるがまん延し続けていて、そこから、国境封鎖が解除されたなら、恐らく、感染拡大するであろう”と、研究者は注意喚起している。

14.4　新型コロナワクチン接種の今後（インフルエンザからの教訓）

“SARS-CoV-2 ワクチン接種の今後は、どのようになるのであろうか”に関して、米国ミシガン大学公衆衛生・疫学部門のアーノルド・モント氏が、米国ニューイングランド・ジャーナル・オブ・メディシン誌（2021 年 11 月 10 日）に、見解を述べている（1441）。

SARS-CoV-2 に対する mRNA ワクチンの初期の臨床試験及び観察研究は、それらのワクチンが症候性感染の予防に非常に効果的であるのみならず、無症候性感染及び感染伝播の予防にも効果的であることを示唆していた。この無症候性感染に対する効果は、驚くべきものであった。なぜなら、インフルエンザも含めて呼吸器疾患に対するほとんどのワクチンは、“リーキー（leaky）”である。即ち、“無症候性感染はある程度起こり、そして、有症候性感染の予防に対してはより良い”と考えられてきたからである。

デルタ変異株と無症候性感染

非常に感染力の高いデルタ変異株は無症候性感染を引き起こし、そして、時には、ワクチン接種者にブレイクスルー感染を、通常は軽度ではあるが、引き起こす。恐らく、ウイルス増殖能力の増加及び IgA 抗体レベルの低下も含めた免疫消失のためであると思われる。集団免疫による疾患の絶滅は、“1）そのウイルスが低い感染伝播力もち、かつ、2）感受性の人々のポケットがない場合”に、うまくいく。COVID-19 の絶滅は、理論的には可能であると思われる。なぜなら、2002 年の SARS ウイルスが最終的には消失したからである。SARS は、限定的な地域で起こり、スーパースプレッダーも含めて限局的な感染であった。このようなパターンは、SARS-CoV-2 の初期にも見られ、“過剰分散”と呼ばれる。

例えば、症例の 10%が感染伝播の 80%の原因となる。

SARS-CoV-2 とインフルエンザの相同性と差異

この両者間には、相同性もあるが、重要な差異もある。最も顕著な差異は、インフルエンザワクチンで達成されているよりもはるかに高い SARS-CoV-2 ワクチンの有効率である。但し、有効率の程度が継続するのかどうかは、今後の課題の 1 つである。しかしながら、明らかなことは、インフルエンザワクチンの再接種が必要であると同じく、抗原連続変異と免疫低下の理由で、再接種が必要である。

ポストコロナの世界像

ワクチン接種者における無症候性感染者及び軽症者の増加は、変異株が出現し続けるので、継続すると思われる。入院及び死亡の数が、“ワクチンが全般的に重症化の予防に効果的である限り”、全体の感染症例数よりも、全体的な影響のモニタリングにおいて、重要であるかもしれない。

COVID-19 に関して、状況は流動的であるが、たとえ、より軽症疾患が低頻度で起こったとしても、重症化の結果を避けるために、ワクチンの継続的使用が必要となる。私たちは、インフルエンザとともに生きることを学んだと同じように、この COVID-19 疾患と一緒に生きることを学ぶ必要がある。

14.5　オミクロン株の彼方：COVID-19 ウイルス進化はどこに？

米国シアトルのフレッド･ハッチンソンがん研究センターの進化生物学者、ジェシー・ブルーム氏は、SARS-CoV-2 の今後を見つめて、“この新規病原体は根絶しないであろう。むしろ、流行性となるであろう。今までの比較的軽度の風邪症状を引き起こす 4 つの季節性コロナウイルスとともに、ヒトに恒久的に定着する 5 番目のコロナウイルスとなるであろう”と、多くのウイルス専門家同様に予測した。英国ネイチャー誌（2021 年 12 月 7 日）に、「2021 年 11 月に出現した SARS-CoV-2 オミクロン株の後に、ウイルスはどのような進化をするだろうか」との記事を、ライターのイウェン・キャラウェイ氏が掲載した（1451）。

229E という季節性コロナウイルスが一番調べられていて、このコロナウイルスは、生きている間、ヒトに繰り返し感染している。これらの再感染が、ヒト宿主での免疫応答の低下の結果なのか、あるいは、ウイルスの変化が免疫を逃避するように手助けしているのかは、分かっていない。

ブルームらは、多分 229E コロナウイルスに暴露した人からの、何十年前の血液検体を用いて、1980 年代まで遡ったウイルスの種々の型に対する抗体を調べた。驚くべき結果が得られた。1980 年代の血液検体は、229E の 1984 年型に対する感染阻止抗体を高いレベルで持っていたが、1990 年代の型を中和する能力ははるかに低かった。2000 年代及び 2010 年代の 229E 変異株に対しても、有効性はさらに低下していた。これらの結果は、1990 年代の血液検体でも、同様な結果であった。このように、人々は、最近の過去のウイルスに対する免疫を持っているが、将来のウイルスに対する免疫ではないので、ウイルスは免疫を逃避するように進化していることが示唆された。オミクロン株及びデルタ株のような変異株は、SARS-CoV-2 の過去の型に対して生成された抗体の能力を鈍らせる変異を持っている。

デルタ株のジレンマ

デルタ株は、2021 年春、インドを襲った COVID-19 の凶暴な波の間、マハー

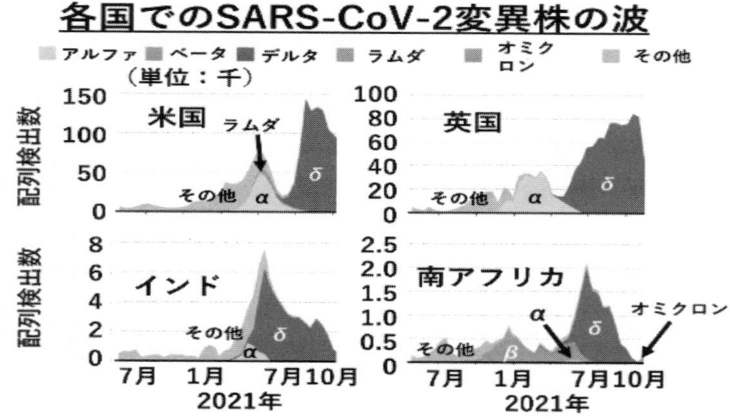

（出典：Nature ホームページ　07 December 2021 doi: https://doi.org/10.1038/d41586-021-03619-8）

ラーシュトラ州（人口約 1.1 億人）で同定された。そして、英国に一旦流入すると、デルタ株は急速に拡大して、アルファ株よりも、約 60%、感染力が増加していることを疫学者が明らかにした。初期の SARS-CoV-2 に比べて、感染力は数倍となった。英国インペリアル·カレッジ·ロンドンのウイルス学者、ウェンディー・バークレイは、“デルタ株は、ある種のスーパー - アルファ株である”と述べている。バークレイらの研究室などから、“デルタ株は、人細胞に感染し、人の間で拡大する能力を改善することにより、適合するための重要な利得を得ている”ことが示唆された。アルファ株も含めた他の変異株に比べて、デルタ株は、感染者の気道で、より迅速に、そして、より高いレベルに増殖する。この増殖力は、ウイルスに対する初期の免疫応答を凌いでいる可能性がある。

基本再生産数 Ro は、“感染した人が、感染していない集団の中の何人の人に感染させせるか”の指標である。パンデミック開始以来、この Ro は、3 倍に増加した。デルタ株の Ro は、季節性コロナウイルス及びインフルエンザよりも高いが、ポリオまたは水疱瘡の Ro よりはかなり低い。

「“感染力が増加すればするほど、悪性度はより少なくなる”との仮定であるが、逆に、アルファ株、ベータ株及びデルタ株を含む変異株は、入院及び死亡の率が高まっている。恐らくそれらの変異株が人の気道で高いレベルで増殖しているからである」と、ユニヴァーシティ・カレッジ・ロンドンの計量生物学者のフランソワ・バルー氏は述べている。“ウイルスは、進化して、より軽症になる”との主張は、幾分“神話”である。現実は、はるかに複雑である」と、アンドリュー·ランボー氏は言っている。

オミクロン株の台頭

デルタ株及びその子孫は、今や、世界中の COVID-19 症例の大部分を占めている。多くの科学者が、これららのデルタ株の系列が最終的に最後の抵抗株に打ち勝つと期待したが、オミクロン株がこの予測を覆した。ボツワナと南アフリカのチームが、11 月末に、このオミクロン株を同定した。保健当局の高官は南アフリカのハウテン州でのアウトブレイクに関連させた。“感染力の増加が、その急速な増加の唯一の理由であるとするならば、基本再生産数は、30 台になってしまう。これは、全くあり得ない”と、ベルギーのルーベン・カトリック大学の進化生物学者、トム・ヴェンセリアーズは言っている。この代わりに、“オミクロン株の増加は、全体的に、ワクチン接種または既感染を通したデルタ株に対する免疫のある人に感染する能力によるものかもしれない”と、多くの科学者は思っている。

インフルエンザのシナリオ

インフルエンザ A ウイルスは、毎年、季節性インフルエンザ流行を引き起こすが、新規変異株が過去の株で誘導された免疫を逃避できる急速な進化及び拡大によって特徴付けられる。その結果、大半は成人により拡散され、重症化に至ることもある。インフルエンザワクチンは重症化を抑制し、そして、感染伝播をゆっくりとさせるが、インフルエンザ A の迅速な進化は、ワクチンが常に循環している株に旨く適合しないことを意味している。

しかしながら、もし、SARS-CoV-2 がもっとゆったりと免疫を逃避するように進化するならば、それは、インフルエンザ B に似てくる。インフルエンザ A に比べて、インフルエンザ B のより遅い変化率は、その感染伝播が、主に、成人よりも低い免疫を持っている子供の感染により、もたらされる。

進化生物学者のトゥレバー・ベッドフォードらは、2021 年 9 月に発表した査読前の論文で、SARS-CoV-2 が季節性コロナウイルスよりもはるかに早く進化している兆候を見いだし、その進化の早さは、主に循環している H3N2 であるインフルエンザ A を上回るスピードである。ベッドフォードが期待しているのは、SARS-CoV-2 が最終的にスローダウンして、より安定的な変化の状態に至ることである。

“229E のような季節性コロナウイルスを含むその他の呼吸器ウイルスが、SARS-CoV-2 に対するいくつかの可能性のある将来を提供するけれども、SARS-CoV-2 は、全く、違った方向に進むかもしれない”と、進化生物学者のランボー氏らは、述べている。デルタ株の桁違いの蔓延とオミクロン株の出現は、低所得国での不公平な集団ワクチン接種及び米国や英国のような一部の富裕国での最小限の感染抑制政策に助けられて、SARS-CoV-2 がさらなる驚くべき進化的急増の土台を与えることになる。

例えば、2021 年 7 月に英国政府の科学諮問グループが作成した文書では、

SARS-CoV-2 は、他のコロナウイルスと組換えすることによって、より重症となり、または現行ワクチンを逃避する可能性を提起している。ミンクあるいはオジロジカのような動物貯蔵庫での継続的な循環が、免疫逃避または重症度の増加のような驚くべき変化のさらなる可能性をもたらす。

14.6　オミクロン株は、ゲームチェンジャー変異株か？

コロナウイルス変異株が、かつて、世界の養豚産業の一助となったことがあった（1461）

1946 年、パーデュー大学の獣医学研究者は、"若いブタの腸に侵入した何者かが下痢、嘔吐そして体重減少を引き起こし、最終的にはそのほとんどのブタを殺したこと" を報告した。米国の養豚場を壊滅させたこの病気の原因はわからなかったが、"病気のブタの腸をすりつぶしたものを健康な子豚に餌として与えたこと" が、その病気の引き金となった。この養豚場の悪夢は、その後、"コロナウイルス" であることが証明され、ブタ伝染性胃腸炎ウイルス（TGEV）と命名された。TGEV はブタに感染する RNA コロナウイルスでアルファコロナウイルスに属する。

今日まで、TGEV は、ヒトに害を与えることはなく、SARS-CoV-2 との関連性も遠く離れている。しかしながら、1970 年代世界中に拡散した後、TGEV は奇妙な展開を見せた。"もっと強い感染力と低い病原性を持った TGEV 変異株" が、本質的に、ブタにオリジナルなウイルスに対する免疫を作ったときに、その病気は基本的には消え失せた。アイオワ大学のコロナウイルス研究者のスタンレイ・パールマンは、"まさに最良のコロナウイルスワクチンが、自然により、もたらされた" と述べている。

一部の科学者は、SARS-CoV-2 オミクロン株が、現在進行中のヒトパンデミックにおいても、ブタと同様な思わぬ展開を生み出すか否かと考えている。米国では 2022 年 1 月 30 日の週、オミクロン株による死亡数は、ピーク時のデルタ株の時よりも多かったが、ある科学者は、もっと病原性の高い変異株に対する "自然ワクチン" となるであろうと思っている。

COVID-19 ワクチンと対照的に、TGEV 用に開発されたワクチンは、予防効果がほとんどなく、その養豚場を襲った大量の損失を抑えることはできなかった。

1970 年代後半、欧州の養豚業者が予期せぬ救いを経験した。このウイルスを原因とする病気が勢いを失い、そして、やがて、消え去った。当時 TGEV の研究者の 1 人であったゲント大学名誉教授のモーリス・ペンサート氏は、“自分たちは、何が起こっているのか全く理解できなかった。不思議なことは、ブタは、TGEV の抗体検査が陽性であり続けた。全く下痢はなかったが、ブタの TGEV 抗体の保有率は、非常に高かった”と述べている。

ペンサートらは、“関連したウイルスが抗体産生を促して、子豚を防御している”と考えて、1984 年、“この前例の無い仮説”である TGEV の新規変異株を確認したことを報告した。まさに、オミクロン株が、オリジナルな SARS-CoV-2 とは異なった“指向性”を持っているのと同様に、その新規変異株は、肺よりもむしろ上気道の気管支を標的にし、異なる組織を攻撃した。TGEV は消化管の細胞を選んだが、その変異株は、気管、気管支そして肺を好んだ。そうして、ペンサートらは、その変異株をブタ呼吸器コロナウイルス（PRCV）と名付けた。

1980 年代、研究資金も乏しくなり、ブタコロナウイルスの研究はあまり進まなくなった。コロナウイルスはヒトで重要ではなかったので、ブタのこの腸管ウイルスまたは呼吸器変異株に誰も注目しなくなっていた。

1989 年、PRCV が米国で出現し、新生子豚を TGEV から防御したが、その遺伝子配列は、欧州のものと異なっていた。欧州と米国で、独立的に出現したと思われる。オミクロン株のように、PRCV は、従来株よりも感染力が強かった。

COVID-19 と似ている点として、このブタの物語は、“このパンデミックウイルスの起源が実験室に遡れるかもしれない”との憶測がある。ペンサート氏は、欧州での PRCV が、可能性として TGEV ワクチンから進化したのかどうかと考えている。その TGEV ワクチンは、ゲント大学のペンサートらが、オリジナルなウイルスを細胞培養で何代も継代して、病原性を弱毒化または減弱化して作成した。このワクチンの中のまだ生きているウイルスは、明らかに、PRCV とは異なっていたが、それは、さらに変異していたのかもしれなく、恐らく、ワクチン接種された動物の中で、または、ワクチンの商業的生産の中で、変異株が生まれたのもしれない。

オハイオ州立大学のコロナウイルス学者、リンダ・サイフ氏は、米国で使用されている減弱化 TGEV ワクチンについて同じことを考えているが、遺伝子配列解析から、そこにあった PRCV は、ワクチン株よりも自然の TGEV との共通性が高かった。オミクロン株の起源に関してはまだ不明ではあるが、“SARS-CoV-2 で感染させた実験室のマウスから生じた”との憶測もある。

TGEV と PRCV の遺伝子配列は、驚くべき差異を明らかにした。表面タンパク質であるスパイクタンパク質遺伝子において、PRCV は、600 以上のヌクレオシドの欠失があった。驚くべきことに、この大量の欠失があっても、スパイクタンパク質の受容体結合ドメインには影響を与えなかった。

2002 年に SARS が発生してからやっと、PRCV と TGEV の研究の資金が提供されるようになった。失われていた PRCV の遺伝子配列は、シアル酸に結合するスパイクタンパク質の領域であることがわかった。サイフ氏は、仮説として、“このドメインは TGEV のスパイクタンパク質を腸のムチンに結合させることができる”と考えている。ムチンは、シアル酸糖が豊富で、ある細胞の間の粘着性の部分を構成するゲル形成タンパク質である。“スパイクタンパク質に一旦結合すると、シアル酸がウイルスを小腸から洗い出してしまうことを防ぎ、細胞の受容体に結合することができる。このシアル酸の結合部位の不在は、PRCV がもはや腸に感染できない理由のように思える”とサイフ氏は述べている。

PRCV が出現した時、ブタは、突然、軽度の呼吸器感染となり、広範な集団免疫を獲得して、そのウイルスは、その他の株のいくつかを払いのけることができた。“PRCV が拡大したとき、大きな養豚場は、時を同じくして、全ての病原体からブタを守るための対策を施しているので、TGEV の消滅を完全にこの自然ワクチンに紐付けるのは難しい”と、サイフ氏は述べている。

サイフ氏は、“全ての人の希望は、同じことがオミクロン株でも起こって欲しいことである。オミクロン株もまた、ムチンとの相互作用は初期の変異株と異なっているかもしれない。そうすれば、オミクロン株が、どうして、肺の深層部よりも上気道に止まることを好むのかが説明し易くなると思われる”と述べている。しかしながら、オミクロン株と PRCV の類推の証拠は、最も重要な点で崩壊する。オミクロン株は、ワクチン接種を受けていない人または自然感染で免疫を得ていない人で、未だ、多くの重症患者の原因となっていることである。

ある研究者は、オミクロン株とデルタ株の遺伝子間でスワップが起こり、両者の最も悪い部分、オミクロン株の高い感染力とデルタ株の高い重症化力、をもつ組換え体が生じることを心配している。しかしながら、対照的で楽観的なシナリオもある。TGEV と PRCV は米国で結果的に組替えを起こし、新規で優勢な変異株となった。この変異株は、TGEV よりも感染拡大したが、子豚で重症化を引き起こさずに、TGEV で引き起こされる重症化を阻むかもしれない。“オミクロン株が安全に、ヒトに免疫誘導し、もっと病原性の高い SARS-CoV-2 変異株と組替えを起こして、その変異株を制御するならば、これが最良のシナリオであろう”と、サイフ氏は述べている。

楽観的なブタの物語に“但し書き”が付いた。2010 年、別のコロナウイルスが子豚に壊滅的被害を与え始めた。豚流行性下痢ウイルス（PEDV）と呼ばれるウイルスが、ブタの間で、何十年も、それほどの重症化引き起こさずに蔓延していたが、その後、中国で、非常に悪性度の高い株が出現した。その変異株は、2013 年に、米国へ、恐らく、輸入ブタ飼料を通して入ってきたと、サイフ氏は考えている。

PEDV ワクチンが市場に出回ったが、それらが作用していることを示すリアルワールドでのデータは乏しい。そして、最近、PEDV ／ TGEV の組換え体が蔓延し始めた。この 3 種類の子豚ウイルスの物語が、ヒトに適用できる教訓であるならば、現時点では、オミクロン株または今後のより軽度の変異株が COVID-19 パンデミックを抑制する手助けとなるかもしれない。しかしながら、それらは、次に待っている大きな悪いコロナウイルスから自分たちを守らないかもしれない。

第１５章
終わりに

1. 古典的な集団免疫の概念は、COVID-19 には適用できないかもしれない

米国国立アレルギー・感染症研究所（NIAID）のアンソニー・ファウチ氏らは、感染症雑誌(2022 年 3 月 31 日)で、「COVID-19 感染症は“古典的な集団免疫”の概念には当てはまらないだろう」と述べた（1501）。COVID-19 の原因である SARS-CoV-2 ウイルスは、ポリオやはしかと異なり、古典的な集団免疫が容易には適用できないかもしれない。

インフルエンザや RS ウイルスのような多くの普通の呼吸器系ウイルスに対する集団免疫を達成する障壁は、ポリオ、はしか、及び天然痘での集団免疫達成よりも、もっと高い。これらの障壁には、1）無症候性感染伝播、2）不完全または短期的な予防免疫、そして、3）ウイルスの免疫逃避がある。実際に、SARS-CoV-2 を含めて多くの呼吸器系ウイルスにとって、免疫は、それ自身流動的な概念で、“感染を完全に予防する完全な長期免疫”から“重症化を予防するが再感染と感染伝播を予防しない”免疫までがある。

しかしながら、SARS-CoV-2 ウイルスが 2 年以上流行し、ブースターワクチン接種開始から 1 年以上となり、結果的に 1）SARS-CoV-2 に対する高程度のバックグラウンド集団（population）免疫を、2）疾患の進行を防ぐことができる抗ウイルス薬やモノクローナル抗体のような医学的手段、そして、3）幅広く利用できる診断検査薬とともに、持つことになった。従って、“集団（Herd）免疫”という定義の難しい概念をもはや野心的な目標とする必要はない。COVID-19 のコントロールは、すでに、自分たちの手の中にある。

COVID-19 とともに生きることは、免疫の閾値の数値に到達することとしてではなく、自分たちの日常生活への禁止的な制限なしに、集団予防を最適化することとして、考えるのが最良である。COVID-19 の予防及びコントロールのた

めの効果的なツール（ワクチン、予防的対策）は、今や利用可能である。もし利用すれば、日常へ戻る道は、古典的な集団免疫を達成しなくても、実現可能である。

2. ゲームチェンジャー

新型コロナとの死闘は、いくつかのゲームチェンジャーの出現で、その将来が、垣間見られるようになってきた。

ゲームチェンジャーの主役は、主に、下記の３つであったと考えられる。

1）ワープスピードで開発されたワクチン、特に新規技術をベースにした mRNA ワクチン、

2）経口治療薬の誕生

3）SARS-CoV-2 オミクロン株の台頭

新型コロナウイルス SARS-CoV-2 は、2019 年 12 月に中国武漢市で、世界で初めて報告され、その後、2022 年に至るまで、4 年以上にも及ぶ死闘の“見えざる相手”となった。

2022 年 2 月 9 日、英国ファイナンシャル・タイムズ誌は、新型コロナパンデミックに関する今後に関して、アンソニー・ファウチ博士のコメントを掲載した。

「米国は、COVID-19 の“本格的な”パンデミックフェーズから抜け出そうとしている。ワクチン接種、治療薬そして自然感染の組合せが、まもなくウイルスをより扱いやすくさせるであろう」と、ファウチ博士は述べた。オミクロン変異株の出現以来パンデミックの動向に関する最も楽観的なコメントの中で、「COVID-19 パンデミックから、確かに、抜け出そうとしているので、今後は、ローカルな保健部門が、バイデン政権よりもむしろ、このウイルス対策を、ますますリードすることになるであろう」と、述べた。ファウチ博士は、ある世界のリーダーが言っている「ウイルスは今や“エンデミック（流行性）”になりつつある」との主張は繰り返さなかったが、すぐに、「政府が感染レベルに対してそれほど注意を払う必要がなくなる“平衡状態”」に到達するであろうと、付け加えた。

このウイルスを絶滅させる方法はないが、十分な人々がワクチン接種を受けて、十分な人々が自然感染で防御能を持ち、COVID 制限がまもなく過去のお話となる時が来ることを望んでいる。すべての米国人がウイルスを食い止めるために、

定期的なブースター接種を受ける必要があるとは思っていない。それは、個々人によるもので、もし、基礎疾患がない健常な30歳の人であれば、4～5年毎だけのブースター接種が必要かもしれない。

2022年2月11日の米国CDCのMMWRレポートによれば、mRNAブースター接種の有効率は、ブースター接種後約4カ月で減衰し始めた。第4回目のブースター接種に関しては、年齢及び基礎疾患によるであろうと、ファウチ博士は答えた。スウェーデン保健当局は、2022年2月14日、80歳以上の人に対する第4回目のワクチン接種を推奨した。

このように、第1世代のワクチン接種ではSARS-CoV-2変異株に対しての限界も見えてきたので、"ワクチン科学者は、今や、ユニバーサルコロナウイルスワクチンを探索し始めている"と、米国ワシントンポスト誌（2022年2月14日）は伝えている。

3. ユニバーサルコロナウイルスワクチン

種々の方法で、ユニバーサルコロナウイルスワクチンの開発が進められているが、それらのワクチンは、第1世代ワクチンが遭遇した状況よりも、もっと複雑な世界で試されることになる。人々は、種々のレベルの既存免疫を、ワクチン接種及び変異株に関連した自然感染から得ている。"免疫的刷り込み（インプリンティング）"または時折、"抗原性原罪"と呼ばれているが、如何に、過去のウイルスやワクチンへの暴露が、良きにつけ悪しきにつけ、新規ワクチンに対する応答に影響を与えるかどうかに関しては、明らかではない。1つの可能性は、"新規ワクチンが、最も新しいウイルスではなく、もともと暴露していたウイルスに対する強力な免疫応答を誘導する"ことである。

その他の科学的に解決すべき問題は、効果の持続性である。急速に減衰してしまう予防能力を持った広範なワクチンを、将来のパンデミックを予防するために使用することは実際的ではないかもしれない。結局、SARSが20年前に出現して、その10年後に、MERSが出現した。

本当にユニバーサルコロナウイルスワクチンの探求は、緊急課題であるが、多くの専門家は、第1世代のワクチン開発よりもはるかに異なる課題であると注意喚起している。米国ウィスコンシン大学マディソン校教授兼東京大学医科学研究所教授である河岡 義裕氏は、“私たちは、70年以上もインフルエンザウイルスの研究をしてきていて、そして、ユニバーサルインフルエンザワクチンを作ろうとしている。しかしながら、このコロナウイルスは、異なったウイルスである。自分自身、トライして見る価値はあると思う。私が言おうとしているのは、それは、簡単なことではないということである”と述べた。

4. 互酬性の規範の彼方に

日本人の新型コロナ感染者が欧米と比べて少ないのは、ファクターXの存在があるのではないかと、パンデミックの初期から、京都大学iPS研究所の山中伸弥教授等から、問題提起されてきた。沖縄科学技術大学院大学（OIST）およびドイツのマックス・プランク進化人類学研究所の研究者らは、ネアンデルタール人から受け継がれた遺伝子群が、新型コロナウイルス感染症の重症化リスクを約20%低下させることを明らかにした。現在ではアフリカ以外の地域に住む人の約半数、日本に住む人の約30パーセントにその変異体が発現している。これとは対照的に、ネアンデルタール人から受け継いだ重大リスクの変異体は日本ではほとんど見られないことが以前の研究で報告されている（1502)。また、理化学研究所のグループは、特定の白血球型「HLA-A24」がその1つではないかと報告した。そして、新型コロナ感染防止対策では、非医薬的対策も重要な感染拡大防止対策の1つであった。第12章で詳述したが、東京都健康長寿医療センターの村上洋史氏は、日本の都道府県別毎のソーシャルキャピタルとCOVID-19による死亡率の関連性の検討を行なった結果、互酬性の規範が関連していることを明らかにした。互酬性の規範は、コミュニティでの相互援助システムかつ相互監視システムという背反的とも思える二面性を持っている。この互酬性の規範が日本人の精神の底層に流れていることにより、日本での新型コロナによる死亡数が欧米に比べて圧倒的に低い1つの理由であるのかもしれない。2022年2月24日、ロシア軍が核の恐怖をちらつかせながら、ウクライナを侵攻して、無差別にも近い形での爆撃等で、第三次世界大戦の開戦も危惧された。

第二次世界大戦時の日本及び日本人の本当の姿を捉えるべく、文化人類学者であるルース・ベネディクト氏は、日本文化の深層に迫りつつ、日本人の行動及びその背後にある考え方の分析をして、「菊と刀－日本文化の型」（ルース・ベネディクト：長谷川松治訳、1967 年、現代教養文庫）として、発表した。その中からいくつかを引用する。

「日本人の人生観は彼らの忠・孝・義理・仁・人情等の表現によって示される通りである。…彼らはアメリカ人のように、ある人を不正であると言って非難する代りに、その人間がなすべき務めを完全に果たさなかった行動の世界を明らかに示す。ある人を利己的であるとか不親切であるとか言って非難する代りに、日本人はその人間が掟に違反した特定の領域を明示する。…子供の間に、日本人は、自分の行為を観察し、他人が何と言うであろうかということを基準にしてその是非を判断するように、徹底的に訓練される。…西欧人と東洋人との心理の差異が実に明瞭にうかがわれるのは、われわれアメリカ人が良心をもたぬ人間と言うのは非行に当然ともなうべき罪の意識をもはや感じなくなった人間のことであるが、これに反して日本人が同様の表現（「無心」、「無念無想」など）を用いる際には、それはもはや固くならず、妨げられないようになった人間を意味するという事実である。アメリカでは悪人の意味であり、日本では善人、修行を積んだ人間、その能力を最大限に活用しうる人間の意味である。それは最も困難な、献身的な無私の行為をなしうる人間の意味である」と日本人の精神構造を分析した。

戦後 70 年以上も経過して、いわゆる“ムラ”社会、農村社会から、核家族化とパックス・アメリカーナの中で、その精神構造は瓦解してしまったかのように思えた。しかし、新型コロナパンデミックの感染拡大防止対策、そして、ワクチン集団接種などの種々の局面における行動を見ると、その瓦解したかに思えた精神が日本人の深層に根強く張り巡らせているかのようであったと思える。今回のパンデミックで、“行動変容”なる非常に奇妙な言葉が横行してしまったが、その背景には、日本人の“互酬性”の規範が、中国の IT 全体主義のような絶対的監視社会とは異なった形で、緩やかな相互監視システムとして機能していたように思える。中国の“剛”に対して、日本の“柔”による対策が、COVID-19 の死亡者との観点からは、結果的に差異があったようにも、精神・心理的な面を考慮すると、ほぼ同等であったようにも思える。今後の荒れ狂う、中国・ロシアを地理的な隣人とした世界を生き残るための最大の教訓を、今回の新型コロナパンデミックから、日本人は再認識したように思える。

“コロナとの共生”社会へと、ほとんど全ての国々が舵を切り始めたが、日本もその方向へと動かなければならない。その時、日本人としての、厳しい克己的自律的精神の中での“和”を達成すれば、個々人のレベルで、全体的な“和”に至ることができることの確信が得られた“新型コロナパンデミックとの死闘”であったと思われる。この感染症との死闘は、その医学的な意味での後遺症以外に、社会経済的な意味で、深い傷を負ってしまった。SX(ソーシャル·トランスフォーメーション；社会的変質）やPX（パーソナル・トランスフォーメーション；人格的変質）を如何に乗り越えて行くかが、DX（デジタル·トランスフォーメーション）時代に突きつけられた最大の課題となった。

R・D・レイン氏の「自己と他者」（志貴春彦・笠原嘉共訳）（1975年9月 みすず書房）からの言葉を借りて、日本での互酬性の規範を見直してみる。

「すべての人間存在は、子供であれ大人であれ、“意味”、即ち、“他人の世界のなかでの場所”を必要としているように思われる。大人も子供も、他者の目の中での〈境地〉を求め、動く余地を与えるところの境地を求める。もし自分のすることがすべてのほかの誰かにとっても全く意味がないといった場合に、人間関係の連鎖のなかで無際限の自由を選択するような人物が多数いるとは考えにくい。自分のすることが誰にとっても重大なかかわりがない場合に、誰が自由を選択するであろうか。少なくともひとりの他者の世界のなかで、場所を占めたいというのは、普遍的な人間的欲求であるように思える。このように、人間存在が社会的存在を基盤にする以上、“自由”を標榜する社会であったとしても、互酬性の規範は、人間にとって、少なくとも、日本人にとっての最大の美徳でもあり、今後の生きる上での最大規範であるように思える。例え、それが明示的であれ、黙示的であれ、いずれにしても、新型コロナとの共存も含めた感染症の時代を生き残る規範であるように思える。」

「何時のほどよりか私の中に芽生えた固定観念に、“殺される我ら”という観念がある。このおそれは幻想ではない。“殺す彼ら”の影としてスターリンの影があり、ヒトラーの影があり、またたしかポル・ポトと呼んだものの影もそこにある。彼らほどはっきりと目には見えなくとも、国家というものは多かれ少なかれ、そうした殺を好む者の影の分与を受けた者の手によってとりしきられているという恐怖の認識が私にはある。そうでなければ、どうして地球がこのような“核地球”になってしまったのか、納得がいかない」と上田三四二氏は述べている（こ

の世　この生ー西行・良寛・明恵・道元一、新潮社　1984年9月)。この新型コロナパンデミックの最中に、ロシアのプーチン大統領は、ウクライナ侵攻を開始して、無差別的な攻撃を繰り返した。プーチンは、この悪しき系列の一員として、歴史に刻まれることになるのかもしれない。上田三四二氏は、一つのヒントを与えていた。末世の時代を生きた西行について述べた。西行の和歌を貫くふしぎに透明な気分は、この地上一寸の浄福感から来ている。……西行の花月によせる悲しいばかりに美しい歌声は、殺と争を事とする人間世界を一寸下に敷きつめていることによって、しんじつ悲しいのである。彼の歌はこう言っている。「一寸浮きたまえ。そのためにこの世があり、月がある。そして人間がみな一寸浮きさえすれば、殺なく争なく現世浄土が出現するのだ」と。

このような人間の根源的で絶望的な中にでも、人間のポジティブな側面があるはずである。パール・バックは、語っている。「私が、世の中の人々を、避けることのできない悲しみを知っている人たちと、全く知らない人たちとの二種類に分けることを知ったのは、この頃のことでした。というのは、悲しみには和らげることのできる悲しみと、和らげることのできない悲しみという根本的に異なった二つの種類があるからです。…和らげることのできる悲しみというものは、生活によって助けられ、いやすることのできる悲しみですが、和らげることのできない悲しみは、生活をも変化させ、悲しみ自身が生活になってしまうような悲しみなのです。」…こうしてひとは性こりもなく悲しみのなかからまた立ちあがり、新しい生きかたをみいだし、そこに新しいよろこびを発見する。しかし発見しえたとしても、ひとたび深い悲しみを経て来たひとのよろこびは、いわば悲しみのうらがえしされたものである。その肯定は深刻な否定の上に立っている。自己をふくめて人間の存在のはかなさ、もろさを身にしみて知っているからこそ、そのなかでなおも伸びてやまない生命力の発現をいとおしむ心である。そのいとおしみの深さは、経て来た悲しみの深さに比例しているといえよう（神谷美恵子、生きがいについて、1980年1月、みすず書房)。

この新型コロナパンデミックは、人間に、深い悲しみの傷跡を残した。相手が見えなかっただけに、その悲しみの敵の正体は空（くう）を掴むような存在で、その悲しみの深さをさらなる深みへと突き落とした。神谷美恵子氏も述べているように、生命に対するいとおしみを、その悲しみの深さ以上に、自分自身の心に刻むときが訪れた。この悲しみに裏打ちされた生命に対するいとおしさを、これからの世界に通底させることが、今回の新型コロナパンデミックから学んだ教訓であったのかもしれない。

あとがき

2020年3月11日、WHOは、新型コロナウイルスの感染状況に対してパンデミック宣言をした。2020年度の全国の病院の本業による利益率はマイナス6.1%と、前年度から4.3ポイント悪化した（病院関連3団体の2021年6月3日発表）。新型コロナウイルスの患者を受け入れた病院は利益率がマイナス7.0%と大幅な赤字になった（朝日新聞デジタル2021年6月3日）。その後、第5波、第6波に襲われた。一橋大学経済学研究所の井伊雅子教授らは、2022年3月、「COVID-19パンデミックでの患者の受療行動と医療機関の収益への影響」と題した研究報告をした。その分析結果は、1. 国民の感染予防行動によって、COVID-19以外の感染症の受診と入院が大きく減少した。2. 高血圧症、糖尿病、腰痛や膝痛など平時の受診理由の上位にある疾患の受診が大きく減少した。このように、新型コロナパンデミックは一般企業の他、病院をも非常に危機的な状況に陥れた。筆者も地方病院に勤務しているが、例外ではなかった。茨城県大子町の慈泉堂病院の鈴木理事長は、2021年の第9回「日本医師会 赤ひげ大賞」受賞者でもあるが、大子町の基幹病院であるとの責任感から、大子町で唯一のコロナ病床を自院に複数確保した。中小病院でコロナ病床を確保することは、病院経営に多大なる影響を及ぼすのを覚悟の上で、新型コロナパンデミックに対応した。日本の都市部と地方の病院の双方で、新型コロナパンデミックに対処しようと努力したが、第5波時には、病床使用率が危機的な状況に至ってしまった。

そのような悲観的な中でも、日本人の行動様式には優れた倫理的側面も垣間見られた。新型コロナに対する基本的な感染防止対策の1つであるマスク着用でも、日本では、ほぼ完璧に実施された。互酬性の規範を含む日本人の特性に依存するところが多々あったと思われる。このコロナ禍で、人間としての「倫」と、目上のものに対する「孝」が厳しく問われた。そして、日本は、恐らく、この「倫」

と「孝」で、新型コロナの悲劇を世界と比較すると最小限に抑えることができたように思えた。“「倫」は一面において人間共同体を意味しつつ側面においてかかる共同体の秩序すなわち人間の道を意味した。だから「倫理」と熟する場合にもここに何ら意味の拡大は見られない。ただ「倫」がすでに持つところの道の同義を「理」によって強調するのみである。だから「倫理」は十分な意味における「人倫」と全然同義であると言うことができる。すなわち「倫理」もまた人間共同態の存在根底たる道義を意味する”と、和辻哲郎氏は、倫理、人倫をこのように考察した（人間の学としての倫理学、岩波全書、1971 年改版）。このコロナ禍で、日本人が証明したように、この「みち」と「のり」にこそ、人間が人として生きる上でのエッセンスが凝縮されていた。

また、今回の新型コロナの恐怖から人類を救ったのは科学であった。新型コロナウイルス mRNA ワクチンを苦難の中で開発したカタリン・カリコ博士や新型コロナウイルスの検査には必須となった PCR 法を開発したキャリー・マリス博士は、狂気の如く、科学を追究した。その中から、真実が見え隠れしたとき、あの古代ギリシアの科学者アルキメデスが発した言葉、EUREKA（ユリーカ）を発した（拙著「評伝カタリン・カリコ」医薬経済社）。これからも日本は科学技術立国でしか生き残れないことを考えると、全ての若者が、この EUREKA への道を歩んで欲しいし、これ以外に生き残る道はないかもしれない。この EUREKA に日本の未来を託したい。

筆者は、若かりし頃、富士山が目の前に見える富士市に住んでいたことがあった。その頃、道元禅師の厳しい世界に憧れていた。今回の新型コロナウイルスの感染拡大防止対策では、ほかの人への感染防止、そして、本当に身近な家族、特に、自分たちの老父母への感染防止対策が求められた。日本人の心性として、前述した「倫」と「孝」で、最悪の状態は、回避できたように思えた。このように一番身近な人に対する思いやりが本当に大切であることがわかったが、自分が若かりし頃、富士山の麓にすんでいながら、厳しさのみを追求して、壮大で明るく快活な富士山も含め人への優しさを忘却してしまっていた。新型コロナパンデミックは、世界全体、コミュニティ全体、そして、最小単位である家族全体を如何に守るかを教えてくれた。

今回の新型コロナパンデミックでは、一切の邂逅が閉ざされてしまった。信仰においては、邂逅が一切を決定する（日本人の精神史　第３部　－中世の生死と死生観－　亀井勝一郎、講談社文庫、昭和 50 年）。遇ひ難くして今遇ふことを得たり。聞きがたくして已に聞くことを得たり（教行信証序　親鸞）。人生の途上にはさまざまな邂逅がある。……いついかなる時、いかなる縁によって、いかなる人物に出会うか。生涯の一大事である。それは強いて求めて得らるるものでもなく、求めずして得らるるものでもない（亀井勝一郎、信仰について、旺文社文庫、昭和４３年）。これからのメタバースのデジタル時代の中、どのようにして、本当の邂逅を実現できるのかどうかを、この新型コロナパンデミックは、自分たちに深く考えさせる時間を与えてくれた。

人の悟りをうる、水に月がやどるがごとし、月ぬれず、水やぶれず。ひろくおほきなる光にてあれど、尺寸の水にやどり、全月も弥天も、くさの露にもやどり、一滴の水にもやどる。悟の人をやぶらざること、月の水をうがたざるがごとし。人の悟を罣礙（けいげ）せざること、滴露の天月を罣礙せざるがごとし（道元禅師、正法眼蔵、現成公案）。生きるときには生きる。新型コロナパンデミックは、中国、イタリアの悲劇的なロックダウンに始まり、抑鬱された日々から、“自然にありのままに生きること”、そして、“生きた言葉が人間をして人間たらしめること”を如実に教えてくれた。もう一度、この道元禅師の絶句をかみしめる時が来た。

春は花
夏ほととぎす
秋は月
冬雪さえて冷しかりけり（道元禅師）

最後に、新型コロナとの死闘シリーズの刊行に全面的にご支援頂いた医薬経済社の佐久間宏明氏には、筆舌に尽くしがたいほど、感謝致します。また、常日頃、本シリーズに対して終始暖かい励ましを頂いた遠藤泰司氏、熊田尚與氏、我妻隆氏など多くの我が母校白河高校の先輩・同級生・後輩に深く感謝致します。そして、本シリーズの完結編は、筆者の百年の知己、茨城県大子町の慈泉堂病院の理事長・医師である鈴木直文氏に捧げます。

2022 年 5 月 3 1 日

筆者：吉成　河法吏

参考文献

[1001] Current Biology Volume 31, Issue 16, 23 August 2021, Pages 3504-3514.e9 An ancient viral epidemic involving host coronavirus interacting genes more than 20,000 years ago in East Asia, Yassine Souilmi, David Enard et al., https://doi.org/10.1016/j.cub.2021.05.067
[1002] Science 2020 Dec 4; Epub 2020 Oct 15. David E. Gordon , Hiatt J, Bouhaddou M, et al. Comparative host-coronavirus protein interaction networks reveal pan-viral disease mechanisms. Science. 2020;370(6521）:eabe9403. doi:10.1126/science.abe9403
[1003] Science 3 SEP 2021An unpublished COVID-19 paper alarmed this scientist—but he had to keep silent BY JOP DE VRIEZE doi: 10.1126/science.acx9033
[1004] Nature 25 October 2021 Cryptic transmission of SARS-CoV-2 and the first COVID-19 wave Jessica T. Davis et al., https://doi.org/10.1038/s41586-021-04130-w
[1005] Nature 01 November 2021 A reconstruction of early cryptic COVID spread Simon Cauchemez & Paolo Bosetti doi: https://doi.org/10.1038/d41586-021-02989-3
[3001] JAMA March 16, 2022 March 16, 2022 Physicians in Ukraine: Caring for Patients in the Middle of a War Rita RubinRita Rubin doi:10.1001/jama.2022.4680
[4211] Aleem, Abdul, et al. "Emerging Variants of SARS-CoV-2 And Novel Therapeutics Against Coronavirus (COVID-19）." StatPearls, StatPearls Publishing, 6 February 2022.
[4221] WHO 22 February 2022 Statement on Omicron sublineage BA.2
https://www.who.int/news/item/22-02-2022-statement-on-omicron-sublineage-ba.2
]4222] bioRxiv February 15, 2022. Virological characteristics of SARS-CoV-2 BA.2 variant Daichi Yamasoba et al., doi: https://doi.org/10.1101/2022.02.14.480335
[4223] Science23 FEB 2022 WHO says Omicron subvariant is not more virulent BYMEREDITH WADMAN doi: 10.1126/science.ada1615
[4224] Nature 24 February 2022 Omicron’s lasting mysteries: four questions scientists are racing to answer by Amber Dance Nature 603, 22-24 (2022) doi: https://doi.org/10.1038/d41586-022-00428-5
[4225] Forbes Apr 20, 2022 New Members of The Omicron Family Of Viruses: BA.2.12.1, BA.4, And BA.5 William A. Haseltine
[4226] medRxiv December 27, 2021.SARS-CoV-2 Omicron VOC Transmission in Danish Households Frederik Plesner Lyngse et al., doi: https://doi.org/10.1101/2021.12.27.21268278
[4231] Nature 21 January 2022 Deltacron: the story of the variant that wasn’t by Freda Kreier doi: https://doi.org/10.1038/d41586-022-00149-9
[4232] medRxiv March 08, 2022.Culture and identification of a "Deltamicron" SARS-CoV-2 in a three cases cluster in southern France Philippe Colson et al., doi: https://doi.org/10.1101/2022.03.03.22271812
[51101] Nat Med 22 March 2021 Post-acute COVID-19 syndrome. Nat Med 27, 601–615 (2021）. Ani Nalbandian, et al., https://doi.org/10.1038/s41591-021-01283-z
[51102] Nat Biotechnol 39, 908–913 (2021）. 13 July 2021 COVID-19 long haulers by Charles Schmidt https://doi.org/10.1038/s41587-021-00984-7
[51201] medRxiv December 29, 2021. Risk of Cardiovascular Events after Covid-19: a double-cohort study Larisa G. Tereshchenko et al., doi: https://doi.org/10.1101/2021.12.27.21268448
[51202] Science 9 FEB 2022 COVID-19 takes serious toll on heart health—a full year after recovery BY MEREDITH WADMAN doi: 10.1126/science.ada1117
[51203] Nature Medicine 07 February 2022 Long-term cardiovascular outcomes of COVID-19 Yan Xie et al., https://doi.org/10.1038/s41591-022-01689-3
[5201] Nature 07 September 2021 Kids and COVID: why young immune systems are still on top by Smriti Mallapaty Nature 597, 166-168 (2021) doi: https://doi.org/10.1038/d41586-021-02423-8
[5301] NEJM November 24, 2021 Severity of SARS-CoV-2 Reinfections as Compared with Primary Infections Laith J. Abu-Raddad et al., DOI: 10.1056/NEJMc2108120
[5401] JAMA December 14, 2021 Global Percentage of Asymptomatic SARS-CoV-2 Infections Among the Tested Population and Individuals With Confirmed COVID-19 Diagnosis A Systematic Review and Meta-analysis Qiuyue Ma et al., JAMA Netw Open. 2021;4(12）: e2137257. doi:10.1001/jamanetworkopen.2021.37257
[5501] JAMA February 21, 2022 Severity of Hospitalizations from SARS-CoV-2 vs Influenza and Respiratory Syncytial Virus Infection in Children Aged 5 to 11 Years in 11 US States William Encinosa et al., doi:10.1001/jamapediatrics.2021.6566
[5601] NEJM February 23, 2022 Population Immunity and Covid-19 Severity with Omicron Variant in South Africa Shabir A. Madhi et al., DOI: 10.1056/NEJMoa2119658
[5711] bioRxiv July 29, 2021. SARS-CoV-2 exposure in wild white-tailed deer (Odocoileus virginianus) Jeffrey C. Chandler et al., doi: https://doi.org/10.1101/2021.07.29.454326
[5721] Science Aug. 13, 2021 U.S. chimp sanctuary is poised to give its primates a COVID-19 vaccine—will others follow its lead? By Alex Viveros doi:10.1126/science.abl9335
[5731] Cell Death Discov.10 December 2021 Enhanced apoptosis as a possible mechanism to self-limit SARS-CoV-2 replication in porcine primary respiratory epithelial cells in contrast to human cells Rahul K. Nelli et al., Cell Death Discov. 7, 383 (2021）. https://doi.org/10.1038/s41420-021-00781-w
[6101] Science 2 SEP 2021 Why many scientists say it’s unlikely that SARS-CoV-2 originated from a "lab leak" BY JON COHEN doi: 10.1126/science.acx9018
[6201] Science 29 SEP 2021 Close cousins of SARS-CoV-2 found in a cave in Laos yield new clues about pandemic’s origins by JON COHEN doi: 10.1126/science.acx9257
[6202] Research Square 16 Sep, 2021 Coronaviruses with a SARS-CoV-2-like receptor-binding domain allowing ACE2-mediated entry into human cells isolated from bats of Indochinese peninsula Sarah Temmam et al., DOI: 10.21203/rs.3.rs-871965/v1
[6203] Research Square 20 Sep, 2021 A comprehensive survey of bat sarbecoviruses across China for the origin tracing of SARS-CoV and SARS-CoV-2 Zhiqiang Wu et al., DOI:10.21203/rs.3.rs-885194/v1
[6301] medRxiv September 14, 2021. A strategy to assess spillover risk of bat SARS-related coronaviruses in Southeast Asia Cecilia A. Sánchez, Peter Daszak et al., doi: https://doi.org/10.1101/2021.09.09.21263359
[6302] Science 15 SEP 2021 SARS-like viruses may jump from animals to people hundreds of thousands of times a year by PMBYKAI KUPFERSCHMIDT doi: 10.1126/science.acx9129
[6401] Science 21 OCT 2021 NIH says grantee failed to report experiment in Wuhan that created a bat virus that made mice sicker BYJOCELYN KAISER doi: 10.1126/science.acx9423
[6402] Oversight Committee Republicans @GOP July 28th NIH says "no NIAID funding was approved for Gain of Function research at the WIV." oversight https://twitter.com/GOPoversight/status/1450934193177903105
[6403] Science 27 OCT 2021 Was NIH-funded work on MERS virus in China too risky? Science examines the controversy by JOCELYN KAISER doi: 10.1126/science.acx9497

[6501] Zenodo February 26, 2022 The Huanan market was the epicenter of SARS-CoV-2 emergence Michael Worobey et al.,
[6502] Zenodo February 26, 2022 SARS-CoV-2 emergence very likely resulted from at least two zoonotic events Pekar, Jonathan E et al.,
[6503] Nature 27 February 2022 Wuhan market was epicentre of pandemic' s start, studies suggest by Amy Maxmen doi: https://doi.org/10.1038/d41586-022-00584-8
[7101] NEJM January 20, 2022 Rapid Diagnostic Testing for SARS-CoV-2 Paul K. Drain N Engl J Med 2022; 386:264-272 DOI: 10.1056/NEJMcp2117115
[7102] 国立感染症研究所　2022年1月13日　SARS-CoV-2の変異株B.1.1.529系統（オミクロン株）の潜伏期間の推定：暫定報告 https://www.niid.go.jp/niid/ja/2019-ncov/2551-cepr/10903-b11529-period.html
[7201] JAMA October 21, 2021 The Flawed Science of Antibody Testing for SARS-CoV-2 Immunity by Jennifer Abbasi doi:10.1001/jama.2021.18919
[7301] medRxiv January 12, 2022 Screening for SARS-CoV-2 persistence in Long COVID patients using sniffer dogs and scents from axillary sweats samples Dominique Grandjean et al., doi: https://doi.org/10.1101/2022.01.11.21268036
[8111] SCIENCE 30 Jul 2021 Vol 373, Issue 6554 pp. 541-547 Drug-induced phospholipidosis confounds drug repurposing for SARS-CoV-2 TIA A. TUMMINO et al., DOI: 10.1126/science.abi4708
[8112] SCIENCE 30 Jul 2021 Vol 373, Issue 6554 pp. 488-489 No shortcuts to SARS-CoV-2 antivirals ALED EDWARDS AND INGO V. HARTUNG DOI: 10.1126/science.abj9488
[8121] NEJM December 22, 2021 Early Remdesivir to Prevent Progression to Severe Covid-19 in Outpatients Robert L. Gottlieb et al., DOI: 10.1056/NEJMoa2116846
[8131] Pfizer ホームページ November 05, 2021　PFIZER' S NOVEL COVID-19 ORAL ANTIVIRAL TREATMENT CANDIDATE REDUCED RISK OF HOSPITALIZATION OR DEATH BY 89% IN INTERIM ANALYSIS OF PHASE 2/3 EPIC-HR STUDY
[8132] Washington Post November 5, 2021 Antiviral pills from Pfizer, Merck, show promise against worst covid-19 outcomes By Carolyn Y. Johnson
[8133] Science 7 NOV 2021 A prominent virologist warns COVID-19 pill could unleash dangerous mutants. Others see little cause for alarm BY ROBERT F. SERVICE doi: 10.1126/science.acx9591
[8134] SCIENCE 11 Nov 2021 Vol 374, Issue 6569 pp.799-800 Antiviral pills could change pandemic' s course by JENNIFER COUZIN-FRANKEL DOI: 10.1126/science.acx9605
[8135] Nature Biotechnology vol. 39, pages1172–1174 (2021) 07 October 2021 Nanotechnology offers alternative ways to fight COVID-19 pandemic with antivirals Mark Peplow https://doi.org/10.1038/s41587-021-01085-1
[8136] April 11, 2022 Veru' s Novel COVID-19 Drug Candidate Reduces Deaths by 55% in Hospitalized Patients in Interim Analysis of Phase 3 Study; Independent Data Monitoring Committee Halts Study Early for Overwhelming Efficacy
[8141] JAMA January 14, 2022 COVID-19 Therapeutics for Nonhospitalized Patients Rajesh T. Gandhi et al., JAMA. 2022;327(7): 617-618. doi:10.1001/jama.2022.0335
[8201] NEJM March 24, 2022 Addressing Vaccine Inequity — Covid-19 Vaccines as a Global Public Good David J. Hunter et al., DOI: 10.1056/NEJMe2202547
[8202] Nature 05 April 2022 Could computer models be the key to better COVID vaccines? By Elie Dolgin Nature 604, 22-25 (2022) doi: https://doi.org/10.1038/d41586-022-00924-8
[8203] Nat Med 17 May 2021 Neutralizing antibody levels are highly predictive of immune protection from symptomatic SARS-CoV-2 infection David S. Khoury et al., Nat Med 27, 1205–1211 (2021). https://doi.org/10.1038/s41591-021-01377-8
[8204] SCIENCE 23 Nov 2021 Vol 375, Issue 6576 pp. 43-50, Immune correlates analysis of the mRNA-1273 COVID-19 vaccine efficacy clinical trial PETER B. GILBERT et al., DOI: 10.1126/science.abm3425Science
[8205] MEDPAGE TODAY September 23, 2021 Statistical Considerations for Evaluating COVID Vaccine Protection Don't overlook the 95% confidence intervals by Rossi A. Hassad, https://www.medpagetoday.com/opinion/second-opinions/94672
[8206] Science 2022 Mar 10. COVID-19 vaccination: The road ahead Daniel M Altmann, and Rosemary J Boyton doi: 10.1126/science.abn1755.
[8211] Nature 08 November 2021 How protein-based COVID vaccines could change the pandemic by Elie Dolgin doi: https://doi.org/10.1038/d41586-021-03025-0
[8212] medRxiv October 10, 2021 Efficacy and Safety of NVX-CoV2373 in Adults in the United States and Mexico Lisa M. Dunkle et al., doi: https://doi.org/10.1101/2021.10.05.21264567
[8213] Clover 社ホームページ　September 22, 2021 Clover' s COVID-19 Vaccine Candidate Demonstrates 79% Efficacy Against Delta in Global Phase 2/3 SPECTRA Trial Dominated by Variants of Concern and Interest　https://www.cloverbiopharma.com/news/83.html
[8221] MMWR September 17, 2021, Self WH, Tenforde MW, Rhoads JP, et al. Comparative Effectiveness of モデルナ, ファイザー・ビオンテック, and Janssen (Johnson & Johnson) Vaccines in Preventing COVID-19 Hospitalizations Among Adults Without Immunocompromising Conditions — United States, March–August 2021. MMWR Morb Mortal Wkly Rep 2021;70:1337–1343. DOI: http://dx.doi.org/10.15585/mmwr.mm7038e1external icon.
[8231] NEJM November 18, 2021 Differential Kinetics of Immune Responses Elicited by Covid-19 Vaccines Ai-ris Y. Collier et al., N Engl J Med 2021; 385:2010-2012 DOI: 10.1056/NEJMc2115596
[8241] JAMA November 1, 2021 Association of Prior SARS-CoV-2 Infection With Risk of Breakthrough Infection Following mRNA Vaccination in Qatar Laith J. Abu-Raddad et al., doi:10.1001/jama.2021.19623
[8251] JAMA November 4, 2021 Understanding Breakthrough Infections Following mRNA SARS-CoV-2 Vaccination by Michael Klompas JAMA. 2021;326(20):2018-2020. doi:10.1001/jama.2021.19063
[8252] JAMA November 4, 2021 Association Between mRNA Vaccination and COVID-19 Hospitalization and Disease Severity Mark W. Tenforde et al., JAMA. 2021;326(20):2043-2054. doi:10.1001/jama.2021.19499
[8261] NEJM October 27, 2021 Waning Immunity after the
[8271] Clin Infect Dis. 2021 May 27 Risk of reinfection after seroconversion to SARS-CoV-2: A population-based propensity-score matched cohort study Antonio Leidi et al, doi: 10.1093/cid/ciab495
[8272] medRxiv January 20,2022 Long-Term Persistence of IgG Antibodies in recovered COVID-19 individuals at 18 months and the impact of two-dose BNT162b2 (ファイザー・ビオンテック) mRNA vaccination on the antibody response Puya-Dehgani-Mobaraki et al., doi: https://doi.org/10.1101/2022.01.18.22269349
[8273] Sci Immunol. 2022 Feb 18 Vaccination before or after SARS-CoV-2 infection leads to robust humoral response and antibodies that effectively neutralize variants Timothy A Bates et al., doi: 10.1126/sciimmunol.abn8014.
[8274] N Engl J Med 2022 Mar 31;386(13):1221-1229.Effectiveness of the BNT162b2 Vaccine after Recovery from Covid-19 Ariel Hammerman et al., doi: 10.1056/NEJMoa2119497
[8275] N Engl J Med March 31, 2022; 386:1207-1220 Protection against SARS-CoV-2 after Covid-19 Vaccination and Previous Infection Victoria Hall et al., DOI: 10.1056/NEJMoa2118691
[8276] medRxiv December 05, 2021 Protection and waning of natural and hybrid COVID-19 immunity Yair Goldberg et al., doi: https://doi.org/10.1101/2021.12.04.21267114
[8277] MMWR January 28, 2022 COVID-19 Cases and Hospitalizations by COVID-19 Vaccination Status and Previous COVID-19

Diagnosis — California and New York, May–November 2021 Tomás M. León et al., https://www.cdc.gov/mmwr/volumes/71/wr/mm7104e1.htm
[8281] JAMA December 3, 2021 Immunogenicity of Extended mRNA SARS-CoV-2 Vaccine Dosing Intervals Brian Grunau et al., doi:10.1001/jama.2021.21921
[8282] MedPage Today February 14, 2022 Extend the Interval Between COVID Vaccine Doses — The safety and effectiveness data should prompt CDC to update its policy by Michael Daignault and Monica Gandhi
[8291] JAMA January 10, 2022 Association of a Third Dose of BNT162b2 Vaccine With Incidence of SARS-CoV-2 Infection Among Health Care Workers in Israel Avishay Spitzer et al., doi:10.1001/jama.2021.23641
[8292] JAMA January 10, 2022 Booster Vaccination to Reduce SARS-CoV-2 Transmission and Infection Anna Wald, doi:10.1001/jama.2021.23726
[8293] NEJM September 15, 2021 Protection of BNT162b2 Vaccine Booster against Covid-19 in Israel Yinon M. Bar-On et a., DOI: 10.1056/NEJMoa2114255
[8294] Science 2022 Feb 11 Neutralization of SARS-CoV-2 Omicron by BNT162b2 mRNA vaccine-elicited human sera Alexander Muik et al., DOI: 10.1126/science.abn7591
[8295] Cell. 2022 Jan 6 (2021 Dec 23 online) mRNA-based COVID-19 vaccine boosters induce neutralizing immunity against SARS-CoV-2 Omicron variant Wilfredo F. Garcia-Beltran et al., doi: 10.1016/j.cell.2021.12.033
[8296] 神戸大学ホームページ 2022 年２月１日　新型コロナウイルス mRNA ワクチン接種により誘導されるオミクロン株に対する中和抗体 https://www.kobe-u.ac.jp/research_at_kobe/NEWS/collaborations/2022_02_01_02.html
[8297] medRxiv January 25, 2022 Acquired neutralizing breadth against SARS-CoV-2 variants including Omicron after three doses of mRNA COVID-19 vaccination and the vaccine efficacy Koichi Furukawa et al., doi: https://doi.org/10.1101/2022.01.25.22269735
[8298] NEJM March 23, 2022 Safety and Efficacy of a Third Dose of BNT162b2 Covid-19 Vaccine Edson D. Moreira et al., DOI: 10.1056/NEJMoa2200674
[8299] JAMA April 14, 2022 Surveillance of Safety of 3 Doses of COVID-19 mRNA Vaccination Using Electronic Health Records Michiel J. M. Niesen et al., doi:10.1001/jamanetworkopen.2022.7038
[82910] NEJM March 16, 2022 Neutralization of the SARS-CoV-2 Omicron BA.1 and BA.2 Variants Jingyou Yu et al., DOI: 10.1056/NEJMc2201849
[82911] NEJM March 16, 2022 Efficacy of a Fourth Dose of Covid-19 mRNA Vaccine against Omicron Gili Regev-Yochay et al., DOI: 10.1056/NEJMc2202542
[82912] NEJM April 5, 2022 Protection by a Fourth Dose of BNT162b2 against Omicron in Israel Yinon M. Bar-On et al., DOI: 10.1056/NEJMoa2201570
[82101] JAMA June 17, 2021. Sperm Parameters Before and After COVID-19 mRNA Vaccination Daniel C. Gonzalez et al., doi:10.1001/jama.2021.9976
[82102] MedPage Today June 17, 2021 Hopeful Dads Can Relax About COVID Vax: No Link to Infertility by Randy Dotinga
[82111] JAMA January 18, 2022 Frequency of Adverse Events in the Placebo Arms of COVID-19 Vaccine Trials A Systematic Review and Meta-analysis Julia W. Haas et al., doi:10.1001/jamanetworkopen.2021.43955
[82121] JAMA February 7, 2022 Durability of Anti-Spike Antibodies in Infants After Maternal COVID-19 Vaccination or Natural Infection Lydia L. Shook et al., doi:10.1001/jama.2022.1206
[82122] JAMA March 14, 2022 Comparing Human Milk Antibody Response After 4 Different Vaccines for COVID-19 Hannah G. Juncker et al., doi:10.1001/jamapediatrics.2022.0084
[82131] JAMA. January 25, 2022 Myocarditis Cases Reported After mRNA-Based COVID-19 Vaccination in the US From December 2020 to August 2021 doi:10.1001/jama.2021.24110
[82132] BMJ 16 December 2021 SARS-CoV-2 vaccination and myocarditis or myopericarditis: population based cohort study Anders Husby et al., BMJ 2021; 375 doi: https://doi.org/10.1136/bmj-2021-068665
[82133] Ann Intern Med. 25 January 2022 Carditis After COVID-19 Vaccination With a Messenger RNA Vaccine and an Inactivated Virus Vaccine A Case–Control Study Francisco Tsz Tsun Lai, et al., https://doi.org/10.7326/M21-3700
[82141] N Engl J Med 2022 Feb 9 Protection against the Omicron Variant from Previous SARS-CoV-2 Infection Heba N Altarawneh et al., doi: 10.1056/NEJMc2200133.
[82151] Nature 14 February 2022 Omicron-targeted vaccines do no better than original jabs in early tests by Emily Waltz doi: https://doi.org/10.1038/d41586-022-00003-y
[82161] NEJM January 6, 2022 Evaluation of the BNT162b2 Covid-19 Vaccine in Children 5 to 11 Years of Age Emmanuel B. Walter et al., N Engl J Med 2022; 386:35-46 DOI: 10.1056/NEJMoa2116298
[82162] NEJM July 15, 2021 Safety, Immunogenicity, and Efficacy of the BNT162b2 Covid-19 Vaccine in Adolescents Robert W. Frenck et al., N Engl J Med 2021; 385:239-250 DOI: 10.1056/NEJMoa2107456
[82163] medRxiv February 28, 2022. Effectiveness of the BNT162b2 vaccine among children 5-11 and 12-17 years in New York after the Emergence of the Omicron Variant Vajeera Dorabawila et al., doi: https://doi.org/10.1101/2022.02.25.22271454
[82164[Independent Institute Should I Vaccinate My Child Against Covid? March 11, 2022 By MARTIN KULLDORFF https://www.independent.org/news/article.asp?id=14072
[82165] Eur J Clin Invest 14 February 2022 BNT162b2 Vaccine-Associated Myo/Pericarditis in Adolescents: A Stratified Risk-Benefit Analysis Allison Krug et al., https://doi.org/10.1111/eci.13759
[82172] JAMA March 17, 2022 Incidence of Cerebral Venous Thrombosis Following SARS-CoV-2 Infection vs mRNA SARS-CoV-2 Vaccination in Singapore Tian Ming Tudoi:10.1001/jamanetworkopen.2022.2940
[82181] Sci Transl Med 2022 Mar 29 mRNA-1273 and BNT162b2 COVID-19 vaccines elicit antibodies with differences in Fc-mediated effector functions Paulina Kaplonek et al., doi: 10.1126/scitranslmed.abm2311.
[83101] N Engl J Med August 18, 2021Pan-Sarbecovirus Neutralizing Antibodies in BNT162b2-Immunized SARS-CoV Survivors Chee-Wah Tan, Lin-Fa Wang et al., DOI: 10.1056/NEJMoa2108453
[83102] Science Aug. 18, 2021 COVID-19 vaccines may trigger superimmunity in people who had SARS long ago By Jon Cohen doi:10.1126/science.abl9966
[8321] Lancet November 11, 2021 Efficacy, safety, and lot-to-lot immunogenicity of an inactivated SARS-CoV-2 vaccine (BBV152) : interim results of a randomised, double-blind, controlled, phase 3 trial Raches Ella et al., DOI:https://doi.org/10.1016/S0140-6736(21) 02000-6
[8331] JAMA January 14, 2022 COVID-19 Therapeutics for Nonhospitalized Patients
Rajesh T. Gandhi et al., doi:10.1001/jama.2022.0335
[8332] Nature Technology 16 November 2021 First COVID-19 DNA vaccine approved, others in hot pursuit by Cormac Sheridan Nature Biotechnology 39, 1479-1482 (2021) doi: https://doi.org/10.1038/d41587-021-00023-5
[8341] NEJM May 20, 2021 Efficacy of NVX-CoV2373 Covid-19 Vaccine against the B.1.351 Variant Vivek Shinde et al., N Engl J Med 2021; 384:1899-1909 DOI: 10.1056/NEJMoa2103055
[8342] NEJM September 23, 2021 Safety and Efficacy of NVX-CoV2373 Covid-19 Vaccine
List of authors Paul T. Heath et al., N Engl J Med 2021; 385:1172-1183 DOI: 10.1056/NEJMoa2107659

[8351] medRxiv December 29, 2021 Vaccine effectiveness against hospital admission in South African health care workers who received a homologous booster of Ad26.COV2 during an Omicron COVID19 wave: Preliminary Results of the Sisonke 2 Study Glenda E Gray, Linda-Gail Bekker et al., doi: https://doi.org/10.1101/2021.12.28.21268436
[8361] Denis Y Logunov et al. Safety and efficacy of an rAd26 and rAd5 vector-based heterologous prime-boost COVID-19 vaccine: an interim analysis of a randomised controlled phase 3 trial in Russia 2021 Feb 20;. Lancet. 2021;397(10275）:671-681. doi:10.1016/S0140-6736(21) 00234-8
[8362] Science Apr. 30, 2021 Is Russia' s COVID-19 vaccine safe? Brazil' s veto of スプートニク V sparks lawsuit threat and confusion By Sofia Moutinho, Meredith Wadman doi:10.1126/science.abj2483
[8363] Science Jun. 9, 2021 Brazil gives Russian COVID-19 vaccine a chance, approving the import of limited doses By Sofia Moutinho doi:10.1126/science.abj9122
[8371] Science 28 SEP 2021 New Chinese vaccine could bolster global arsenal by JON COHEN doi: 10.1126/science.acx9222
[8372] Clover' s COVID-19 Vaccine Candidate Demonstrates 79% Efficacy Against Delta in Global Phase 2/3 SPECTRA Trial Dominated by Variants of Concern and Interest https://www.cloverbiopharma.com/news/83.html
[8373] medRxiv August 25, 2021. The effectiveness of Vaxzevria and CoronaVac vaccines: A nationwide longitudinal retrospective study of 61 million Brazilians (VigiVac-COVID19）Thiago Cerqueira-Silva et al., doi: https://doi.org/10.1101/2021.08.21.21261501
[8374] Emerg Microbes Infect. 2021; 10(1）: 1751–1759. 2021 Sep 2. doi: 10.1080/22221751.2021.1969291 Effectiveness of inactivated SARS-CoV-2 vaccines against the Delta variant infection in Guangzhou: a test-negative case-control real-world study Xiao-Ning Li et al.,
[8381] MedPage Today March 30, 2022 We Need to Clarify the Goal of Our COVID Booster Strategy by Monica Gandhi and Michael Daignault https://www.medpagetoday.com/opinion/second-opinions/97948
[8401] NEJM March 2, 2022 Delivering Pandemic Vaccines in 100 Days — What Will It Take? Melanie Saville et al., DOI: 10.1056/NEJMp2202669
[9101] Nature 15 January 2021 COVID curbed carbon emissions in 2020 — but not by much by Jeff Tollefson Nature 589, 343 (2021）doi: https://doi.org/10.1038/d41586-021-00090-3
[9102] Nature 04 November 2021 Carbon emissions rapidly rebounded following COVID pandemic dip by Jeff Tollefson doi: https://doi.org/10.1038/d41586-021-03036-x
[9201] PNAS November 8, 2021 1 Plastic waste release caused by COVID-19 and its fate in the global ocean Yiming Peng et al., PNAS November 23, 2021 118 (47）e2111530118; https://doi.org/10.1073/pnas.2111530118
[10111] CDC Types of Masks and Respirators Updated Jan. 14, 2022https://www.cdc.gov/coronavirus/2019-ncov/prevent-getting-sick/types-of-masks.html
[10121] Science . 2022 Jan 14 Impact of community masking on COVID-19: A cluster-randomized trial in Bangladesh Jason Abaluck et al., doi: 10.1126/science.abi9069.
[1011] SAE./No.200/January 2022 Herby, Jonas & Jonung, Lars & Hanke, Steve, 2022. "A Literature Review and Meta-Analysis of the Effects of Lockdowns on COVID-19 Mortality," Studies in Applied Economics 200, The Johns Hopkins Institute for Applied Economics, Global Health, and the Study of Business Enterprise.
[1111] REUTERS November 11, 2021 Moderna COVID-19 vaccine patent dispute headed to court, U.S. NIH head says By Julie Steenhuysen
[1112] MedPage Today November 28, 2021 Will Moderna Ever Learn to Share? by Reshma Ramachandran and Zain Rizvi
[1113] Nature 30 November 2021 What the Moderna–NIH COVID vaccine patent fight means for research by Heidi Ledford doi: https://doi.org/10.1038/d41586-021-03535-x
[1121] https://fingfx.thomsonreuters.com/gfx/legaldocs/zgpomzkbzpd/ IP%20MODERNA%20PATENTS%20complaint.pdf
[1122] https://insight.rpxcorp.com/litigation_documents/2324285
[1211] Science 14 SEP 2021 Can 'zero COVID' countries continue to keep the virus at bay once they reopen? By DENNIS NORMILE doi: 10.1126/science.acx9109
[1212] Lancet VOLUME 397, ISSUE 10291, P2234-2236, JUNE 12, 2021 SARS-CoV-2 elimination, not mitigation, creates best outcomes for health, the economy, and civil liberties Miquel Oliu-Barton et al.,
[1213] Science 1 MAR 2022 China quietly plans a pivot from 'zero COVID' by DENNIS NORMILE doi: 10.1126/science.adb1752
[1214] Global Times Apr 03, 2022 China reports record-high five-digit daily infections with Shanghai worst hit, new variant found in Suzhou https://www.globaltimes.cn/page/202204/1257462.shtml
[1215] National Science Review 2022 Apr 6 Wei-jie Guan, Nan-shan Zhong, Strategies for reopening in the forthcoming COVID-19 era in China, https://doi.org/10.1093/nsr/nwac054
[1221] Science 9 Sep 2021 A year of genomic surveillance reveals how the SARS-CoV-2 pandemic unfolded in Africa EDUAN WILKINSON et al., DOI: 10.1126/science.abj4336
[1231] Nature 25 August 2021 The Venezuelan health-care workers secretly collecting COVID stats by Luke Taylor Nature 2021 Sep;597 (7874）:20-21. doi: 10.1038/d41586-021-02276-1.
[1241] Nature 22 November 2021 Cuba' s bet on home-grown COVID vaccines is paying off by Sara Reardon doi: https://doi.org/10.1038/d41586-021-03470-x
[1242] medRxiv November 06, 2021. Efficacy and safety of SOBERANA 02, a COVID-19 conjugate vaccine in heterologous three-dose combination M. Eugenia Toledo-Romani et al., doi: https://doi.org/10.1101/2021.10.31.21265703
[1251] Science 6 Jan 2022 COVID mortality in India: National survey data and health facility deaths Prabhat Jha et al., DOI: 10.1126/science.abm5154
[1252] Science6 JAN 2022 COVID-19 may have killed nearly 3 million in India, far more than official counts show BY JON COHEN doi: 10.1126/science.acz9960
[1261[JAMA March 29, 2022 Trends in Suicide in Japan Following the 2019 Coronavirus Pandemic Nobuyuki Horita et al., doi:10.1001/jamanetworkopen.2022.4739
[1281] MEDPAGE TODAY October 7, 2021 Are the Strict COVID Plans for the Beijing Olympics Necessary? by Annie Sparrow https://www.medpagetoday.com/popmedicine/popmedicine/94904
[1291] 厚生労働省ホームページ https://www.mhlw.go.jp/stf/shingi/2r98520000011w0l-att/2r98520000011w95.pdf）
[1292] Int. J. Environ. Res. Public Health 2021, 18(20）, 10982; Social Capital and COVID-19 Deaths: An Ecological Analysis in Japan by Hiroshi Murayama et al., https://doi.org/10.3390/ijerph182010982 19 October 2021
[1311] NEJM September 9, 2021 SARS-CoV-2 Human Challenge Studies — Establishing the Model during an Evolving Pandemic Garth Rapeport et al., N Engl J Med 2021; 385:961-964 DOI: 10.1056/NEJMp2106970
[1312] JAMA June 7, 2021 Are SARS-CoV-2 Human Challenge Trials Ethical? Daniel P. Sulmasy JAMA Intern Med. 2021;181(8）: 1031-1032. doi:10.1001/jamainternmed.2021.2614
[1313] https://jp.reuters.com/article/health-coronavirus-britain-challenge-idJPKBN2AH20W
[1314] Research Square 01 February 2022 Safety, tolerability and viral kinetics during SARS-CoV-2 human challenge Ben Killingley et al., DOI:10.21203/rs.3.rs-1121993/v1
[1315] Nature Medicine 31 March 2022 Safety, tolerability and viral kinetics during SARS-CoV-2 human challenge in young adults. Ben Killingley et al., https://doi.org/10.1038/s41591-022-01780-9
[1316] Science 2 FEB 2022 Scientists deliberately infected people with coronavirus. Here' s what happened In a first-of-its-kind human

challenge study, volunteers developed symptoms only 2 days after exposure BY MEREDITH WADMAN doi: 10.1126/science.ada0911
[1317] Nature 02 February 2022 Scientists deliberately gave people COVID — here' s what they learnt by Ewen Callaway Nature 602, 191-192 (2022) doi: https://doi.org/10.1038/d41586-022-00319-9
[1321] Nature 11 November 2021 How do people resist COVID infections? Hospital workers offer a hint by Max Kozlov doi: https://doi.org/10.1038/d41586-021-03110-4
[1322] Nature 10 November 2021 Pre-existing polymerase-specific T cells expand in abortive seronegative SARS-CoV-2 Leo Swadling et al.,
[1323] Nat Commun 10 January 2022 Cross-reactive memory T cells associate with protection against SARS-CoV-2 infection in COVID-19 contacts Rhia Kundu et al., Nat Commun 13, 80 (2022). https://doi.org/10.1038/s41467-021-27674-x
[1324] medRxiv August 25, 2021 Comparing SARS-CoV-2 natural immunity to vaccine-induced immunity: reinfections versus breakthrough infections Sivan Gazit et al., https://doi.org/10.1101/2021.08.24.21262415
[1331] Circulation 8 Nov 2021 Abstract 10712: Mrna COVID Vaccines Dramatically Increase Endothelial Inflammatory Markers and ACS Risk a Measured by the PULS Cardiac Test: a Warning by Steven R Gundry Circulation. 2021;144:A10712 https://www.ahajournals.org/doi/10.1161/circ.144.suppl_1.10712
[1341] 理化学研究所 2021 年 12 月 8 日 新型コロナウイルスに殺傷効果を持つ記憶免疫キラー T 細胞：体内に存在するもう 1 つの防御部隊 https://www.riken.jp/press/2021/20211208_1/
[1342] communications biology 02 December 2021 Identification of TCR repertoires in functionally competent cytotoxic T cells cross-reactive to SARS-CoV-2 Kanako Shimizu et al., Commun Biol 4, 1365 (2021). https://doi.org/10.1038/s42003-021-02885-6
[1343] Cell Host & Microbe 14 June 2021 SARS-CoV-2 spike L452R variant evades cellular immunity and increases infectivity Chihiro Motozono et al., https://doi.org/10.1016/j.chom.2021.06.006
[1344] 日本医療研究開発機構（AMED）プレスリリース　ウイルスの感染力を高め、日本人に高頻度な細胞性免疫応答から免れる SARS-CoV-2 変異の発見　佐藤　佳（東京大学医科学研究所）他　DOI:10.1016/j.chom.2021.06.006
[1351] NEJM November 24, 2021 A Possible Role for Anti-idiotype Antibodies in SARS-CoV-2 Infection and Vaccination William J. Murphy and Dan L. Longo, DOI: 10.1056/NEJMcibr2113694
[1352] Science 20 JAN 2022 In rare cases, coronavirus vaccines may cause Long Covid–like symptoms BY JENNIFER COUZIN-FRANKEL, GRETCHEN VOGEL doi: 10.1126/science.ada0394
[1361] JAMA January 26, 2022 COVID-19 and the Common Cold—Preexisting Coronavirus Antibodies May Hinder SARS-CoV-2 Immunity by Jennifer Abbasi doi:10.1001/jama.2022.0326
[1362] Cell Host & Microbe JANUARY 12, 2022 VOL 30, P83-96. Pre-existing humoral immunity to human common cold coronaviruses negatively impacts the protective SARS-CoV-2 antibody response Chun-Yang Lin, Maureen A. McGargill et al., DOI: https://doi.org/10.1016/j.chom.2021.12.005
[1371] MedPage Today February 15, 2022 Was a 19th Century Global Pandemic a Case of COVID 1.0? by Randy Dotinga https://www.medpagetoday.com/infectiousdisease/covid19/97198
[1381] Curr. Issues Mol. Biol. 25 February 2022 Intracellular Reverse Transcription of Pfizer BioNTech COVID-19 mRNA Vaccine BNT162b2 In Vitro in Human Liver Cell Line. Markus Aldén et al., Curr. Issues Mol. Biol. 2022, 44, 1115-1126. https://doi.org/10.3390/cimb44030073
[1382] Proc Natl Acad Sci U S A . 2021 May 25 Reverse-transcribed SARS-CoV-2 RNA can integrate into the genome of cultured human cells and can be expressed in patient-derived tissues Liguo Zhang et al., doi: 10.1073/pnas.2105968118.
[1401] Lancet March 10, 2022 Estimating excess mortality due to the COVID-19 pandemic: a systematic analysis of COVID-19-related mortality 2020–21 Haidong Wang et al., DOI: https://doi.org/10.1016/S0140-6736(21) 02796-3
[1402] MedPage Today March 10, 2022 COVID's Death Toll 3 Times Worse Than Official Counts by Molly Walker
[1403] Nature 10 March 2022 COVID' s true death toll: much higher than official records by David Adam doi: https://doi.org/10.1038/d41586-022-00708-0
[1421] Nature 08 July 2021 After the pandemic: perspectives on the future trajectory of COVID-19 Amalio Telenti et al., Nature volume 596, pages495–504 (2021) https://doi.org/10.1038/s41586-021-03792-w
[1431] Nature 07 October 2021 Why easing COVID restrictions could prompt a fierce flu rebound by Nicola Jones doi: https://doi.org/10.1038/d41586-021-02558-8
[1441] N Engl J Med November 11, 2021 The Future of SARS-CoV-2 Vaccination - Lessons from Influenza by Arnold S. Monto, N Engl J Med 2021; 385:1825-1827 DOI: 10.1056/NEJMp2113403
[1451] Nature 07 December 2021 Beyond Omicron: what' s next for COVID' s viral evolution by Ewen Callaway Nature 600, 204-207 (2021) doi: https://doi.org/10.1038/d41586-021-03619-8
[1461] Science 4 FEB 2022 A coronavirus variant once helped the global pork industry. Could one protect us? By Jon Cohen doi: 10.1126/science.ada0945
[1501] David M Morens, Gregory K Folkers, Anthony S Fauci, The Concept of Classical Herd Immunity May Not Apply to COVID-19, The Journa of Infectious Diseases, 31 March 2022 https://doi.org/10.1093/infdis/jiac109
[1502] 沖縄科学技術大学院大学ホームページ https://www.oist.jp/ja/news-center/press- releases/35933

著者　略歴

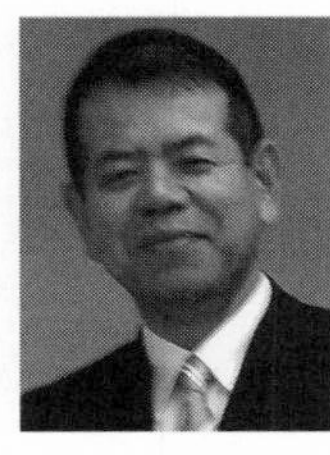

吉成河法吏

1953年生まれ
福島県立白河高校卒業
東京大学卒業　理学博士（東京大学、生物化学）
第1種放射線取扱主任者
旭化成株式会社、Invitrogen株式会社、神奈川工科大学非常勤講師等
現職：　株式会社道元　代表取締役社長、医療法人　聖友会　本部長代理

感染症の脅威
新型コロナとの死闘（PART4）

2022年6月17日　初版発行
共著　　吉成河法吏
装　丁　佐々木秀明
発行者　藤田貴也
発行所　株式会社医薬経済社
〒103-0023 東京都中央区日本橋本町 4-8-15
ネオカワイビル8階
電話 03-5204-9070　Fax 03-5204-9073
印刷所　モリモト印刷株式会社

©Yoshinari 2022, Printed in Japan
ISBN 978-4-902968-72-9

※定価はカバーに表示してあります。
※落丁本･乱丁本は購入書店を明記のうえ、送料弊社負担にて弊社宛にお送りください。
送料弊社負担にてお取替えいたします。
※本書の無断複製（コピー）は著作権上の例外を除き、禁じられています。